名贵中草药原色图鉴

MINGGUI ZHONGCAOYAO YUANSE TUJIAN

（手绘版）

主　编　周重建　周　芳

副主编　谢　宇　裴　华　赵丽娟

编　者　（以姓氏笔画为序）

丁文飞	于亚南	王　俊	王伟伟	王丽梅
王郁松	仇笑文	公凤霞	邓西安	邓丽丽
卢　月	吕凤涛	吕秀芳	向　蓉	刘　杨
刘　祥	刘士勋	刘云生	孙　玉	孙瑗琨
芦　军	苏晓廷	杜　宇	李　惠	李　翔
李兴华	李建军	李俊勇	李美桥	杨　媛
杨冬华	吴　晋	余海文	邸玉青	邹　江
冷艳燕	张　琳	张月丹	陈　宏	陈严伟
周　芳	周文娟	单伟超	赵白宇	赵卓君
赵梅红	战伟超	姜燕妮	耿赫兵	夏丰娜
徐　娜	徐莎莎	高　稳	高楠楠	黄朝晖
龚晶予	商　宁	董　萍	蒋思琪	路　臻
翟文慧	戴　军	戴　峰	鞠玲霞	魏献波

美术设计　梧桐影

图文制作　张　存

山西出版传媒集团

山西科学技术出版社

图书在版编目（CIP）数据

名贵中草药原色图鉴／周重建，周芳主编．——太原：山西科学技术出版社，2016.8

ISBN 978 - 7 - 5377 - 5348 - 7

Ⅰ．①名… Ⅱ．①周…②周… Ⅲ．①中草药 - 图谱 Ⅳ．①R282 - 64

中国版本图书馆 CIP 数据核字（2016）第 150986 号

名贵中草药原色图鉴

出　版　人：张金柱

主　　　编：周重建　周　芳

责 任 编 辑：宋　伟

责 任 发 行：阎文凯

封 面 设 计：杨宇光

出 版 发 行：山西出版传媒集团·山西科学技术出版社
　　　　　　地址：太原市建设南路 21 号　邮编：030012

编辑部电话：0351 - 4922134　0351 - 4922063

发 行 电 话：0351 - 4922121

经　　　销：各地新华书店

印　　　刷：山西嘉祥印刷包装有限公司

网　　　址：www.sxkxjscbs.com

微　　　信：sxkjcbs

开　　　本：889mm×1194mm　　1/32　　印张：12

字　　　数：360 千字

版　　　次：2016 年 8 月第 1 版　　2016 年 8 月山西第 1 次印刷

印　　　数：1 - 2500 册

书　　　号：978 - 7 - 5377 - 5348 - 7

定　　　价：88.00 元

本社常年法律顾问：王葆柯

如发现印、装质量问题，影响阅读，请与发行部联系调换。

内容提要

　　本书收录了名贵中草药180种，详细介绍了每种的别名、来源、生境分布、采收加工、性味归经、功效主治、形态特征、用量用法及单方验方和传统药膳，并且每种中药都配有逼真细致的手绘图，以及主要识别特征的局部放大图。文字简练，条目清晰，非常适合中医药学生、中医药爱好者和医务工作者作为工具书收藏和查阅。

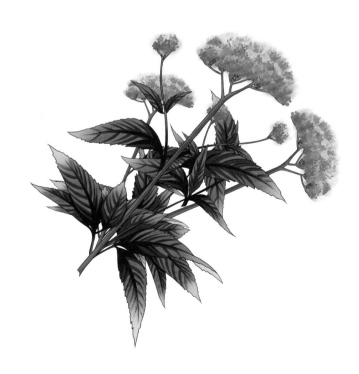

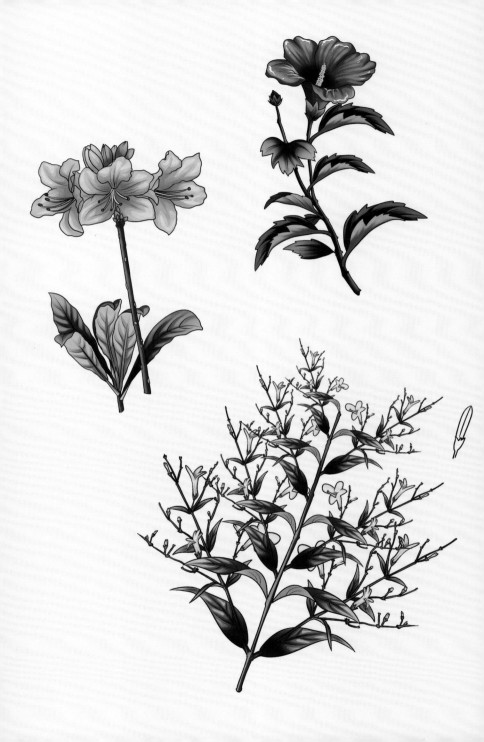

中草药是我国人民几千年来与疾病做斗争过程中总结出来的医药瑰宝，无论是预防保健还是治疗疾病，都有其独特的功效。随着人们自我保健和回归自然意识的增强，中草药越来越受到人们的青睐。

本书结合现代人的生活状况，精选了180种常用名贵中草药，按照入药部位的顺序排列，详细介绍了每种药材的别名、来源、生境分布、采收加工、性味归经、功效主治、形态特征、用量用法等，以使读者快速而全面地了解这些中草药。同时，编者还参考了历代名医的论著，从中精选了名贵中草药的单方验方及传统药膳，配方严谨，用法详细，读者可在日常生活中应用，活学活用这些名贵中草药，轻轻松松地进行食疗。但是，读者在使用药膳时要先询问医生的意见。另外，由于男女老少有别，个人的体质和所处的地域、气候也不一样，加之中药材的药性复杂，其产地、炮制方法更是千差万别，因此在选择药膳时一定要综合考虑以上因素，务必以"对症"为首要原则。为了方便读者对照识别，书中还为每种药材都配有逼真细致的手绘图及主要识别特征的局部放大图，读者可利用图鉴更好地识别这些名贵中草药。

本书内容丰富，图文并茂，可作为读者选用名贵中草药进行自我保健的参考用书，同时也非常适合中医药学生、中医药爱好者和广大医务工作者作为工具书查阅。

路　臻

2016年5月

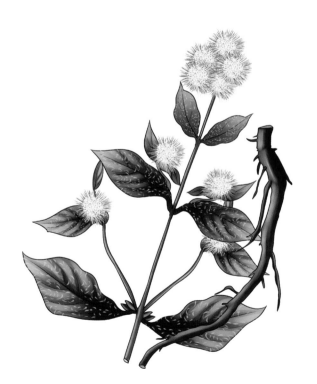

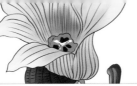
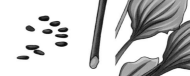

目录 Contents
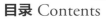

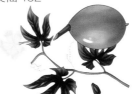

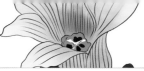

3 果实和种子类

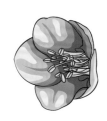
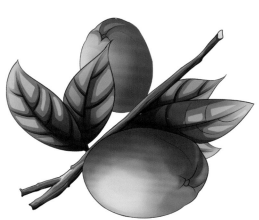

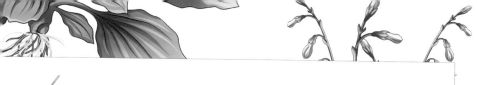

4 花叶类

5 皮类及其他类

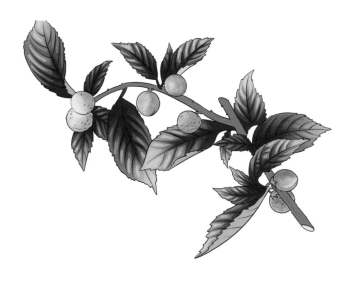

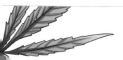

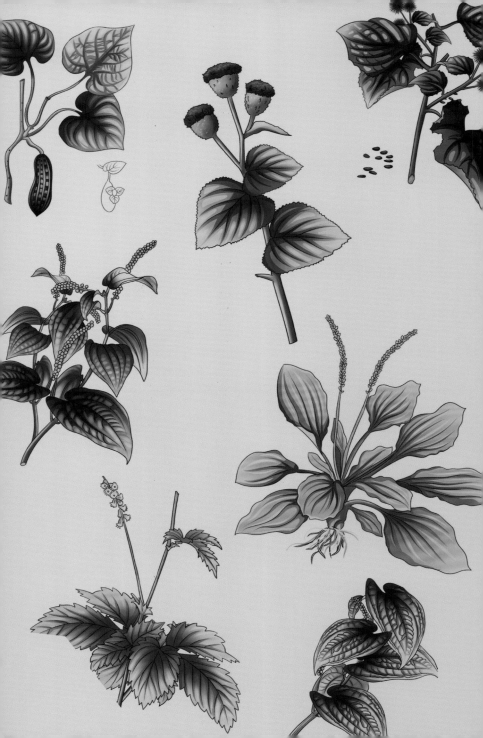

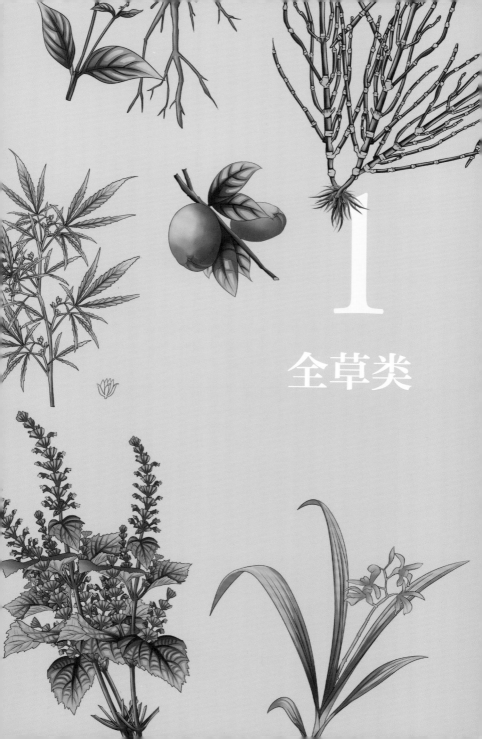

1

全草类

三白草

别名　水木通、白水鸡、三点白。

来源　本品为白草科植物三白草［Saururus chinensis（Lour.）Baill］的干燥根茎或全草。

生境分布　生长于沟旁、沼泽等低湿及近水的地方。分布于河北、山东、安徽、江苏、浙江、广东、湖南、湖北、江西、四川、重庆等地。

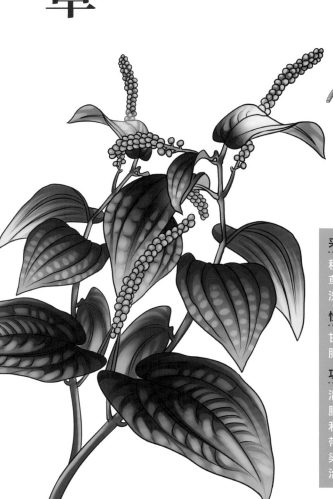

采收加工

秋季采挖根茎。全草全年均可采挖，洗净，晒干。

性味归经

甘，辛，寒。归肺、膀胱经。

功效主治

清热解毒，利尿消肿。用于小便不利、淋沥涩痛、白带异常、尿路感染、肾炎水肿；外治疮疡肿毒、湿疹。

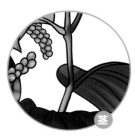

茎

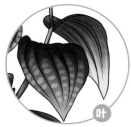

叶

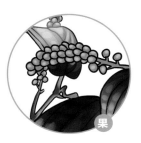

果

形态特征 多年生草本，高30～80厘米。根茎较粗，白色。茎直立，下部匍匐状。叶互生，纸质，叶柄长1～3厘米，基部与托叶合生为鞘状，略抱茎；叶片卵形或卵状披针形，长4～15厘米，宽3～6厘米，先端渐尖或短尖，基部心形或耳形，全缘，两面无毛，基出脉5。总状花序1～2，顶生，花序具2～3片乳白色叶状总苞；花小，无花被，生长于苞片腋内；雄蕊6，花丝与花药等长；雌蕊1，由4个合生的心皮组成，子房上位，圆形，柱头4。果实分裂为4个果瓣，果近球形，表面具多疣状突起，不开裂。种子球形。花期4～8月，果期8～9月。

用量用法 煎汤，15～30克。外用：适量，捣烂敷患处。

单方验方 ①乳汁不足：鲜三白草根50克，猪前脚1节。水煎，服汤食肉，每日1剂。②妇女白带异常：鲜三白草根100克，猪瘦肉200克。水煎，服汤食肉，每日1剂。③风湿痹痛：三白草根、牛膝根、白茅根、毛竹根各9～15克。水煎服，红糖、米酒为引。④月经不调、白带过多：三白草根、杜鹃花根各15克，猪肉汤适量。水煎煮数沸后，留汁去渣，兑猪肉汤服。

传统药膳

三白五草茶

原料 • 三白草、白花蛇舌草各50克，鱼腥草、车前草、金钱草各20克，金银花、蒲公英、白茅根各30克。

制法 • 将以上各种原料加适量水，煮沸后晾凉即可。

用法 • 每日1剂，分2次服。

功效 • 清热解毒利湿。

适用 • 急性淋病。

温馨提示 脾胃虚寒者慎服。

广藿香

别名　藿香、海藿香。

来源　本品为唇形科植物广藿香［*Pogostemon cablin* （Blanco）Benth.］的干燥地上部分。

生境分布　生长于向阳山坡。分布于广东、海南、台湾、广西、云南等地。

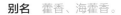

采收加工

枝叶茂盛时采割，日晒夜闷，反复至干。

性味归经

辛，微温。归脾、胃、肺经。

功效主治

芳香化浊，开胃止呕，发表解暑。用于湿浊中阻、脘痞呕吐、暑湿表证、发热倦怠、胸闷不舒、寒湿暑闭、腹痛吐泻、鼻渊头痛。

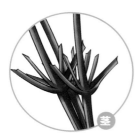

茎

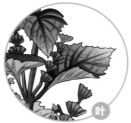

叶

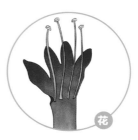

花

形态特征 一年生草本，高30~60厘米。直立，分枝，被毛，老茎外表木栓化。叶对生；叶柄长2~4厘米，揉之有清淡的特殊香气；叶片卵圆形或长椭圆形，长5.7~10厘米，宽4.5~7.5厘米，先端短尖或钝圆，基部阔而钝或楔形而稍不对称，叶缘具不整齐的粗钝齿，两面皆被毛茸，下面较密，叶脉于下面凸起，下面稍凹下，有的呈紫红色；没有叶脉通走的叶肉部分则于上面稍隆起，故叶面不平坦。轮伞花序密集，基部有时间断，组成顶生和腋生的穗状花序式，长2~6厘米，直径1~1.5厘米，具总花梗；苞片长约13毫米；花萼筒状；花冠筒伸出萼外，冠檐近二唇形，上唇3裂，下唇全缘；雄蕊4，外伸，花丝被染色。花期4月。我国产者绝少开花。

用量用法 内服：3~10克，煎服。

单方验方 ①胎气不安：广藿香、香附、甘草各10克。研末，每次10克，入盐少许，沸汤服之。②口臭：广藿香适量。洗净，煎汤，漱口。③冷露疮烂：广藿香叶、细茶各等份。烧灰，油调涂贴之。④过敏性鼻炎：广藿香、苍耳子、辛夷、连翘各10克，升麻6克。将药材浸泡于水中，约半小时，用大火煮开，每日1~2次。⑤预防感冒：广藿香、生甘草各6克，射干、桑叶各10克，板蓝根30克，金银花、贯众、桔梗各12克，连翘15克。水煎服。

传统药膳

薄荷茶

原料 • 薄荷10克，广藿香10克，紫苏叶10克，生姜3克。

制法 • 用沸水冲泡5分钟。

用法 • 代茶饮。

适用 • 夏季暑湿感冒。

木贼

别名 擦草、锉草、无心草、节骨草、木贼草、节节草。

来源 本品为木贼科植物木贼（*Equisetum hiemale* L）的干燥地上部分。

生境分布 生于河岸湿地及山坡林下、溪边等阴湿的环境。分布于陕西、吉林、辽宁、湖北、黑龙江等地。以陕西产量大，辽宁品质好。均为野生。

采收加工
夏、秋两季采割，除去杂质，晒干或阴干。

性味归经
甘、苦，平。归肺、肝经。

功效主治
疏散风热，明目退翳。用于风热目赤、迎风流泪、目生云翳。

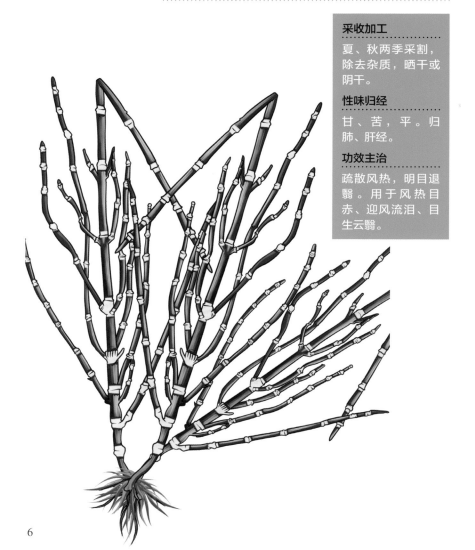

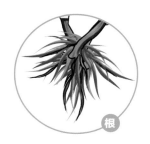

根

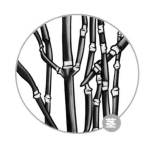

茎

形态特征 一年生或多年生草本蕨类植物，根茎短，棕黑色，匍匐丛生；植株高达100厘米。枝端产生孢子叶球，矩形，顶端尖，形如毛笔头。地上茎单一枝，不分枝，中空，有纵列的嵴，嵴上有疣状突起2行，极粗糙。叶呈鞘状，紧包节上，顶部及基部各有一黑圈，鞘上的齿极易脱落。孢子囊生长于茎顶，长圆形，无柄，具小尖头。

用量用法 内服：3～9克，煎服。外用：适量，研末撒布。

单方验方 ①肠风下血：木贼（去节，炒）30克，木馒头（炒）、枳壳（制）、槐角（炒）、茯苓、荆芥各15克。共为末，每次6克，浓煎枣汤调下。②翳膜遮睛：木贼6克，蝉蜕、谷精草、黄芩、苍术各9克、蛇蜕、甘草各3克。水煎服。③目昏多泪：木贼、苍术各等份。共为末，温开水调服，每次6克，或为蜜丸服。④胎动不安：木贼（去节）、川芎各等份。为末，每次9克，水1盏，入金银花3克，煎服。⑤风热目赤，急性黄疸型肝炎：木贼30克，板蓝根、茵陈各15克。水煎服。

传统药膳

木贼蒸羊肝

原料 • 木贼2克（研末），羊肝10克（切薄片）。

制法 • 将上述2味和匀，隔水蒸熟即可。

用法 • 早、晚各1次，每次适量。

功效 • 清肝热，疏风热，明目退翳。

适用 • 肝热或风热目疾、目赤肿痛、翳膜遮睛、羞明流泪等。

温馨提示 气血虚者慎服。

车前草

别名 车轮菜、牛舌草、五根草、猪耳草。

来源 本品为车前草科植物车前（*Plantago asiatica* L.）等的干燥全草。

生境分布 生长于山野、路旁、沟旁及河边。分布于全国各地。

采收加工
夏季采挖，除去泥沙，晒干。

性味归经
甘，寒。归肝、肾、肺、小肠经。

功效主治
清热利尿通淋，祛痰，凉血，解毒。用于水肿尿少、热淋涩痛、暑湿泻泄、痰热咳嗽、吐血衄血、痈肿疮毒。

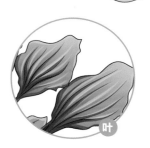

叶

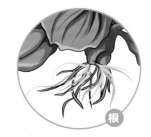

根

形态特征 多年生草本，连花茎高达50厘米，具须根。叶根生，具长柄，几与叶片等长或长于叶片，基部扩大；叶片卵形或椭圆形，长4～12厘米，宽2～7厘米，先端尖或钝，基部狭窄成长柄，全缘或呈不规则波状浅齿，通常有5～7条弧形脉。花茎数个，高12～50厘米，具棱角，有疏毛；穗状花序为花茎的2/5～1/2；花淡绿色，每花有宿存苞片1，三角形；花萼4，基部稍合生，椭圆形或卵圆形，宿存；花冠小，胶质，花冠管卵形，先端4裂，裂片三角形，向外反卷；雄蕊4，着生在花冠筒近基部处，与花冠裂片互生，花药长圆形，2室，先端有三角形突出物，花丝线形；雌蕊1，子房上位，卵圆形，2室（假4室），花柱1，线形，有毛。蒴果卵状圆锥形，成熟后约在下方2/5处周裂，下方2/5宿存。种子4～8枚或9枚，近椭圆形，黑褐色。花期6～9月，果期7～10月。

用量用法 内服：9～30克，鲜品30～60克，煎服或捣汁服。外用：鲜品适量，捣敷患处。

单方验方 ①小便不通：车前草500克。水3000毫升，煎取1500毫升，分3服。②尿血（热性病引起的）：鲜车前草捣汁500毫升。空心服。③热痢不止：车前草叶适量。捣汁，入蜜100毫升，煎温服。④水肿、结肠炎、湿泻：鲜车前草150克。煎汤服，每日1剂。⑤百日咳、急慢性气管炎：车前草60克。水煎服。⑥外伤出血：车前草适量。捣烂敷患处。⑦高血压：车前草、鱼腥草各50克。水煎服。⑧小儿痫病：车前草250克。绞汁，加冬蜜25克，开水冲服。

传统药膳

马齿苋车前草蜜汁

原料 • 马齿苋60克，车前草30克，蜂蜜20毫升。

制法 • 将马齿苋、车前草洗净，入锅，加适量水，煎煮30分钟，去渣取汁，待药汁转温后调入蜂蜜，搅匀即成。

用法 • 上、下午分别服用。

功效 • 清热化湿。

适用 • 湿热下注型痔疮。

温馨提示 凡内伤劳倦、阳气下陷、肾虚精滑及内无湿热者，慎服。

仙鹤草

别名 狼牙草、龙牙草、脱力草。

来源 本品为蔷薇科植物龙芽草（*Agrimonia pilosa* Ledeb.）的地上部分。

生境分布 生长于路旁、山坡或水边，也有栽培。全国大部分地区均有。

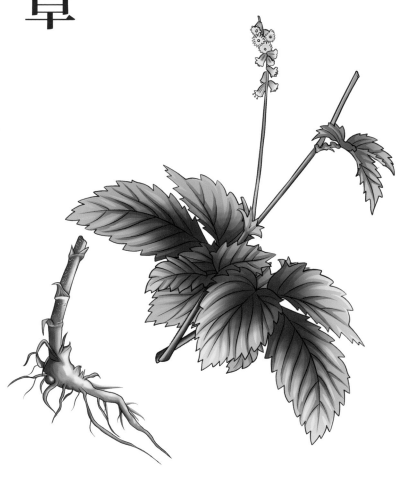

采收加工

夏、秋两季茎叶茂盛时采割，除去杂质，干燥。

性味归经

苦、涩，平。归心、肝经。

功效主治

收敛止血，截疟止痢，解毒，补虚。用于咯血、吐血、尿血、便血、崩漏下血、疟疾、血痢、痈肿疮毒、阴痒带下、脱力劳伤。

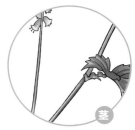
茎

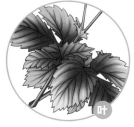
叶

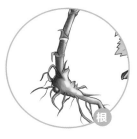
根

形态特征 多年生草本，高30～90厘米，全株具白色长毛。根茎横走，圆柱形，秋末自先端生一圆锥形向上弯曲的白色冬芽。茎直立。单数羽状复叶互生，小叶大小不等，间隔排列，卵圆形至倒卵形，托叶卵形，叶缘齿裂，可制取黄色染料。穗状花序顶生或腋生，花小，黄色，萼筒外面有槽并有毛，顶端生一圈钩状刺毛。刺瘦果倒圆锥形，萼裂片宿存。花期7～9月，果期9～10月。

用量用法 内服：6～12克，煎服。

单方验方 ①细菌性痢疾：仙鹤草40克，地锦草30克。水煎，脓多加红糖，血多加白糖，分3次服。②妇女阴痒：仙鹤草60克，苦参30克，蛇床子10克，枯矾6克。每日1剂，煎汤外洗2次。③小儿多汗症：仙鹤草30～50克，大枣5～10枚。水煎，取煎液频饮，每日1剂，7日为1个疗程。④鼻出血或齿龈出血：仙鹤草、白茅根各15克，焦山栀9克。水煎服。⑤滴虫性阴道炎：仙鹤草鲜品200克（干品100克）。煎汁外洗，每晚1次。

温馨提示 仙鹤草偶可引起心悸、颜面充血与潮红等现象。

石斛

别名 林兰、杜兰、石兰、吊兰花、千年竹、金钗石斛。

来源 本品为兰科植物金钗石斛（*Dendrobium nobile* Lindl.）等的新鲜或干燥全株。

生境分布 生长于海拔100 ~ 3000米，常附生于树上或岩石上。分布于四川、贵州、云南等地。

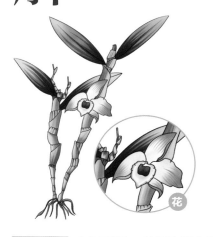

花

采收加工

全年均可采收，鲜用者除去根及泥沙；干用者采收后，除去杂质，用开水略烫或烘软，再边搓边烘晒，干燥。

性味归经

甘，微寒。归胃、肾经。

功效主治

益胃生津，滋阴清热。用于阴伤津亏、口干烦渴、食少干呕、病后虚热、目暗不明。

形态特征 金钗石斛：多年生附生草本，高30 ~ 50厘米。茎丛生，直立，直径1 ~ 1.3厘米，黄绿色，多节，节间长2.5 ~ 3.5厘米。叶无柄，近革质，常3 ~ 5片生长于茎的上端；叶片长圆形或长圆状披针形，长6 ~ 12厘米，宽1.5 ~ 2.5厘米，先端钝，有偏斜状的凹缺，叶脉平行，通常9，叶鞘紧抱于节间，长1.5 ~ 2.7厘米。鲜石斛：金钗型的鲜石斛茎呈稍扁的圆柱形，基部较细，直径1 ~ 1.5厘米，表面黄绿色，光滑，有纵棱，节明显，节上有棕黄色的环，节基部包围有灰色膜质的叶鞘，长度约占节间的1/3。黄草型的鲜石斛茎呈圆柱形，肉肥厚。总状花序。蒴果。花期5 ~ 6月。

铁皮石斛：茎丛生，直立，高5 ~ 30厘米，直径约5毫米，圆柱形，基部稍细，绿色并带紫色；多节，节间长1 ~ 2厘米。叶少数，生长于茎上部，无柄；叶片近卵形、卵状长圆形或近长圆形，长5 ~ 7厘米，宽1.5 ~ 2厘米，先端急尖而有偏斜状的凹缺，带革质；叶鞘膜质，紧抱节间，灰色，似不清洁状，干后深灰色。蒴果长圆形，长约2.5厘米，有三棱。

用量用法 6 ~ 12克，鲜品15 ~ 30克。入复方宜先煎，单用可久煎。

单方验方 ①胃酸缺乏：石斛、玄参各15克，白芍9克，麦冬、山楂各12克。水煎服，每日1剂。②阴虚目暗、视物昏花：石斛、熟地黄各15克，枸杞子、山药各12克，山茱萸9克，白菊花6克。水煎服，每日1剂。③慢性胃炎：石斛、谷芽各25克，南沙参15克，白蜜30克。每日1剂，水煎，分3次服。④老年性口干：石斛、黄精、玉竹各15克，山药20克。每日1剂，水煎，分3次服。

传统药膳

石斛粥

原料 • 鲜石斛20克，粳米30克，冰糖适量。

制法 • 先将鲜石斛加水煎煮，取汁去渣，再用药汁熬粳米、冰糖为粥。

用法 • 每日2次。

功效 • 益胃生津，养阴清热。

适用 • 热病后期津伤、口干烦渴，或阴虚低热不退、舌红少津、咽干而痛等。

石斛煮黄豆

原料 • 石斛20克，黄豆300克，葱10克，姜5克，盐4克，味精3克。

制法 • 将黄豆用清水浸泡一夜，去泥沙、杂质，洗净；石斛洗净，切成3厘米长的段；姜拍松，葱切段。石斛、黄豆、姜、葱、盐、味精放入锅内，加水800毫升，置大火上烧沸，再用小火煮35分钟即成。

用法 • 温热食用，每日1次。

功效 • 滋阴清热，益精明目，美容驻颜。

适用 • 阴虚、面色无华等。

清蒸石斛螺

原料 • 石斛6克，猪脊肉9克，青螺（石螺）1500克。

制法 • 青螺吐泥、洗净，用沸水烫熟，捞起。汤汁滤清后留用。挑出螺肉，用淡盐水洗净，沥干，装入炖盅。猪脊肉切成连块，用沸水飞去血秒。螺汁同石斛先用一小锅煲约20分钟后，除去药渣，滤清药汁，待用。将药汁倒入炖盅内，再将猪脊肉放于盅内的螺肉面上，约炖1小时，调入盐，即可食用。

用法 • 佐餐食用，每日1次。

功效 • 滋阴润燥，通利小便，解渴利水。

适用 • 消渴瘦弱、便秘、燥咳、酒醉不醒等。

温馨提示 本品有敛邪之弊，故温热病初期不宜用，又味甘助湿，湿温未化燥者忌用。

半边莲

别名　腹水草、蛇利草、半边菊、细米草。

来源　本品为桔梗科植物半边莲（*Lobelia chinensis Lour.*）的干燥全草。

生境分布　生长于阳光或局部阴凉环境和肥沃、潮湿、多有机质、排水良好的土壤里。分布于安徽、江苏及浙江等地。

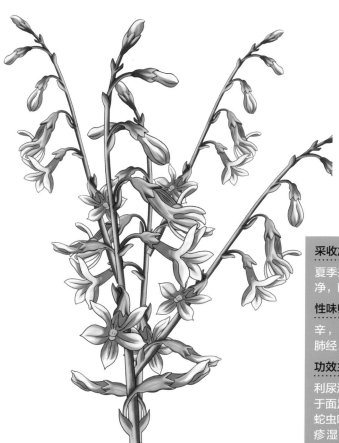

采收加工

夏季采收，除去泥沙，洗净，晒干。

性味归经

辛，平。归心、小肠、肺经。

功效主治

利尿消肿，清热解毒。用于面足水肿、痈肿疔疮、蛇虫咬伤、湿热黄疸、湿疹湿疮和晚期血吸虫病腹水。

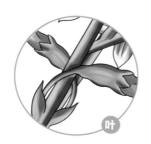

叶

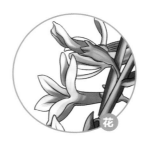

花

形态特征 多年生矮小草本，高约10厘米，折断时有乳汁。茎纤细，稍具2条纵棱，近基部匍匐，节着地生根。叶互生，狭披针形至线形，长0.7~2厘米，宽3~7毫米，全缘或疏生细齿；具短柄或近无柄。花单生叶腋，花梗长2~3厘米；花萼筒喇叭形，先端5裂；花冠淡红色或淡紫色，先端5裂，裂片披针形，长8~10毫米，均偏向一侧；雄蕊5，聚药，花丝基部分离；子房下位，2室。蒴果倒圆锥形。种子多数，细小，椭圆形，褐色。花期5~8月，果期8~10月。

用量用法 内服：干品9~15克，鲜品30~60克，煎服。外用：适量。

单方验方 ①多发性疖肿、急性蜂窝织炎：半边莲30克，紫花地丁15克，野菊花9克，金银花6克。水煎服，并用鲜半边莲（适量），捣烂敷患处。②蛇咬伤：鲜半边莲30~120克。水煎服，同时用鲜品捣烂敷伤口周围及肿痛处。③黄疸、水肿、小便不利：半边莲、白茅根各30克。水煎加白糖适量服。④肝硬化及血吸虫病腹水：半边莲30~45克，马鞭草15克。水煎服。

传统药膳

半边莲杏仁茶

原料 ● 半边莲100克，苦杏仁15克。

制法 ● 将半边莲、苦杏仁分别拣杂、洗净，半边莲晾干或晒干，切碎或切成碎小段，备用；苦杏仁洗净，放入清水中浸泡，泡涨后去皮尖，与半边莲同放入砂锅，加水适量，煎煮30分钟，用洁净纱布过滤，收取滤汁贮入容器即成。

用法 ● 早、晚2次分服。

功效 ● 清热解毒，防癌抗癌。

适用 ● 各类型肺癌及胃癌、子宫颈癌等。

温馨提示 虚证水肿者忌用。

垂盆草

别名 狗牙齿、狗牙菜、半枝莲、三叶佛甲草。

来源 本品为景天科植物垂盆草（*Sedum sarmentosum* Bunge.）的新鲜或干燥全草。

生境分布 生长于山坡岩石上或栽培。全国各地均有分布。

采收加工

夏、秋两季采收，除去杂质。鲜用或干燥。

性味归经

甘、淡，凉。归肝、胆、小肠经。

功效主治

利湿退黄，清热解毒。用于湿热黄疸，小便不利，痈肿疮疡，急、慢性肝炎。

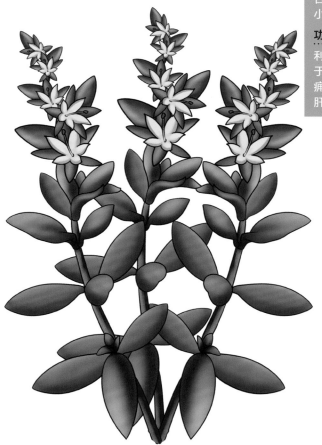

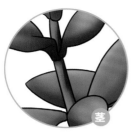
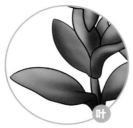
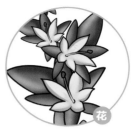

茎　叶　花

形态特征　多年生肉质草本，不育枝匍匐生根，结实枝直立，长10～20厘米。叶3片轮生，倒披针形至长圆形，长15～25毫米，宽3～5毫米，顶端尖，基部渐狭，全缘。聚伞花序疏松，常3～5分支；花淡黄色，无梗；萼片5，阔披针形至长圆形，长3.5～5毫米，顶端稍钝；花瓣5，披针形至长圆形，长5～8毫米，顶端外侧有长尖头；雄蕊10，较花瓣短；心皮5，稍开展。种子细小，卵圆形，无翅，表面有乳头状突起。花期5～6月，果期7～8月。

用量用法　内服：15～30克，煎服，鲜品加倍。外用：适量。

单方验方　①黄疸型肝炎：鲜垂盆草100克。煎2次去渣存汁，粳米100克，煮粥2餐分服。②肺脓肿：垂盆草30～60克，薏苡仁、冬瓜仁、鱼腥草各15克。水煎服。③高脂血症：垂盆草300克，半边莲200克，燕麦500克。共研细末，加白糖500克共制成饼干，烘干瓶装，每餐50克。④尿血(非器质性疾病引起的)：垂盆草60克，白茅根30克，玄参15克。水煎服。⑤黄疸型肝炎、面目身黄：垂盆草20克，茵陈蒿、生栀子各15克。水煎服。⑥无名肿毒、创伤感染：鲜垂盆草、鲜青蒿、鲜大黄各等份。共捣烂敷患处。

传统药膳

白英垂盆草蜜饮

原料●白英、垂盆草各50克，蜂蜜20毫升。

制法●将白英、垂盆草洗净，切成段，入锅加水适量，煎煮2次，每次30分钟，合并滤汁，待药汁转温后调入蜂蜜，即成。

用法●上、下午分服。

功效●清热解毒，利湿消肿，抗癌。

适用●热毒炽盛型肺癌。

温馨提示　脾胃虚寒者慎服。

佩兰

别名 兰草、水香、大泽兰、燕尾香、都梁香、针尾凤。

来源 本品为菊科植物佩兰（*Eupatorium fortunei* Turcz.）的干燥地上部分。

生境分布 生长于路边灌木丛或溪边。野生或栽培。分布于河北、陕西、山东、江苏、安徽、浙江、江西、湖北、湖南、广东、广西、四川、贵州、云南等地。

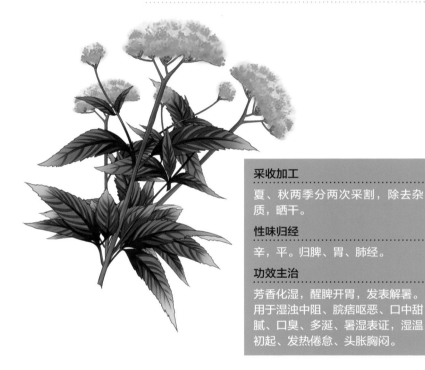

采收加工

夏、秋两季分两次采割，除去杂质，晒干。

性味归经

辛，平。归脾、胃、肺经。

功效主治

芳香化湿，醒脾开胃，发表解暑。用于湿浊中阻、脘痞呕恶、口中甜腻、口臭、多涎、暑湿表证，湿温初起、发热倦怠、头胀胸闷。

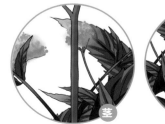

茎

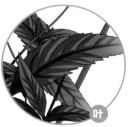

叶

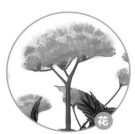

花

形态特征 草本植物，高70～120厘米，根茎横走，茎直立，上部及花序枝上的毛较密，中下部少毛。叶对生，通常3深裂，中裂片较大，长圆形或长圆状披针形，边缘有锯齿，背面沿脉有疏毛，无腺点，揉之有香气。头状花序排列成聚伞状，苞片长圆形至倒披针形，常带紫红色；每个头状花序有花4～6；花两性，全为管状花，白色。瘦果圆柱形。花果期7～11月。

用量用法 内服：3～10克，煎服，不宜久煎；鲜品加倍。

单方验方 ①夏季伤暑：佩兰10克，鲜莲叶15克，滑石18克，甘草3克。水煎服。②消化不良、口中甜腻：佩兰12克，淡竹叶、地豆草各10克。水煎服。③流行性感冒：佩兰10克，大青叶15克。水煎服，连服3～5日。④产后瘀血性水肿：佩兰10克，月季花15朵，丹参30克。水煎服。⑤产后水肿：佩兰30克。水煎服，每日3次。

传统药膳

佩兰茶

原料 ● 鲜藿香、鲜佩兰各30克，鲜薄荷叶6克。若用干品，用量减半。

制法 ● 将上药加水3500～4000毫升，煎沸后3～5分钟即成。

用法 ● 代茶，频频饮之。

功效 ● 芳香化浊，预防流感。

藿佩粥

原料 ● 鲜藿香叶30克，鲜佩兰叶20克，大米100克。

制法 ● 先用洗净的大米煮成粥，然后将鲜藿香叶、鲜佩兰叶用清水洗净，捣烂取汁，倒入粥中，待温食用。

用法 ● 每日2次。

功效 ● 芳香化湿，发散表邪，和

中止呕。

适用 ● 感冒夹湿者。

注意事项 ● 若没有鲜藿香叶和鲜佩兰叶，也可取干藿香15克，干佩兰叶10克，煎药汁代用。

五鲜饮

原料 ● 鲜金银花12克，鲜扁豆花10克，鲜荷叶15克，鲜佩兰叶10克，干鲜绿豆15克，白糖适量。

制法 ● 将上述5种药物同放入砂锅内煎煮20分钟，倒出药液后再加水煮20分钟，将2次药液合并，加入适量白糖调味。

用法 ● 温服，每日2～3次。

功效 ● 和胃肠，化湿浊。

适用 ● 胃肠受湿者。

温馨提示 阴虚血燥、气虚者慎服。

鱼腥草

别名 蒩菜、紫蕺、蕺子、臭猪巢、九节莲、折耳根。

来源 本品为三白草科植物蕺菜（*Houttuynia cordata* Thunb.）的新鲜全草或干燥地上部分。

生境分布 生长于沟边、溪边及潮湿的疏林下。分布于陕西、甘肃及长江流域以南各地。

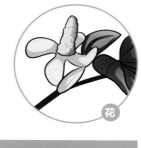

花

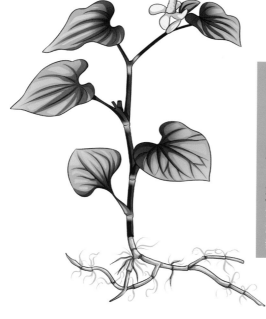

采收加工

鲜品全年均可采割；干品夏季茎叶茂盛、花穗多时采割，除去杂质，晒干。

性味归经

辛，微寒。归肺经。

功效主治

清热解毒，消痈排脓，利尿通淋。用于肺痈吐脓，痰热喘咳，热痢、热淋，痈肿疮毒。

形态特征 多年生草本，高15～60厘米，具腥臭气；茎下部伏地，节上生根，上部直立，无毛或被疏毛。单叶互生，叶片心脏形，全缘，暗绿色，上面密生腺点，背面带紫色，叶柄长1～3厘米；托叶膜质条形，下部与叶柄合生成鞘状。穗状花序生长于茎上端，与叶对生；基部有白色花瓣状总苞片4；花小而密集，无花被。蒴果卵圆形，顶端开裂，种子多数。花期5～8月，果期7～10月。

用量用法 内服：15～25克，不宜久煎；鲜品用量加倍，水煎或捣汁服。外用：适量，捣敷或煎汤熏洗患处。

单方验方 ①肺热咳嗽，咯痰带血：鱼腥草18克（鲜草36克），甘草6克，车前草30克。水煎服。②黄疸发热：鱼腥草150～180克。水煎温服。③咳嗽痰黄：鱼腥草15克，桑白皮、浙贝母各8克，石韦10克。水煎服。④慢性膀胱炎：鱼腥草60克，猪瘦肉200克。加水同炖，每日1剂，连服1～2周。⑤肺炎、支气管炎：鱼腥草、半边莲各30克，甘草20克。水煎服。

传统药膳

鱼腥草猪肚汤

原料 ● 鱼腥草叶60克，猪肚1个。

制法 ● 将鱼腥草叶洗净，置干净的猪肚内，加水适量，小火炖2小时。

用法 ● 服汤，每日1剂，连用3剂。

功效 ● 清肺解毒，排脓。

适用 ● 肺病咳嗽、盗汗、肺痈等。

鱼腥草炖猪排骨

原料 ● 鲜鱼腥草200克，猪排骨500克。

制法 ● 将鱼腥草先煎液，过滤，猪排骨放入煮锅中，再倒入鱼腥草液，开始炖煮，肉熟后加适量盐和味精。

用法 ● 饮汤食肉，分2～3次吃完，每周炖2次吃。

功效 ● 清热解毒，排脓。

适用 ● 肺热咳嗽、肺痈咳吐脓血、痰黄稠等。

鱼腥草绿豆汤

原料 ● 鱼腥草30克，绿豆50克，猪肚200克，姜、葱、盐各适量。

制法 ● 鱼腥草洗净，去黄叶、老根；绿豆淘洗干净；猪肚洗净，切片；姜切片，葱切段。把猪肚、绿豆放入炖锅内，加水置大火上烧沸，再用小火煮1小时，加入鱼腥草、姜、葱、盐，再煮10分钟即成。

用法 ● 每日1次，每次吃猪肚50克，随意吃鱼腥草、绿豆，喝汤。

功效 ● 清热解毒，健胃消肿。

适用 ● 中毒性肝炎。

温馨提示 本品含挥发油，不宜久煎。

卷柏

别名 石柏、岩柏草、黄疸卷柏、九死还魂草。

来源 本品为卷柏科植物卷柏 [*Selaginella tamariscina* （Beauv.）Spring] 的全草。

生境分布 生长于山地岩壁上。分布于广东、广西、福建、江西、浙江、湖南、河北、辽宁等地。

采收加工

春、秋两季均可采收，但以春季采者为佳。采后剪去须根，酌留少许根茎，去净泥土，晒干。

性味归经

辛，平。归肝、心经。

功效主治

活血通经。用于经闭痛经、癥瘕痞块、跌打损伤。卷柏炭化瘀止血，用于吐血、崩漏、便血、脱肛。

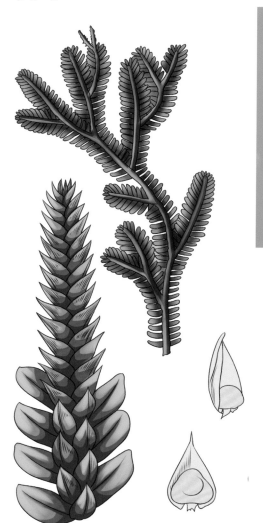

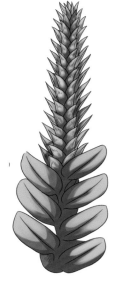

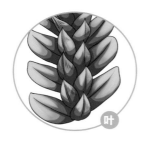

叶

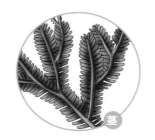

茎

形态特征 多年生隐花植物，常绿不凋。茎高数寸至尺许，枝多，叶如鳞状，略如扁柏之叶。此物遇干燥，则枝卷如拳状，遇湿润则开展。本植物生活力甚耐久，拔取置日光下，晒至干萎后，移置阴湿处，洒以水即活，故有"九死还魂草"之名。

用量用法 内服：5~10克，水煎服。外用：适量，捣敷或研末撒。

单方验方 ①消化性溃疡：卷柏60克。切碎，猪肚1个，共炖，煮熟备用，猪肚分3次吃，每日1个，连用2~3日。②婴儿断脐止血：取卷柏叶适量。洗净，烘干研末，高压消毒后，贮瓶固封，在血管钳的帮助下断脐，断端撒上药粉0.5~1克，1~3分钟后松开血管钳，即能达到止血的目的。③宫缩无力、产后流血：卷柏15克。开水浸泡后，去渣1次服。

传统药膳

生柏猪蹄汤

原料 • 生卷柏5克，猪蹄250克，调味品适量。

制法 • 将卷柏洗净，用纱布包裹。猪蹄洗净，掰成块，与卷柏一同放入锅中，加水炖煮至熟烂。去掉卷柏包，根据个人口味加入调味品适量即可。

用法 • 每日1次，连食8~10日。

功效 • 补筋骨，祛风湿，活血化瘀。

适用 • 解除产后骨节酸痛。

温馨提示 孕妇忌服。

穿心莲

别名 一见喜、斩蛇剑、苦胆草、榄核莲、四方莲。

来源 本品为爵床科植物穿心莲［*Andrographis paniculata*（Burm.f.）Nees］的干燥地上部分。

生境分布 生长于湿热的丘陵、平原地区。主要栽培于广东、广西、福建等地。

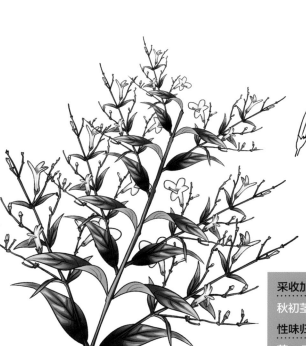

花

采收加工

秋初茎叶茂盛时采割，晒干。

性味归经

苦，寒。归心、肺、大肠、膀胱经。

功效主治

清热解毒，凉血消肿。用于感冒发热、咽喉肿痛、口舌生疮、顿咳劳嗽、泄泻痢疾、热淋涩痛、痈肿疮疡、毒蛇咬伤。

形态特征 一年生草本，全体无毛。茎多分枝，且对生，方形。叶对生，长椭圆形。圆锥花序顶生和腋生，有多数小花，花淡紫色，花冠2唇形，上唇2裂，有紫色斑点，下唇深3裂，蒴果长椭圆形至线形，种子多数。花期9～10月，果期10～11月。

用量用法 内服：6～9克，煎服；多作丸、散、片剂。外用：适量。

单方验方 ①多种炎症及感染：穿心莲9～15克。水煎服。②上呼吸道感染：穿心莲、车前草各15克。水煎浓缩至30毫升，稍加冰糖，分3次服，每日1剂。③支气管肺炎：穿心莲、十大功劳各15克，陈皮10克。水煎取汁100毫升，分早、晚各服1次，每日1剂。④阴囊湿疹：穿心莲干粉20克，纯甘油100毫升。调匀擦患处，每日3～4次。

传统药膳

姜丝穿心莲

原料 • 穿心莲、姜、熟白芝麻、花椒油、香油各适量。

制法 • 将穿心莲放入锅中焯熟捞出，挤干水分，切成小段捏成球。姜洗净去皮，切成细丝泡入凉开水中备用。将姜丝捞出，调料碗中放入香油、花椒油，再依次加入盐、鸡精、醋调味（也可以加一点蒜泥提味）。将浸泡过的姜丝捞出放在穿心莲上，再将调料汁淋在穿心莲上，撒上白芝麻即可。

用法 • 佐餐食。

功效 • 清热解毒，开胃。

适用 • 感冒发热、咽喉肿痛等呼吸道疾病患者和胃、肠炎患者。

百合穿心莲

原料 • 穿心莲、鲜百合、盐、味精、橄榄油或香油适量。

制法 • 先将鲜百合片和穿心莲分别焯水，捞出冲凉沥干。将穿心莲和百合放在干净的碗里，放盐、味精拌匀后淋少许橄榄油或香油即可。

用法 • 佐餐食。

功效 • 清热解毒，开胃。

适用 • 感冒发热、咽喉肿痛等呼吸道疾病患者和胃、肠炎患者。

温馨提示 脾胃虚寒者不宜用。

马鞭草

别名	马鞭、白马鞭、龙芽草、铁马鞭、野荆芥。
来源	本品为马鞭草科植物马鞭草（*Verbena officinalis L.*）的干燥地上部分。
生境分布	生长于山坡、路旁和村旁荒地上。我国大部分地区有分布。

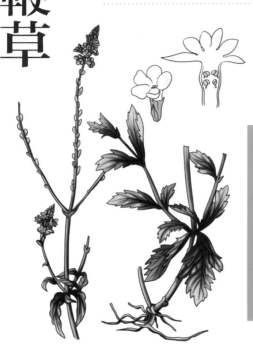

采收加工

6～8月花开时采割，除去杂质，晒干。

性味归经

苦，凉。归肝、脾经。

功效主治

活血散瘀，截疟解毒，利水消肿。用于癥瘕积聚、经闭痛经、疟疾、喉痹、痈肿、水肿、热淋。

形态特征 多年生草本，高30～120厘米；茎四方形，上部方形，老后下部近圆形，棱和节上被短硬毛。单叶对生，卵形至长卵形，长2～8厘米，宽1.5～5厘米，3～5深裂，裂片不规则羽状分裂或不分裂而具粗齿，两面被硬毛，下面脉上的毛尤密。花夏、秋开放，蓝紫色，无柄，排成细长、顶生或腋生的穗状花序；花萼膜质，筒状，顶端5裂；花冠长约4毫米，微呈二唇形，5裂；雄蕊4，着生于冠筒中部，花丝极短；子房无毛，花柱短，顶端浅2裂。果包藏于萼内，长约2毫米，成熟时裂开成4个小坚果。花期6～8月，果期7～10月。

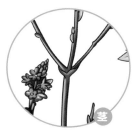

茎

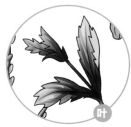

叶

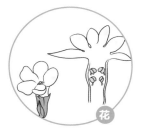

花

用量用法 内服：5～10克，煎服；鲜品30～60克，捣汁服；或入丸、散。外用：适量，捣敷或煎水洗。

单方验方 ①痢疾、急性胃肠炎：马鞭草适量。研末，每次3克，每日2～3次，连服1周。②肝区疼痛：马鞭草、八月札、石燕各30克。每日1剂，水煎服。③口腔溃疡：鲜马鞭草30克（干品用15克）。水煎2次，混合后分早、晚服，每日1剂。④感冒发热：马鞭草、板蓝根各18克。水煎服，每日2次，必要时可口服2剂。

<hr>

传统药膳

马鞭草茶

原料 ● 马鞭草60克。

制法 ● 将马鞭草用水洗干净，放入砂锅中，加水煎汤。

用法 ● 代茶频饮，每日1剂。

功效 ● 清热解毒。

适用 ● 前列腺癌。

马鞭山楂酒

原料 ● 马鞭草60克，山楂30克，红糖、黄酒各适量。

制法 ● 将马鞭草、山楂加水先煎取汁，兑入红糖、黄酒温服。

用法 ● 每日1剂。

功效 ● 调经止痛。

适用 ● 痛经。

马鞭草蒸猪肝

原料 ● 马鞭草50克，新鲜猪肝100克。

制法 ● 先将鲜马鞭草洗净，切碎，放盘中，再将猪肝切成薄片，另放盘中，将此盘置于马鞭草盘上，上屉蒸，用马鞭草的气味蒸猪肝，待肝熟即可。

用法 ● 每日1次，每次1剂，佐餐食用，用5～7剂即可。

功效 ● 益肝清热，除湿止带。

适用 ● 肝经湿热下注所致的带下病。

温馨提示 孕妇慎服。

1

全草类

夏枯草

别名 铁色草、春夏草、棒槌草、羊肠菜、夏枯头、白花草。

来源 本品为唇形科植物夏枯草（*Prunella vulgaris* L.）的干燥果穗。

生境分布 生长于荒地或路旁草丛中。分布于全国各地。

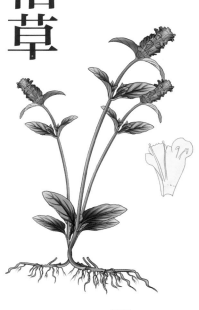

采收加工

夏季果穗呈棕红色时采收，除去杂质，晒干。

性味归经

辛、苦，寒。归肝、胆经。

功效主治

清肝泻火，明目，散结消肿。用于目赤肿痛、头痛眩晕、瘰疬、乳腺炎肿痛、甲状腺肿大、淋巴结结核、乳腺增生、高血压。

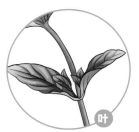

叶

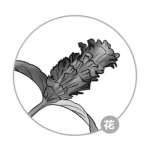

花

形态特征 多年生草本，有匍匐茎。直立茎方形，高约40厘米，表面暗红色，有细柔毛。叶对生，卵形或椭圆状披针形，先端尖，基部楔形，全缘或有细疏锯齿，两面均被毛，下面有细点；基部叶有长柄。轮伞花序密集顶生成假穗状花序；花冠紫红色。小坚果4枚，卵形。花期5~6月，果期6~7月。

用量用法 内服：9～15克，煎服；或熬膏服。

单方验方 ①肝虚目痛：夏枯草25克，香附子50克。共研为末，每次5克，茶汤调下。②跌打损伤、刀伤：夏枯草适量。捣烂后敷在伤处。③巩膜炎：夏枯草、野菊花各30克。水煎，分2～3次服。④急性乳腺炎：夏枯草、败酱草各30克，赤芍18克。水煎服，每日2次。⑤急慢性结膜炎：夏枯草、菊花各18克，栀子15克，蝉蜕9克，甘草6克。水煎服，每日2次。⑥口眼㖞斜：夏枯草、钩藤各5克，胆南星2.5克，防风15克。水煎，点水酒临卧时服。⑦头晕目眩：夏枯草（鲜）100克，冰糖25克。开水冲炖，饭后服。

传统药膳

冰糖夏枯草

原料 ● 夏枯草60克，冰糖25克。

制法 ● 将上2味用开水冲炖。

用法 ● 饭后服用。

功效 ● 清肝明目。

适用 ● 头目眩晕。

夏枯草猪肉汤

原料 ● 夏枯草6～10克，猪瘦肉30～60克。

制法 ● 将上2味加水适量，煮至肉熟即可。

用法 ● 喝汤吃肉，每日2次。

功效 ● 清肝火，散郁结，降血压。

适用 ● 肝火上炎、目赤肿痛、高血压头痛、眩晕等。

明目茶

原料 ● 夏枯草、香附子各30克，腊茶适量。

制法 ● 先将前2味捣散备用。

用法 ● 每服5克，腊茶调下，不计时候。

功效 ● 清肝补虚，明目。

适用 ● 肝虚目睛眩痛、冷泪不止、筋脉疼痛，及眼差明怕日等。

夏枯草粥

原料 ● 夏枯草10克，粳米50克，冰糖少许。

制法 ● 夏枯草洗净，入砂锅内煎煮，去渣取汁，粳米洗净入药汁中，粥将熟时放入冰糖调味。

用法 ● 每日2次，温热食用。

功效 ● 清肝散结，降血压。

适用 ● 瘰疬、乳痈、头目眩晕、肺结核、急性黄疸型肝炎等。

温馨提示 脾胃虚弱者慎用。

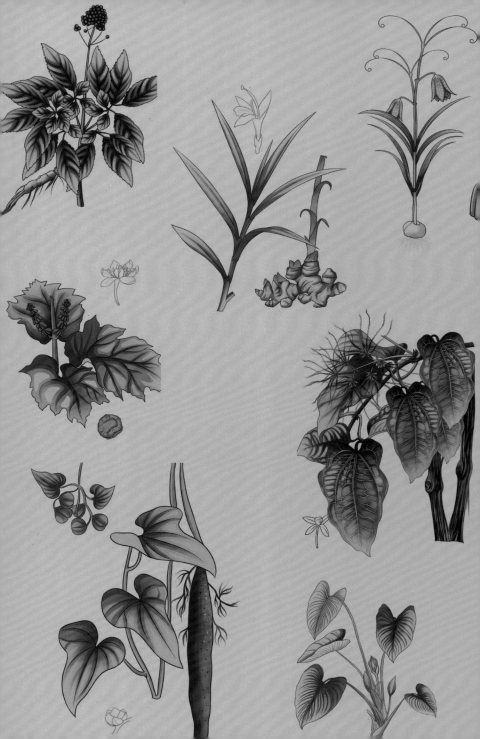

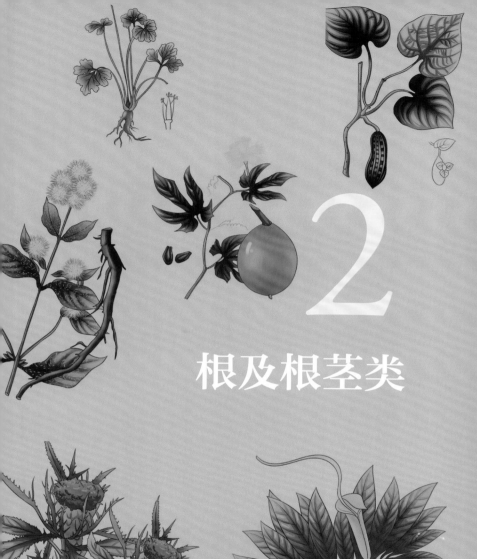

2

根及根茎类

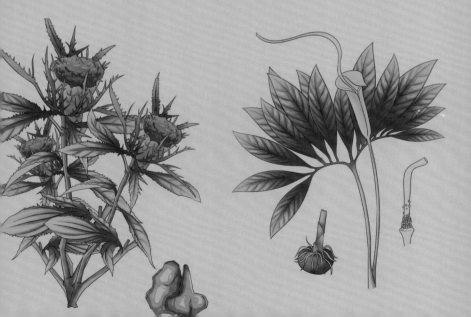

人参

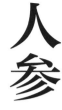

别名 地精、黄参、神草。

来源 本品为五加科植物人参（*Panax ginseng* C.A.Mey.）的干燥根及根茎。

生境分布 生长于昼夜温差小的海拔500～1100米的山地缓坡或斜坡的针阔混交林或杂木林中。分布于吉林、辽宁、黑龙江、河北等地。多为栽培品，习称园参；野生品产量少，习称野山参。

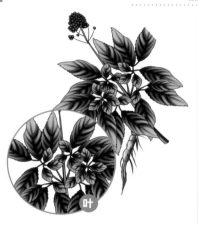

叶

采收加工

多于秋季采挖，洗净，晒干或烘干。

性味归经

甘、微苦，微温。归脾、肺、心、肾经。

功效主治

大补元气，复脉固脱，补脾益肺，生津养血，安神益智。用于体虚欲脱、肢冷脉微、脾虚食少、肺虚喘咳、津伤口渴、内热消渴、久病虚羸、惊悸失眠、阳痿宫冷、心力衰竭、心源性休克。

形态特征 多年生草本，根状茎（芦头）短，上有茎痕（芦碗）和芽苞；茎单生，直立，高40～60厘米。叶为掌状复叶，2～6枚轮生茎顶，小叶3～5，中部的1片最大，卵形或椭圆形，基部楔形，先端渐尖，边缘有细尖锯齿，上面沿中脉疏被刚毛。伞形花序顶生，花小，花萼钟形；花瓣淡黄绿色。浆果状核果扁球形或肾形，成熟时鲜红色，种子扁圆形，黄白色。

用量用法 3～9克，另煎兑入汤剂服；也可研粉吞服，每次2克，每日2次。

单方验方 ①脱肛：人参芦头20枚，文火焙干研末，分20包，早、晚空腹米饮调服1包。②心律失常：人参3～5克（或党参15克），麦冬10克。水煎，饮汤食参，每日2剂。③精少不孕、中气不足：人参、白术、杜仲、补骨脂、枳壳各15克，黄芪160克，升麻10克，木香、柴胡各5克。水煎服，每日1剂。④气虚便秘：人参9克，白术、茯苓各12克，黄芪15克，当归、黄精、柏子仁（冲）、松子仁（冲）各10克，甘草7克。水煎服，每日1剂，分2次服。

人参黄芪粥

原料 ● 人参、白糖各5克，黄芪20克，粳米80克，白术10克。

制法 ● 将人参、黄芪、白术切成薄片，清水浸泡40分钟后，放入砂锅中加水煮开，再用小火慢煮成浓汁，取出药汁后，再次加水煮开后取汁，合并2次药汁，早、晚分别用作煮粳米粥。

用法 ● 加白糖趁热食用。5日为1个疗程。

功效 ● 补正气，疗虚损，抗衰老。

适用 ● 五脏虚衰、久病体弱、气短自汗、脾虚泄泻、食欲缺乏、气虚水肿等。

人参莲肉汤

原料 ● 白人参（糖参）10克，莲实（去皮去心）10枚，冰糖30克。

制法 ● 将白人参、莲实放入碗内，加清水适量，泡发后，再加冰糖；将盛人参、莲实的碗放入锅内隔水蒸1小时即成。

用法 ● 人参可连续应用3次，次日再加莲实、冰糖如上述制法蒸制，服用，第3次可连同人参一起吃完。

功效 ● 补气益脾。

适用 ● 中老年人病后体虚、气弱、脾虚、食少、疲倦、自汗、泄泻等。

人参益肺酒

原料 ● 人参20克，白酒、黄酒各250毫升。

制作 ● 将人参洗净，晾干表面水分，放入洁净的瓶里，倒入白酒和黄酒，加盖密封，浸泡10日后即可饮用。

用法 ● 每次饮15毫升，每日1～2次。

功效 ● 益肺阴，生津液，清虚火。

适用 ● 咽干口渴、肺虚久咳、虚热疲倦者。

参苓粥

原料 ● 人参50克，茯苓25克，粳米100克，生姜10克。

制法 ● 将人参、茯苓、生姜用水1500毫升煎至500毫升，去滓下米煮作粥。快熟时下鸡子白1枚及盐少许，搅匀即可。

用法 ● 空腹食用。

功效 ● 健脾和胃。

适用 ● 伤寒、胃气不和、全不思食、日渐虚赢等。

温馨提示 实证、热证而正气不虚者忌服。反藜芦，畏五灵脂、萝卜。服人参时不宜喝茶、食萝卜，以免影响药力。

干姜

别名 白姜、均姜、干生姜。

来源 本品为姜科植物姜（*Zingiber officinale* Rosc.）的干燥根茎。

生境分布 生长于阳光充足、排水良好的沙质地带。我国大部分地区有栽培。分布于四川、贵州。

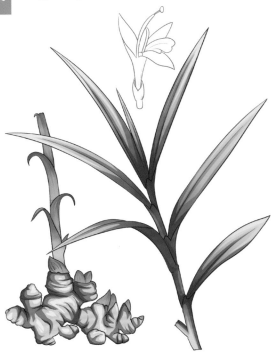

采收加工

冬季采挖，除去须根及泥沙，晒干或低温干燥。趁鲜切片晒干或低温干燥者称为"干姜片"。

性味归经

辛，热。归脾、胃、肾、心、肺经。

功效主治

温中散寒，回阳通脉，温肺化饮。用于脘腹冷痛、呕吐泄泻、肢冷脉微、寒饮喘咳。

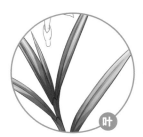

叶

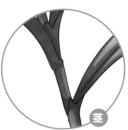

茎

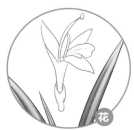

花

形态特征 多年生草本，高40～100厘米。叶2列，线状披针形，光滑无毛。花茎自根茎生出，高约20厘米；穗状花序卵形至椭圆形；苞片淡绿色，卵圆形；花冠黄绿色，裂片披针形；唇瓣中央裂片长圆状倒卵形，较花冠裂片短，有淡紫色条纹及淡黄色斑点；雄蕊微紫色。蒴果。种子多数，黑色。花期8月。

用量用法 内服：3～10克，煎服。

单方验方 ①中寒水泻：干姜适量。（炮）研末，饮服10克。②崩漏、月经过多：干姜（炮）10克，艾叶15克，红糖适量。水煎服。③脾寒疟疾：干姜、高良姜等量。研末，每次6克，水冲服。④赤痢：干姜适量。烧黑存性，候冷为末，每次3克，用米汤送饮。⑤痛经：干姜、红糖、大枣各30克。将大枣去核洗净，干姜洗净切片，加红糖同煎汤服，每日2次，温热服。

传统药膳

干姜粥

原料 • 干姜3～6克，粳米100克。

制法 • 先将干姜研成末（或煮汁去渣），再将洗净的粳米与姜末（或姜汁）同入开水锅内熬粥，粥熟即可食用。

用法 • 每日早、晚服用。

功效 • 温中回阳，温肺化饮。

适用 • 脘腹冷痛、呕吐泄泻，或咳嗽气喘、形寒背冷、痰多清稀等。

干姜花椒粥

原料 • 干姜5克，高良姜4克，花椒3克，粳米100克，红糖15克。

制法 • 将干姜、高良姜、花椒洗净，姜切片，用白净纱布包好，粳米淘洗净，入锅掺水，烧开30分钟以后取出药包，煎成粥食用。

用法 • 每食适量。

功效 • 暖胃散寒，温中止痛。

适用 • 脾胃虚寒、心腹冷痛、呕吐、呃逆、口吐清水、肠鸣腹泻等。

干姜木瓜粥

原料 • 干姜30克，木瓜15克，茯苓粉50克，粳米60克。

制法 • 用清水适量先煮干姜、木瓜半小时，去渣取汁，再煮粳米，米将烂时加茯苓粉、红糖，小火熬粥，搅匀即可。

用法 • 早、晚空腹餐食，连服数日。

功效 • 温中补虚，化湿止痢。

适用 • 寒湿下痢、泄泻、腹胀、纳差、舌淡苔厚等。

温馨提示 阴虚内热、血热妄行者忌用。孕妇慎用。

大黄

别名 黄良、肤如、将军、川军、锦纹大黄。

来源 本品为蓼科植物掌叶大黄（*Rheum palmatum* L.）等的干燥根及根茎。

生境分布 生长于山地林缘半阴湿的地方。分布于四川、甘肃、青海、西藏等地。

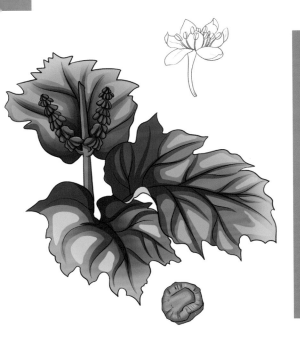

采收加工

秋末茎叶枯萎或次春发芽前采挖，除去细根，刮去外皮，切瓣或段，绳穿成串干燥或直接干燥。

性味归经

苦，寒。归脾、胃、大肠、肝、心包经。

功效主治

泻热通肠，凉血解毒，逐瘀通经。用于实热便秘、积滞腹痛、泻痢不爽、湿热黄疸、血热吐衄、目赤、咽肿、肠痈腹痛、痈肿疔疮、瘀血经闭、跌打损伤；外治水火烫伤。

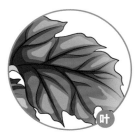

叶

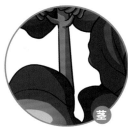

茎

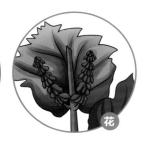

花

形态特征 掌叶大黄：多年生高大草本。叶多根生，根生具长柄，叶片广卵形，深裂至叶片1/2处。茎生叶较小，互生。花小、紫红色，圆锥花序簇生。瘦果三角，形有翅。

唐古特大黄：与上种相似，不同处：叶片分裂极深，裂片成细长羽状。花序分枝紧密。常向上贴于茎。

药用大黄：叶片浅裂达1/4处。花较大，黄色。

用量用法 内服：3～15克。外用：适量，研末调敷患处。

单方验方 ①食积腹痛：大黄、砂仁各9克，莱菔子30克。水煎服，每日3次。②胆囊炎、胆石症：大黄、黄连各9克，枳壳、黄芩、木香各12克。水煎服，每日3次。③急性胰腺炎：大黄12克，柴胡、白芍各15克，胡黄连、延胡索、黄芩、木香、芒硝各9克。水煎服，每日3次。

传统药膳

大黄粥

原料 • 大黄10克，大米100克。

制法 • 将大黄择净，放入锅中，加清水适量，浸泡5～10分钟后，水煎取汁备用。将大米淘净，加清水适量煮粥，待熟时，调入大黄药汁，再煮一二沸即成；或将大黄2～3克研为细末，调入粥中即可。

用法 • 每日1剂。

功效 • 泻下通便，清热解毒，活血化瘀，清泄湿热。

适用 • 热毒炽盛、热结便秘、跌打损伤、癥瘕积聚、湿热黄疸、小便淋涩等。

大黄槐花蜜饮

原料 • 生大黄4克，槐花30克，蜂蜜15毫升，绿茶2克。

制法 • 先将生大黄拣杂，洗净，晾干或晒干，切成片，放入砂锅，加水适量，煎煮5分钟，去渣，留汁，待用。锅中加槐花、茶叶，加清水适量，煮沸，倒入生大黄煎汁，离火，稍凉，趁温热时，调入蜂蜜即成。

用法 • 早、晚2次分服。

功效 • 清热解毒，凉血止血。

适用 • 大肠癌患者引起的便血（血色鲜红），以及癌术后便血等症。

温馨提示 本品苦寒，易伤胃气，脾胃虚弱者慎用；妇女怀孕、月经期、哺乳期忌用。

山药

别名 土薯、薯药、薯蓣、山芋、玉延、怀山药。

来源 本品为薯蓣科植物薯蓣（*Dioscorea opposita* Thunb.）的干燥根茎。

生境分布 生长于排水良好、疏松肥沃的土壤中。分布于河南、山西等地，全国各地均有栽培。

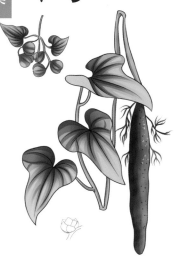

采收加工

冬季茎叶枯萎后采挖，切去根头，洗净，除去外皮及须根，干燥；也有选择肥大顺直的干燥山药，置清水中，浸至无干心，闷透，切齐两端，用木板搓成圆柱状，晒干，打光。习称"光山药"。

性味归经

甘，平。归脾、肺、肾经。

功效主治

补脾养胃，生津益肺，补肾涩精。用于脾虚食少、久泻不止、肺虚喘咳、肾虚遗精、带下、尿频、虚热消渴。麸炒山药补脾健胃，用于脾虚食少、泄泻便溏、白带过多。

形态特征 多年生缠绕性宿根草质藤本。块茎长而粗壮，外皮灰褐色，有须根，茎常带紫色。单叶在茎下部互生，中部以上对生。少数为3叶轮生，叶片三角形至宽卵形或戟形，变异大。花极小，单性，雌雄异株，穗状花序，雄花序直立，聚生于叶腋内。蒴果扁圆形，具三棱翅状，表面被白粉。种子扁圆形，四周有膜质宽翅。花期7～8月，果期9～10月。

用量用法 内服：15～30克，煎服；或研末吞服，每次6～10克。外用：鲜品适量，捣敷。

单方验方 ①久病咳喘、痰少或无痰、咽干口燥：鲜山药60克。切碎，捣烂，加甘蔗汁半碗和匀，火上炖熟服用。②健脾益肾、补肺定喘、润肤养颜：山药50克，核桃仁20克，大枣10克，小米30～50克。加水适量，煮至米烂汤黏，代粥佐餐。③遗尿：山药适量。炒研末，每次10克，每日3次，开水冲服。④白带过多、腰痛：生山药、生薏苡仁、芡实各30克。加水适量煮至米烂汤黏，分2次服下。

山药饼

原料 ● 山药粉50克，白面300克，素油、味精、葱、盐各适量。

制法 ● 山药烘干，碾成细粉；葱洗净，切碎。山药粉、面粉，加盐、味精、葱花和适量清水，揉成面团，制成饼子生坯，备用。将炒锅置大火上烧热，加入素油，烧六成热时，下入饼，两面煎成金黄色即成。

用法 ● 每日1次，每次吃饼100～150克，正餐食用。

功效 ● 健脾补肺，固肾益精。

适用 ● 脾虚泄泻、久痢、虚劳咳嗽、消渴、遗精、带下、小便频数等。

山药糯米炖猪肚

原料 ● 山药50克，糯米250克，猪肚1只，胡椒粉、味精、料酒、葱、姜、盐各适量。

制法 ● 将山药润透切片；糯米去泥沙，淘洗干净；猪肚洗净；姜切片，葱切段。将山药、糯米装入猪肚内，缝上口，置入锅内，加入姜、葱、料酒和水，用大火烧沸，再用小火炖煮45分钟，加入盐、味精、胡椒粉即成。

用法 ● 每日1次，每次吃猪肚、山药、糯米，佐餐食用。

功效 ● 暖脾胃，补中气，固肾腰。

适用 ● 脾胃虚寒、小便频数、小儿疳积等。

山药薏苡仁粥

原料 ● 生山药、生薏苡仁、粳米各50克，柿饼30克。

制法 ● 将生山药洗净，切成薄片，生薏苡仁去壳洗净，粳米淘洗干净，柿饼去净灰渣，去核，入锅内，掺水煮成粥食用。

用法 ● 每食适量。

功效 ● 补肺气，健脾气，养胃阴。

适用 ● 阴虚内热、劳伤干咳、大便泄泻、食欲缺乏、四肢乏力等。

山药大枣粥

原料 ● 山药30克，大枣10枚，粳米100克，冰糖适量。

制法 ● 将粳米、山药、大枣（去核）洗净，放入砂锅，加水适量，煮烂成粥，再加入冰糖，搅拌均匀即可。

用法 ● 可供早点或晚餐食用。

功效 ● 补气血，健脾胃，抗衰老。

适用 ● 脾胃虚弱、气血不足者。

温馨提示 本品养阴而兼涩性，能助湿，故湿盛中满或有积滞者不宜单独使用。实热邪实者忌用。

千年健

别名 一包针、千年见、千颗针。

来源 本品为天南星科植物千年健 [*Homalomena occulta* (Lour.) Schott] 的干燥根茎。

生境分布 生长于树木生长繁茂的阔叶林下和土质疏松肥沃的坡地、河谷或溪边阴湿地。分布于广西、云南等地。

采收加工

春、秋两季采挖，洗净，除去外皮，晒干。

性味归经

苦、辛，温。归肝、肾经。

功效主治

祛风湿，壮筋骨。用于风寒湿痹、腰膝冷痛、下肢拘挛麻木。

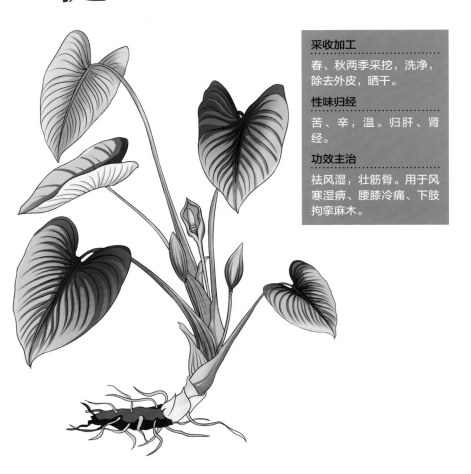

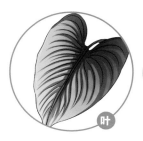

叶

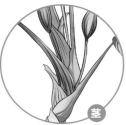

茎

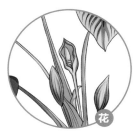

花

形态特征 多年生草本，根茎匍匐，细长，根肉质，密被淡褐色短茸毛，须根纤维状。鳞叶线状披针形，向上渐狭，锐尖，叶片膜质至纸质，箭状心形至心形。花序1~3，生鳞叶之腋，花序柄短于叶柄；佛焰苞绿白色，长圆形至椭圆形，花前度卷成纹锤形，盛花时上部略展开成短舟状。浆果，种子褐色，长圆形。花期7~9月。

用量用法 内服：5~10克，煎服；或浸酒，入丸、散用。

单方验方 ①风湿性关节炎：千年健、海风藤、青风藤、桑寄生各15克，独活、羌活各10克。水煎服。②跌打损伤、瘀滞肿痛：鲜千年健60克。捣烂调酒外敷。③肢体麻木、下肢无力：千年健、牛膝、五加皮、木瓜各15克。浸酒服。④跌打损伤、瘀滞肿痛：千年健、川芎各10克，红花8克。水煎服。⑤老年寒湿膝痛、腰痛：千年健、宣木瓜、海风藤、川牛膝、当归身、杜仲各9克，桑枝15克，桂枝、秦艽各6克，熟地黄12克，虎骨胶（溶化）6克。水煎服。

传统药膳

千年健酒

原料 • 千年健10克，白酒500毫升。

制法 • 千年健浸入白酒中，1周后即成。

用法 • 每次饮1小盅，每日2次。

功效 • 温阳利湿，活血通络。

适用 • 下肢静脉曲张。

温馨提示 本品辛温，阴虚内热者不宜用。

川木通

别名 油木通、淮木通、白木通。

来源 本品为毛茛科植物小木通（ *Clematis armandii* Franch.）等的干燥藤茎。

生境分布 生长于林边及半阴处。分布于四川、湖南、陕西、贵州、湖北等地。

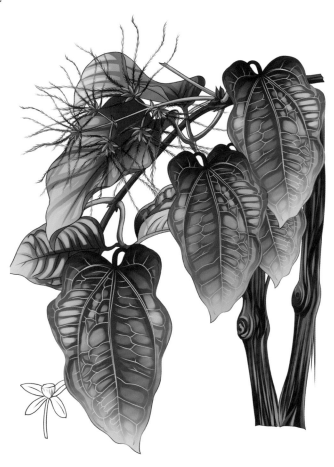

采收加工

春、秋两季采收，除去粗皮，晒干，或趁鲜切薄片，晒干。

性味归经

苦，寒。归心、小肠、膀胱经。

功效主治

利尿通淋，清心除烦，通经下乳。用于淋证、水肿、心烦尿赤、口舌生疮、湿热痹痛、经闭乳少。

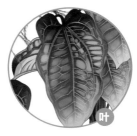

叶

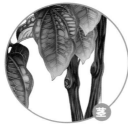

茎

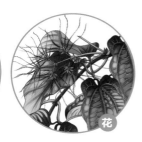

花

形态特征 攀缘灌木。茎褐色或紫色，有条纹。3出复叶对生，小叶卵形，先端急尖或渐尖，3浅裂，边缘有锯齿，两面疏生短柔毛；叶柄长。花2～5朵簇生，花梗细长，疏生短柔毛；萼片4，白色，外面疏生短柔毛。瘦果扁卵形，无毛。花期5～7月，果期7～9月。

用量用法 内服：3～6克，煎服。

单方验方 ①小儿心热（小肠有火，便亦淋痛，面赤狂躁，口糜舌疮，咬牙口渴）：川木通、生地黄、甘草（生）各等份。上研为末，每次15克，入竹叶，水煎服。②尿血（热性病引起的）：川木通、生地黄、牛膝、黄柏、天冬、五味子、麦冬、甘草各适量，同煎服。③水气、小便涩、身体虚肿：川木通（锉）、槟榔各50克，乌桕皮100克。捣细为散，以粥饮服，每次10克。

温馨提示 精滑遗尿、小便过多者及孕妇禁服。

川贝母

别名 贝母、川贝、贝壳母、京川贝。

来源 本品为百合科植物川贝母（*Fritillaria cirrhosa* D. Don）的干燥鳞茎。

生境分布 生长于高寒地区、土壤比较湿润的向阳山坡。分布于四川、西藏、云南等地。

采收加工

夏、秋两季或积雪融化时采挖，除去须根、粗皮及泥沙，晒干或低温干燥。

性味归经

苦、甘，微寒。归肺、心经。

功效主治

清热润肺，化痰止咳，散结消痈。用于肺热燥咳、干咳少痰、阴虚劳嗽、痰中带血、乳痈、瘰疬。

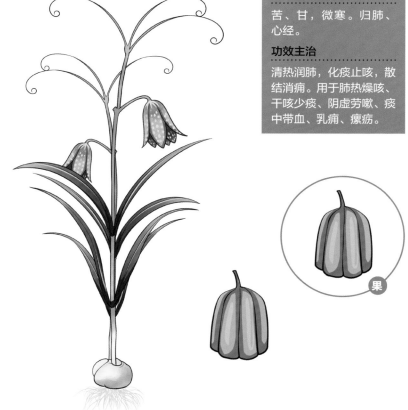

果

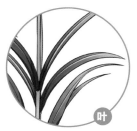

叶

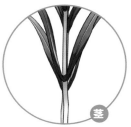

茎

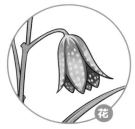

花

形态特征 多年生草本，鳞茎圆锥形，茎直立，高15～40厘米。叶2～3对，常对生，少数在中部间有散生或轮生，披针形至线形，先端稍卷曲或不卷曲，无柄。花单生茎顶，钟状，下垂，每花具狭长形叶状苞片3，先端多少弯曲成钩状。花被通常紫色，较少绿黄色，具紫色斑点或小方格，蜜腺窝在北面明显凸出。蒴果。花期6月，果期8月。

用量用法 内服：3～10克，煎服；或研末冲服，每次1～2克。

单方验方 ①百日咳：川贝母、生甘草各10克，白花蛇舌草5克。共粉碎，过筛，混合均匀，口服，每次1.5～3克，每日3次。②下乳：川贝母、牡蛎、知母各适量。共为细末，同猪蹄汤调下。③乳腺炎：川贝母、金银花各10克。共为细末，每次10克，好酒调，饭后服。④气管炎：川贝母5克。研末，用梨1个切开去核，将贝母粉填入梨空处合紧，蒸或煎水服均可。⑤婴幼儿消化不良：川贝母适量。研成细末备用，按每日每千克体重0.1克计量，每日3次，一般情况下2～4日可愈。

传统药膳

贝母冰糖饮

原料 • 川贝母15克，冰糖50克，米汤500克。

制法 • 用以上3味隔水炖15分钟。

用法 • 代茶饮，每日1剂。5岁以下小儿酌减。

功效 • 润肺，祛痰，止咳。

适用 • 百日咳。

温馨提示 不宜与川乌、制川乌、草乌、制草乌、附子同用。

川牛膝

别名 甜牛膝、大牛膝、白牛膝、拐牛膝、龙牛膝、天全牛膝。

来源 本品为苋科植物川牛膝（*Cyathula officinalis Kuan*）的干燥根。

生境分布 野生于林缘、草丛中或栽培。分布于四川、贵州、云南等地。

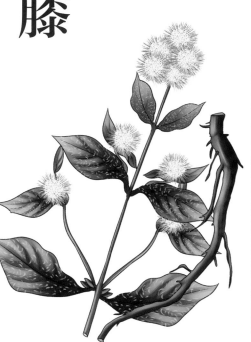

采收加工

秋、冬两季采挖，栽培者以生长3年为宜，过早质量差，太晚有腐根。挖出后，除去芦头、支根及须根，去净泥土，炕或晒至半干，堆放回润，再炕干或晒干。或趁鲜切片，晒干。

性味归经

甘、微苦，平。归肝、肾经。

功效主治

逐瘀通经，通利关节，利尿通淋。用于血瘀经闭。癥瘕积聚。胞衣不下。跌打损伤。风湿痹痛。足痿筋挛。尿血血淋。

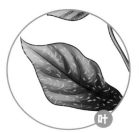
叶

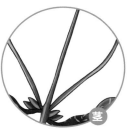
茎

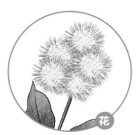
花

形态特征 多年生草本，高40～100厘米。主根圆柱形，直径0.8～1.5厘米，外皮棕色。茎下部近圆柱形，中部近四棱形，疏被糙毛，节处略膨隆。叶互生，椭圆形至狭椭圆形，长3～13厘米，宽1.5～5厘米，先端渐尖，基部楔形或宽楔形，全缘，上面密叠倒伏糙毛，下面密生长柔毛；叶柄长0.3～1.5厘米。花绿白色，头状花序数个于枝端排成穗状；苞片卵形，长3～5毫米，干膜质，先端具钩状芒刺；苞腋有花纹朵，能育花居中，不育花居两侧；不育花的花被退化为2～5枚钩状芒刺，能育花的花被5，2长3短；雄蕊5，花丝基部密被长柔毛；退化雄蕊5，长方形，狭细，长钩0.3～0.4毫米，宽0.1～0.2毫米。先端齿状浅裂；雄蕊基部外侧围绕子房丛生的长柔毛较退化雄蕊为长；雌蕊子房上位，1室，花柱细。胞果长椭圆状倒卵形，长2～5毫米。种子卵形。花期6～7月，果期8～9月。

用量用法 内服：5～10克，煎服。

单方验方 ①高血压：川牛膝20克，牡丹皮、桃仁、当归、川芎、生龙骨、生牡蛎各15克，车前子10克。煎汤服用。②腰腿痛：川牛膝、续断、杜仲各10克。水煎服，每日1剂。③骨髓炎：川牛膝、紫花地丁各20克，黄芪20～30克、土茯苓、丹参各30克，金银花、山药各25克，蒲公英45克，当归、骨碎补各12克，黄柏10克。水煎服，每日1剂，连服10～20剂。④牙痛：川牛膝、生石膏、生地黄、赭石各50克，甘草10克。水煎2次，混合后分上、下午服，每日1剂。

传统药膳

牛膝炖猪蹄

原料 • 川牛膝15克，猪蹄2只，黄酒80毫升。

制法 • 猪蹄刮净去毛，切成数小块，与牛膝一起放入大炖盅内，加水500毫升，隔水炖至猪蹄熟烂。

用法 • 食猪蹄肉，喝汤。

功效 • 活血通经、美肤。

温馨提示 孕妇慎用。

川乌

别名 草乌、乌喙、铁花、乌头、五毒、鹅儿花。

来源 本品为毛茛科植物乌头（*Aconitum carmichaeli Debx*）的干燥母根。

生境分布 生于山地草坡或灌木丛中。分布于四川、陕西等地。

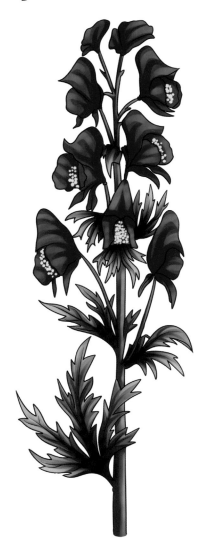

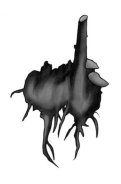

采收加工

6月下旬至8月上旬采挖，除去子根、须根及泥沙，晒干。

性味归经

辛、苦，热；有大毒。归心、肝、肾、脾经。

功效主治

祛风除湿，温经止痛。用于风寒湿痹、关节疼痛、心腹冷痛、寒疝作痛、麻醉止痛。

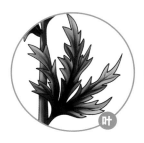
叶

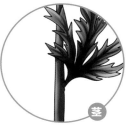
茎

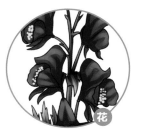
花

形态特征 多年生草本，高60~150厘米。主根纺锤形倒卵形，中央的为母根，周围数个根（附子）。叶片五角形，3全裂，中央裂片菱形，两侧裂片再2深裂。总状圆锥花序狭长，密生反曲的微柔毛；萼片5，蓝紫色（花瓣状），上裂片高盔形，侧萼片近圆形；花瓣退化，其中2枚变成蜜叶，紧贴盔片下有长爪，距部扭曲；雄蕊多数分离，心皮3~5，通常有微柔毛。蓇葖果；种子有膜质翅。

用量用法 一般炮制后用。

单方验方 ①风湿关节痛：制川乌6克，麻黄8克，白芍、黄芪各12克。水煎服。②颈椎病：制川乌、制草乌各100克，丹参250克，川芎、白芷各50克，威灵仙500克。研碎调匀，装入布袋作枕用。③腰脚痹痛：生川乌1克，捣为散，醋调涂布上敷痛处。④肩周炎：制川乌、樟脑、草乌各90克，白芷50克。共研粉。使用时根据疼痛部位大小取适量药粉，用食醋与蜂蜜调成糊状，外敷于肩周炎疼痛点，外用胶布固定，用热水袋外敷30分钟，每日1次，连用15日。

传统药膳

川乌粥

原料 ● 生川乌12克，香米50克，姜汁1茶匙，蜂蜜3大匙。

制法 ● 慢火熬熟，下姜汁、蜜，搅匀。

用法 ● 空腹啜服。

功效 ● 散寒通痹。

适用 ● 颈椎病经络痹阻型。

温馨提示 生品内服宜慎；孕妇禁用；不宜与半夏、瓜蒌、瓜蒌子、瓜蒌皮、天花粉、川贝母、浙贝母、平贝母、伊贝母、湖北贝母、白蔹、白及同用。

天仙藤

别名 香藤、都淋藤、兜铃苗、长痧藤、马兜铃藤、青木香藤、三百两银。

来源 本品为马兜铃科植物马兜铃（*Aristolochia debilis Sieb et Zucc*）的干燥地上部分。

生境分布 生长于山野林荫、溪流两岸或沟边阴湿处、路旁及山坡灌丛中。分布于东北、华北及陕西、甘肃、宁夏、山东、河南、江西、湖北等地。

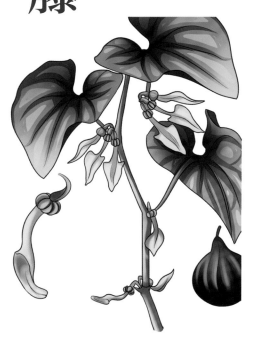

采收加工
拣去杂质，洗净泥土，闷润，切段晒干。

性味归经
苦，温。归肝、脾、肾经。

功效主治
行气活血，通络止痛。用于脘腹刺痛、疝气疼痛、风湿痹痛、产后腹痛。

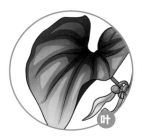

叶

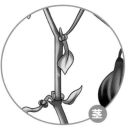

茎

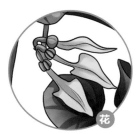

花

形态特征 草质藤本。根圆柱形。茎柔弱，无毛。叶互生，叶柄长1~2厘米，柔弱；叶片卵状三角形、长圆状卵形或戟形，长3~6厘米，基部宽1.5~3.5厘米，先端钝圆或短渐尖，基部心形，两侧裂片圆形，下垂或稍扩展；基出脉5~7，各级叶脉在两面均明显。花单生或2朵聚生于叶腋；花梗长1~1.5厘米；小苞片三角形，易脱落；花被长3~5.5厘米，基部膨大呈球形，向上收狭成一长管，管口扩大成漏斗状，黄绿色，口部有紫斑，内面有腺体状毛；檐部一侧极短，另一侧渐延伸成舌片；舌片卵状披针形，顶端钝；花药贴生于合蕊柱近基部；子房圆柱形，6棱；合蕊柱先端6裂，稍具乳头状凸起，裂片先端钝，向下延伸形成波状圆环。蒴果近球形，先端圆形而微凹，具6棱，成熟时由基部向上沿空间6瓣开裂；果梗长2.5~5厘米，常撕裂成6条。种子扁平，钝三角形，边线具白色膜质宽翅。花期7~8月，果期9~10月。

用量用法 内服：3~6克，煎服。外用：适量，煎水洗或捣烂敷。

单方验方 ①产后腹痛不止及一切血气腹痛：天仙藤250克。炒焦，研为细末，每服10克；腹痛，炒生姜、小便和酒调下；血气，温酒调服。②癥瘕积聚及奔豚疝气：天仙藤（炒）50克，没药、乳香、延胡索（醋炒）、吴茱萸、干姜各10克，小茴香15克。共为末，每服15克，好酒调服。③痰注臂痛：天仙藤、白术、羌活、白芷梢各15克，片姜黄30克，半夏（制）25克。锉细，每服15克，姜5片煎服，间下千金五苓丸。④乳腺炎：鲜天仙藤适量。揉软外敷，每日换药1次。⑤毒蛇、毒虫咬伤及痔疮肿痛：天仙藤鲜品适量。捣烂敷患处。

传统药膳

天仙藤鲫鱼汤

原料 • 天仙藤、冬瓜仁各20克，鲫鱼1条（约300克），大蒜30克。

制法 • 将鲫鱼去鳞及内脏，洗净，和天仙藤等一起入砂锅，熟后加入适量调味品，食鱼喝汤。

用法 • 每日1剂，分2次服用，连用5~7剂。

功效 • 活血止痛。

适用 • 心腹痛。

温馨提示 本品含马兜铃酸，可引起肾损害等不良反应；儿童及老年人慎用；孕妇、婴幼儿及肾功能不全者禁用。

天冬

别名 丝冬、天棘、武竹、天门冬。

来源 本品为百合科植物天冬 [*Asparagus cochinchinensis* （Lour.）Merr] 的干燥块根。

生境分布 生长于阴湿的山野林边、山坡草丛或丘陵地带灌木丛中。分布于四川、贵州、广西、河南、山东等地。

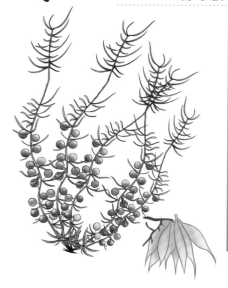

采收加工

秋、冬两季采挖，洗净，除去茎基和须根，置沸水中煮或蒸至透心，趁热除去外皮，洗净，干燥。

性味归经

甘、苦，寒。归肺、肾经。

功效主治

养阴润燥，清肺生津。用于肺燥干咳、顿咳痰黏、腰膝酸痛、内热消渴、热病津伤、咽干口渴、肠燥便秘。

形态特征 攀缘状多年生草本。块根肉质，簇生，长椭圆形或纺锤形，灰黄色。茎细，常扭曲多分枝，有纵槽纹。主茎鳞片状叶，顶端尖长，叶基部伸长为2.5～3厘米硬刺，在分枝上的刺较短或不明显，叶状枝2～3枚簇生叶腋，扁平有棱，镰刀状。花通常2朵腋生，淡绿色，单性，雌雄异株，雄花花被6，雄蕊6，雌花与雄花大小相似，具6枚退化雄蕊。浆果球形，熟时红色，有种子1枚。花期5月。

用量用法 内服：6～12克，煎服。

单方验方 ①疝气：鲜天冬25～50克（去皮）。水煎服，酒为引。②催乳：天冬100克。炖肉服。③风癫发作（耳如蝉鸣，两肋牵痛）：天冬（去心、皮）适量。晒干，捣为末，每次1匙，酒送下，每日3次。④心烦：天冬、麦冬各15克，水杨柳9克。水煎服。⑤扁桃体炎、咽喉肿痛：天冬、山豆根、麦冬、桔梗、板蓝根各9克，甘草6克。水煎服。

天冬茶

原料 • 天冬8克，绿茶2克。

制法 • 将天冬拣杂，洗净，晾干或晒干，切成饮片，与绿茶同放入杯中，用沸水冲泡，加盖闷15分钟，即可开始饮用。

用法 • 代茶频频饮服，一般可冲泡3~5次，饮至最后，天冬饮片可同时嚼食咽下。

功效 • 养阴清火，生津润燥，防癌抗癌。

适用 • 早期乳腺癌。

天冬包子

原料 • 天冬12克，猪肉250克，冬笋1个，鸡蛋2枚，大葱60克，白菜或萝卜250克，清油30毫升，盐、酱油、香油、碱各适量，面粉500克。

制法 • 把天冬洗净，用水泡软，切成碎末。猪肉剁碎成馅。冬笋、白菜或萝卜切成碎末。把鸡蛋打在锅内，炒熟切碎。锅内放清油（即植物油）烧至七成热停火，待放凉后倒入肉馅内，加水少许，顺时针方向搅拌，然后倒入酱油、香油、盐及其他馅末拌匀。把面粉和好发酵，加碱揉成面团，用拌好的馅包成包子，入蒸笼内蒸15~20分钟即可。

用法 • 每食适量。

功效 • 强壮身体，润泽肌肤。

适用 • 身体羸瘦。

天冬粥

原料 • 天冬20克，粳米100克。

制法 • 将天冬熬水，约20分钟，去渣留汁，备用。将粳米洗净，锅内加药汁及水适量，煮粥，待粥汁黏稠时停火起锅。

用法 • 每食适量。

功效 • 润肾燥，益肌肤，悦颜色，清肺降火。

适用 • 老年痰嗽、少年干咳、风湿不仁、冷痹、心腹积聚、耳聋等。

二冬百合粥

原料 • 天冬、麦冬各15克，百合30克，粳米50克。

制法 • 将上述4味分别洗净，加水适量，共煮成粥。

用法 • 顿食，每日1~2次。

功效 • 养阴润肺。

适用 • 妊娠后期、津液不能承所致的声音嘶哑甚或语声不出。

温馨提示 脾胃虚寒、食少便溏者不宜。外感风寒咳嗽、虚寒泄泻者忌用。

天花粉

别名 蒌根、白药、蒌粉、瓜蒌根、栝蒌粉、天瓜粉。

来源 本品为葫芦科植物双边瓜蒌（*Trichosanthes rosthornii* Harms）等的干燥根。

生境分布 生长于向阳山坡、石缝、山脚、田野草丛中。分布于河南、山东、江苏、安徽等地。

采收加工

秋、冬两季采挖，洗净，除去外皮，切段或纵剖成瓣，干燥。

性味归经

甘、微苦，微寒。归肺、胃经。

功效主治

清热泻火，生津止渴，消肿排脓。用于热病烦渴、肺热燥咳、内热消渴、疮疡肿毒。

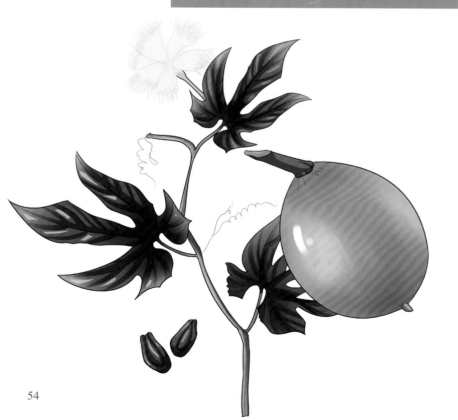

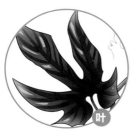

叶

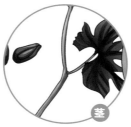

茎

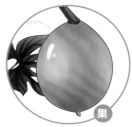

果

形态特征 多年生草质藤本，根肥厚。叶互生，卵状心形，常掌状3～5裂，裂片再分裂，基部心形，两面被毛，花单性，雌雄异株，雄花3～8排，成总状花序，花冠白色，5深裂，裂片先端流苏状，雌花单生，子房卵形，果实圆球形，成熟时橙红色。花期5～8月，果期8～10月。

用量用法 内服：10～15克，煎服；或入丸、散。外用：适量，研末，水或醋调敷。

单方验方 ①肺燥咳嗽、口渴：天花粉、天冬、麦冬、生地黄、白芍、秦艽各等份。水煎服。②胃及十二指肠溃疡：天花粉10克，贝母6克，鸡蛋壳5个。共研粉，每次6克，每日3次。③天疱疮、痱子：天花粉、连翘、金银花、赤芍、淡竹叶、泽泻、滑石、车前子、甘草各等份。水煎服。④肺热燥咳、干咳带血丝：天花粉、麦冬各15克，仙鹤草12克。水煎服。

传统药膳

天花粉粥

原料 • 天花粉15克（鲜者加倍），大米50克，白糖适量。

制法 • 将天花粉择净，水煎取汁，加大米煮粥，待熟时调入白糖，再煮一二沸即成。

用法 • 每日1剂，连续3～5天。

功效 • 清热生津，消肿排脓。

适用 • 热病伤津所致的心烦口渴、消渴、热毒壅盛所致的疮疡疖肿等。

温馨提示 孕妇慎用；不宜与川乌、制川乌、草乌、制草乌、附子同用。

天南星

别名 南星、虎掌、独角莲、野芋头、虎掌南星。

来源 本品为天南星科植物天南星 [*Arisaema erubescens* (Wall.) Schott] 的干燥块茎。

生境分布 生长于丛林之下或山野阴湿处。分布于河南、河北、四川等地。

采收加工

秋、冬两季茎叶枯萎时采挖，除去须根及外皮，干燥。

性味归经

苦、辛，温；有毒。归肺、肝、脾经。

功效主治

燥湿化痰，祛风止痉，散结消肿。用于顽痰咳嗽、风痰眩晕、中风痰壅、口眼㖞斜、半身不遂、癫痫、惊风、破伤风；生用外治痈肿、蛇虫咬伤。

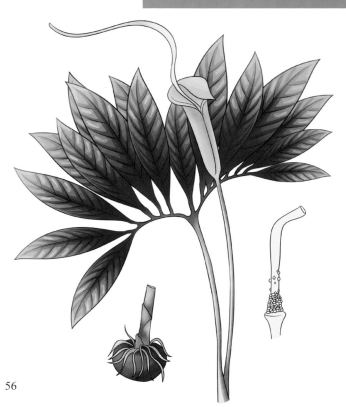

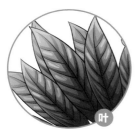
叶

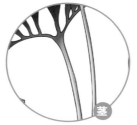
茎

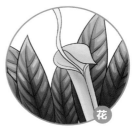
花

形态特征 株高40～90厘米。叶1枚基生，叶片放射状分裂，披针形至椭圆形，顶端具线形长尾尖，全缘，叶柄长，圆柱形，肉质，下部成鞘，具白色和散生紫色纹斑。总花梗比叶柄短，佛焰苞绿色和紫色，肉穗花序单性，雌雄异株，雌花序具棒状附属器，且序下具多数中性花，无花被，子房卵圆形，雄花序的附属器下部光滑和有少数中性花。浆果红色，球形。花期5～6月，果期8月。

用量用法 一般炮制后用，3～9克。外用：生品适量，研末以醋或酒调敷患处。

单方验方 ①痰湿臂痛：天南星、苍术各等份，生姜3片。水煎服。②风痫：天南星（九蒸九晒）适量。为末，姜汁糊丸，如梧桐子大，煎人参、菖蒲汤或麦冬汤服下20丸。③诸风口噤：天南星（炮，锉），成人15克，小儿5克，生姜5片，紫苏叶5克。水煎减半，入雄猪胆汁少许，温服。④身面疣子：天南星末适量。醋调涂患处。

传统药膳

天南星粥

原料 • 天南星（大者）1枚，粟米适量。

制法 • 先将天南研为细末备用。锅中加入适量水，加入天南星末、粟米，慢火煮成稀粥。

用法 • 待放温后，缓缓服之。

适用 • 吐逆不定、欲生风者。

温馨提示 孕妇慎用；生品内服宜慎。

天麻

别名 赤箭、赤箭芝、明天麻、定风草根。

来源 本品为兰科植物天麻（Gastrodia elata Bl.）的干燥块茎。

生境分布 生长于腐殖质较多而湿润的林下，向阳灌木丛及草坡也有。分布于安徽、陕西、四川、云南、贵州等地。

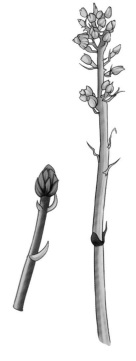

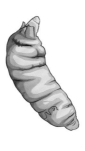

采收加工

立冬后至次年清明前采挖，立即洗净，蒸透，敞开，低温干燥。

性味归经

甘，平。归肝经。

功效主治

平抑肝阳，息风止痉，祛风通络。用于头痛眩晕、肢体麻木、小儿惊风、癫痫抽搐、破伤风、风湿痹痛。

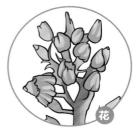

花

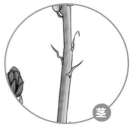

茎

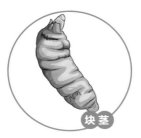

块茎

形态特征 多年生寄生植物。寄主为蜜环菌，以蜜环菌的菌丝或菌丝的分泌物为营养源。块茎横生，椭圆形或卵圆形，肉质。茎单一，直立，黄红色。叶退化成膜质鳞片状，互生，下部鞘状抱茎。总状花序顶生；苞片膜质，披针形或狭叶披针形，膜质，具细脉。花淡绿黄色或橙红色，花被下部合生成歪壶状，顶端5裂；唇瓣高于花被管2/3，能育冠状雄蕊1，着生于雄蕊上端，子房柄扭转。蒴果长圆形或倒卵形。种子多而极小，成粉末状。花期6～7月，果期7～8月。

用量用法 内服：3～10克，煎服。

单方验方 ①头晕、肢体疼痛、皮肤瘙痒、偏头痛等：天麻9克，川芎6克。水煎2次，药液混合，早、晚服用，每日1次。②风湿痹痛、四肢拘挛：天麻25克，川芎100克。共研为末，炼蜜做成丸子，如芡子大，每次嚼服1丸，饭后茶或酒送下。③半身不遂、风湿痹痛、坐骨神经痛、慢性腰腿痛：天麻、杜仲、牛膝各30克，枸杞子50克，羌活20克。切片放中烧酒中，浸泡7日，每次服1小盅，每日2～3次。

传统药膳

天麻茶

原料 • 天麻6克，绿茶3克，蜂蜜适量。

制法 • 先将天麻加水一大碗，煎沸20分钟，加入绿茶，稍沸片刻，即可。取汁，调入蜂蜜。

用法 • 每日1剂，分2次温服。

功效 • 平肝潜阳，疏风止痛。

适用 • 高血压、头痛、头晕等。

天麻陈皮粥

原料 • 天麻15克，陈皮9克，大

米100克，白糖适量。

制法 • 将天麻切片后，与陈皮、大米、适量的水同放入锅内煮粥，待粥熟后，再加入适量的白糖调匀即可。

用法 • 食用。每日分2次服完。

功效 • 祛痰开窍，平肝息风。

适用 • 癫痫。

温馨提示 津液衰少、血虚、阴虚者慎用天麻；不可与御风草根同用，否则有令人肠结的危险。

天葵子

别名 地丁子、天葵根、散血珠、天去子、紫背天葵子。

来源 本品为毛茛科植物天葵 [*Semiaquilegia adoxoides* （DC.）Makino] 的干燥块根。

生境分布 生长于丘陵或低山林下、草丛、沟边等阴湿处。主产江苏、湖南、湖北等地。

采收加工
夏初采挖，洗净，干燥，除去须根。

性味归经
甘、苦，寒。归肝、胃经。

功效主治
清热解毒，消肿散结。用于痈肿疔疮、乳痈、痰核、瘰疬、蛇虫咬伤。

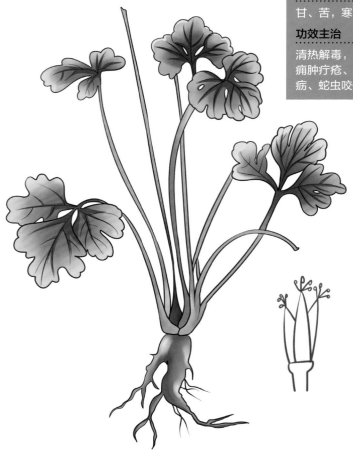

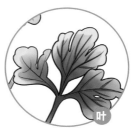

叶

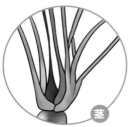

茎

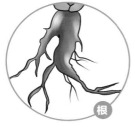

根

形态特征 多年生草本，高达40厘米。茎纤细，疏生短柔毛。基生叶有长柄，为3出复叶，小叶广楔形，3深裂，裂片疏生粗齿，下面带紫色；茎生叶较小，夏末茎叶枯萎。花小，单生于叶腋或茎顶，白色微带淡红，萼片5，花瓣状；花瓣5，匙形，基部囊状；雄蕊8～14；心皮3～5，种子黑色。花期3～4月，立夏前果实成熟。

用量用法 内服：9～15克，煎服；或研末或浸酒。外用：适量，捣敷或捣汁点眼。

单方验方 ①小儿惊风：天葵子5克。研末，开水吞服。②胃热气痛：天葵子6克。捣烂，开水吞服。③虚咳、化痰：天葵子9克。炖肉吃。④骨折：天葵子、桑白皮、冬瓜皮、枇杷各50克。捣烂，正骨后包患处；另取天葵子50克，泡酒500毫升，每次服药酒15毫升。

传统药膳

五味消毒饮

原料 • 蒲公英、野菊花、紫花地丁、天葵子、白花蛇舌草各10克，金银花、败酱草各15克。

制法 • 水煎取药汁。

用法 • 口服，每日1剂。

功效 • 清热解毒。

适用 • 热毒型急性宫颈炎。

温馨提示 脾虚便溏者忌用。

木香

别名 蜜香、五木香、青木香、南木香、广木香、川木香。

来源 本品为菊科植物木香（*Aucklandia lappa* Decne.）的干燥根。

生境分布 生长于高山草地和灌木丛中。分布于云南、四川等地。

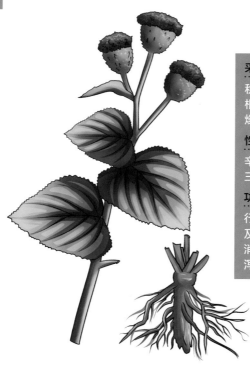

采收加工

秋、冬两季采挖，除去泥沙及须根，切段，大的再纵剖成瓣，干燥后除去粗皮。

性味归经

辛、苦，温。归脾、胃、大肠、三焦、胆经。

功效主治

行气止痛，健脾消食。用于胸胁及脘腹胀痛、泻痢后重、食积不消、不思饮食。煨木香实肠止泻，用于泄泻腹痛。

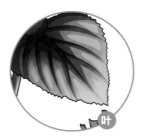

叶

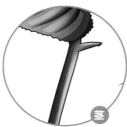

茎

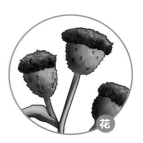

花

形态特征 多年生草本，高1～2米。主根粗壮，圆柱形。基生叶大型，具长柄，叶片三角状卵形或长三角形，基部心形，边缘具不规则的浅裂或呈波状，疏生短刺；基部下延成不规则分裂的翼，叶面被短柔毛；茎生叶较小呈广椭圆形。头状花序2～3个丛生于茎顶，叶生者单一，总苞由10余层线状披针形的薄片组成，先端刺状；花全为管状花。瘦果线形，有棱，上端着生一轮黄色直立的羽状冠毛。花期7～8月，果期8～10月。

用量用法 内服：3～6克，煎服。

单方验方 ①一切气不和：木香适量。温水磨浓，热酒调下。②肝炎：木香适量。研末，每日9～18克，分3～4次服用。③痢疾腹痛：木香6克，黄连12克。水煎服。④糖尿病：木香10克，川芎、当归各15克，黄芪、葛根、山药、丹参、益母草各30克，苍术、赤芍各12克。水煎服。⑤便秘：木香、厚朴、番泻叶各10克。用开水冲泡，当茶饮。

传统药膳

香炒藕粉

原料 ● 木香2克，砂仁3克，藕粉30克，糖适量。

制法 ● 先将木香、砂仁研粉，和藕粉用温水调糊，再用开水冲熟，入糖调匀即可。

用法 ● 作早餐食用。

功效 ● 理气开胃，和中止呕。

适用 ● 食气相结，或气郁所致的呕吐。

木香酒

原料 ● 木香25克，巴戟天、莲实肉、附子、茴香各52克，蛇床子2克，白酒2500毫升。

制法 ● 将上药研碎，装入纱布袋，放入酒坛，倒入白酒，密封坛口，浸泡15日即成。

用法 ● 每日2次，每次15～30毫升。

功效 ● 补肾壮阳。

适用 ● 元阳虚衰之阳痿不举、早泄遗精、宫冷不孕、小腹冷痛、小便频数不禁等。

温馨提示 阴虚、津液不足者慎用。

木通

别名 通草、王翁、丁翁、万年、附支、丁父、万年藤。

来源 本品为木通科植物木通［*Akebia quinata*（Thunb.）Decne］、三叶木通或白木通的干燥藤茎。

生境分布 生长于山林灌木丛。分布于江苏、湖南、湖北、四川、浙江、安徽等地。

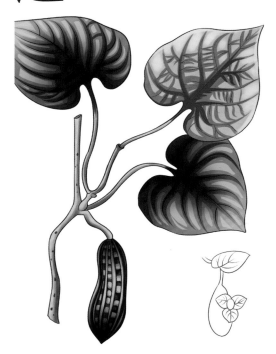

采收加工

夏、秋两季采收茎藤，晒干。

性味归经

苦，寒。归心、小肠、膀胱经。

功效主治

利尿通淋，清心除烦，通经下乳。用于淋证、水肿、小便赤涩、胸中烦热、喉痹咽痛、口舌生疮、妇女经闭、乳汁不通、湿热痹痛。

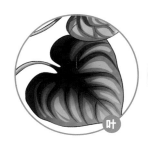

叶

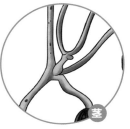

茎

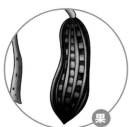

果

形态特征 落叶或半常绿藤本。掌状复叶互生，小叶5，倒卵形或长倒卵形，长3～6厘米，先端圆、微凹或有短尖，全缘。花单性同株，总状花序腋生；雄花生长于花序上部，花被片3，淡紫色，雄蕊6；雌花生长于花序下部，花被3，退化雄蕊6，雌蕊6。果实肉质，长椭圆形，两端圆形，成熟时沿腹缝线开裂。花期4～5月，果期8月。

用量用法 内服：3～6克，煎服；或入丸、散。

单方验方 ①妇人经闭及月事不调：木通、牛膝、延胡索、生地黄各适量。水煎服。②小儿心热：木通、生地黄、甘草（生）各等份。共研为末，每服15克，水1盏，入竹叶同煎5分钟，饭后温服。③尿血：木通、黄柏、牛膝、甘草、生地黄、麦冬、天冬、五味子各等量。水煎服。④水气、小便涩、身体虚肿：木通、槟榔各50克，乌桕皮100克。上件药，捣细罗为散，每服不计时候，以粥饮下10克。⑤产后乳汁不下：木通、甘草、钟乳、瓜蒌根各50克，漏芦（去芦头）100克。上5味，捣锉如麻豆大，每服15克，水一盏半，黍米一撮同煎，候米熟去滓，温服，不拘时。

传统药膳

玉女盈乳酥

原料 • 玉米、黄豆、花生、荞麦仁、白莲、核桃仁、白芝麻各100克，木通10克，生黄芪20克。

制法 • 所有组成成分烘干后磨成泥粉状，或加蜂蜜揉成丸状。

用法 • 每天早、晚空腹各1次，每次1～2匙。若是制成泥粉状，服用时可与蜂蜜调和吃。

功效 • 丰胸补乳，促进乳腺发育。

适用 • 适合缺乳汁的妈妈和想丰乳的女性服用。

温馨提示 肾气虚、心气弱、汗不彻、口舌燥者，皆禁用。

太子参

别名 童参、米参、孩儿参、双批七、四叶参。

来源 本品为石竹科植物孩儿参［*Pseudostellaria heterophylla*（Miq.）Pax ex Pax et Hoffm］的干燥块根。

生境分布 生长于林下富腐殖质的深厚土壤中。分布于江苏、安徽、山东等地。

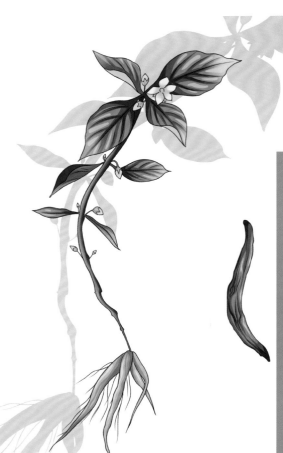

采收加工

大暑前后采挖，过迟则易腐烂。洗净泥土，晒干；或入篓内，置开水中撩一下（3～5分钟）取出晒干。当支根已干，主根尚润时，搓去细小支根。

性味归经

甘、微苦，平。归脾、肺经。

功效主治

益气健脾，生津润肺。用于脾虚体倦、食欲缺乏、病后虚弱、气阴不足、自汗口渴、心悸怔忡、肺燥干咳。

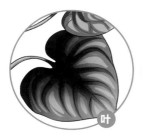
叶

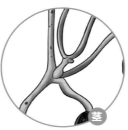
茎

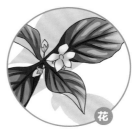
花

形态特征 多年生草本，块根纺锤形，茎多单生直立，节部膨大。叶对生，下部的叶片窄小，长倒披针形，叶基渐狭，全缘；上部的叶片较大，卵状披针形或菱状卵形，叶基渐狭成楔形，叶缘微波状，茎顶端两对叶稍密集，叶大，呈十字形排列。花两型，茎下部腋生的小闭锁花，五花瓣；茎端的花大型，披针形。蒴果近球形。花期4~5月，果期5~6月。

用量用法 内服：9~30克，煎服。

单方验方 ①病后气血亏虚、神疲乏力：太子参15克，黄芪12克，五味子3克，炒白扁豆9克，大枣4枚。水煎代茶饮。②脾虚便溏、饮食减少：太子参12克，白术、茯苓各9克，陈皮、甘草各6克。水煎服。③神经衰弱、失眠：太子参15克，当归、远志、酸枣仁、炙甘草各9克。水煎服。④祛瘀消痒：太子参、桃仁、黄芪、郁金、丹参、凌霄花、制香附、八月札各9克，炙鳖甲12克，全蝎6克。水煎服，每日1剂。

传统药膳

茭白太子参炒鳝丝

原料 • 茭白、鳝鱼丝各150克，土豆50克，太子参、生地黄各10克，生姜5克，调味品适量。

制法 • 太子参、生地黄水煎半小时，去渣取汁；茭白、土豆洗净，切丝，放入豆油锅内煸炒，倒入药汁，煮熟起出待用；生姜切丝与鳝鱼丝共炒，放入黄酒、土豆、茭白同炒至熟，调入盐、味精后服食。

用法 • 每周3剂，连续7~10周。

功效 • 补虚疗损。

适用 • 小儿反复呼吸道感染时低热、咳嗽、纳差食少等。

温馨提示 邪实之证者慎用。

牛膝

别名 牛茎、百倍、土牛膝、怀牛膝、淮牛膝、红牛膝。

来源 本品为苋科植物牛膝（*Achyranthes bidentata* Bl.）的根。

生境分布 生长于海拔200～1750米的地区，常生长在山坡林下。分布于除东北外全国各地。

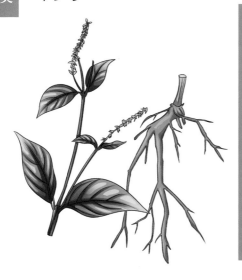

采收加工

冬季茎叶枯萎后采挖根部。除去细根及泥土，理直根条，每10根扎成1把，晒至干皱后，用硫黄熏1～2次，削芦去尖，晒干。

性味归经

苦、甘、酸，平。归肝、肾经。

功效主治

逐瘀通经，补肝肾，强筋骨，利尿通淋，引血下行。用于经闭、痛经、产后腹痛、胞衣不下、腰膝酸痛、筋骨无力、下肢痿软以及淋证、水肿、头痛、眩晕、牙痛、口疮、吐血、衄血、跌打损伤。

叶

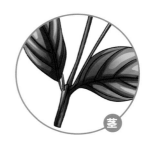

茎

形态特征 一年生草本，高40～100厘米。黄褐色。根细长，淡黄白色，茎方形，有棱角，节处稍膨大，如牛的膝盖，节上有对生的分枝，叶为对生，叶片椭圆形或椭圆状披针形，两面有柔毛，全缘。穗状花序腋生兼顶生，花小，绿色，花下折，贴近花梗。果实长圆形，内有种子1枚。花期8～9月，果期10月。

用量用法 内服：5～12克，煎服；或浸酒；或入丸、散。外用：适量，捣敷；捣汁滴鼻；或研末撒入牙缝。

单方验方 ①血瘀闭经：牛膝、红花、桃仁、香附、当归各9克。水煎服。②尿道结石：牛膝30克，乳香9克。水煎服，重症每6小时1剂，轻症每日1～2剂。③功能性子宫出血：牛膝30～45克。每日水煎顿服或分2次服。④乳糜尿：牛膝90～120克，芹菜种子45～60克。水煎2次混匀，分2～3次服，一般连用3～4剂。⑤术后肠粘连：牛膝、木瓜各50克。浸泡于500毫升白酒中，7日后饮用，每晚睡前饮用1次，以能耐受为度。

传统药膳

牛膝天门酒

原料 • 牛膝、秦艽、天冬各37.5克，独活45克，肉桂、五加皮各30克，细辛、石楠叶、薏苡仁、附子、巴戟天、杜仲各15克，白酒5000毫升。

制法 • 将上药加工成粗末，装入纱布袋内，放入酒坛内，倒入白酒，浸泡14日即成。

用法 • 每日3次，每次30毫升。

功效 • 祛风湿，壮腰膝。

适用 • 关节疼痛遇寒加重，兼见肢节屈伸挛急、麻痹不仁、步履无力的类风湿关节炎。

牛膝复方酒

原料 • 牛膝120克，杜仲、石斛、生地黄、丹参各60克。

制法 • 将5味共捣碎，一同放入瓷罐中，加入好白酒1500毫升浸泡，密封口，7日即成，去渣留酒备用。

用法 • 每次50毫升，每日2次。

功效 • 补阳壮骨，活血通络。

适用 • 关节不利、筋骨疼痛、肾虚腰痛等。

利尿蛤蜊肉

原料 • 牛膝30克，蛤蜊肉250克，车前子、王不留行20克。

制法 • 蛤蜊肉洗净；把牛膝、车前子、王不留行装入纱布袋内。将以上原料共入砂锅内，加清水适量，小火煎煮半小时，取出药袋。

用法 • 加少许调味品，吃蛤蜊肉，喝汤。每次1碗，2次吃完，连服5～7日。

功效 • 滋阴清热，软坚利水。

适用 • 肾阴不足、湿热内蕴、前列腺肥大、小便淋漓涩痛、五心烦热等。

温馨提示 孕妇慎用。

升麻

别名 周麻、绿升麻、周升麻、鬼脸升麻、鸡骨升麻。

来源 本品为毛茛科植物大三叶升麻（*Cimicifuga heracleifolia* Kom.）等的干燥根茎。

生境分布 生长在山坡、沙地。分布于黑龙江、吉林、辽宁等地。

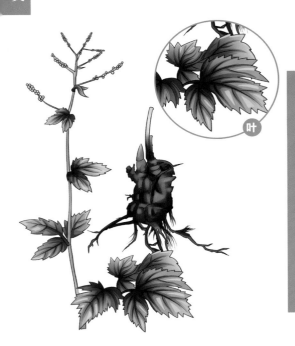

叶

采收加工

秋季采挖，除去泥沙，晒至须根干时，燎去或除去须根，晒干。

性味归经

辛、微甘，微寒。归肺、脾、胃、大肠经。

功效主治

发表透疹，清热解毒，升举阳气。用于风热头痛、齿痛、口疮、咽喉肿痛、麻疹不透、阳毒发斑、脱肛、子宫脱垂。

形态特征 大三叶升麻：多年生草本，根茎上生有多数内陷圆洞状老茎残基。叶互生，2回3出复叶，小叶卵形至广卵形，上部3浅裂，边缘有锯齿。圆锥花序具3～20条分枝，花序轴和花梗密被灰色，或锈色的腺毛及柔毛。花两性，退化雄蕊长卵形，先端不裂；能育雄蕊多数，花丝长短不一，心皮3～5，光滑无毛。蓇葖果无毛。

兴安升麻：与上种不同点是，花单性，退化雄蕊先端2深裂，裂片顶端常具一明显花药。

升麻：与大三叶升麻不同点为，叶为数回羽状复叶，退化雄蕊先端2裂，不具花药。心皮及蓇葖果有毛。花期7～8月，果期9月。

用量用法 内服：3～10克，煎服。发表透疹、解毒宜生用，升举阳气宜炙用。

单方验方 ①子宫脱垂：升麻、柴胡各10克，黄芪60克，党参12克，山药30克。水煎服，连服1～3个月。②气虚乏力、中气下陷：升麻、人参、柴胡、橘皮、当归、白术各6克，黄芪18克，炙甘草9克。水煎服。③风热头痛、眩晕：升麻、薄荷各6克，白术10克。水煎服。④口疮：升麻6克，黄柏、大青叶各10克。水煎服。⑤牙周炎：升麻10克，黄连、知母各6克。水煎服。

传统药膳

二麻鸡汤

原料 ● 升麻10克，黑芝麻100克，小雄鸡1只。

制法 ● 黑芝麻捣烂，升麻用洁净纱布包，小鸡洗净后，与前2味小火炖烂，入少许调味品即可。

用法 ● 吃肉饮汤1次下，隔日1次。

功效 ● 升举子宫。

适用 ● 中气下陷所致之子宫脱垂。

托肠汤

原料 ● 升麻、石榴皮各15克，猕猴桃根20克，猪大肠250克。

制法 ● 将升麻、酸石榴皮、猕猴桃根用新纱布包扎。用清水洗净猪大肠，切段节，与药包共入砂锅内，加清水适量，在小火上煎煮1小时，取出药袋，将猪大肠切碎，加少许盐、味精调味。

用法 ● 食肠、饮汤，1～2次服完，连服5～7日。

功效 ● 升清、补虚、固涩。

适用 ● 久泻、久痢所致的脱肛等。

升麻芝麻炖大肠

原料 ● 猪大肠600克，升麻15克，黑芝麻100克，大葱10克，姜8克，盐2克，黄酒5毫升。

制法 ● 升麻、黑芝麻装入洗净的猪大肠内，两头扎紧。放入砂锅内，加葱段、姜片、盐、黄酒、清水适量，小火炖3小时，至猪大肠熟透。

用法 ● 佐餐食用。

功效 ● 升提中气，补虚润肠。

适用 ● 脱汗、子宫脱垂及便秘等。

温馨提示 麻疹疹出已透，阴虚火旺、肝阳上亢、上盛下虚者忌用。

丹参

别名 赤参、山参、红参、郄蝉草、木羊乳、奔马草、紫丹参、活血根。

来源 本品为唇形科植物丹参（*Salvia miltiorrhiza* Bge.）的干燥根和根茎。

生境分布 生长于海拔120～1300米的山坡、林下草地或沟边。分布于辽宁、河北、山西、陕西、宁夏、甘肃、山东、江苏、安徽、浙江、福建、江西、河南、湖北、湖南、四川、贵州等地。

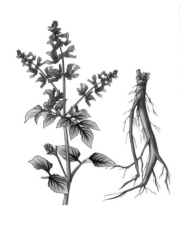

采收加工

春栽春播于当年采收；秋栽秋播于第2年10～11月地上部分枯萎或翌年春季萌发前将全株挖出，除去残茎叶，摊晒，使其软化，抖去泥沙（忌用水洗），运回晒至5～6成干。把根捍拔，再晒8～9成干，又捍1次，把须根全部捍断晒干。

性味归经

苦，微寒。归心、肝经。

功效主治

活血祛瘀，通经止痛，清心除烦，凉血消痈。用于胸痹心痛、脘腹胁痛、癥瘕积聚、热痹疼痛、心烦不眠、月经不调、痛经经闭、疮疡肿痛。

形态特征 多年生草本，高30～100厘米。全株密被淡黄色柔毛及腺毛。茎四棱形，具槽，上部分枝。叶对生，奇数羽状复叶；叶柄长1～7厘米；小叶通常5，稀3或7，顶端小叶最大，侧生小叶较小，小叶片卵圆形至宽卵圆形，长2～7厘米，宽0.8～5厘米，先端急尖或渐尖，基部斜圆形或宽楔形，边具圆锯齿，两面密被白色柔毛。轮伞花序组成顶生或腋生的总状花序，每轮有花3～10，下部者疏离，上部者密集；苞片披针形，上面无毛，下面略被毛；花萼近钟状，紫色；花冠2唇形，蓝紫色，长2～2.7厘米，上唇直立，呈镰刀状，先端微裂，下唇较上唇短，先端3裂，中央裂片较两侧裂片长且大；发育雄蕊2，着生于下唇的中部，伸出花冠外，退化雄蕊2，线形，着生于上唇喉部的两侧，花药退化成花瓣状；花盘前方稍膨大；子房上位，4深裂，花柱细长，柱头2裂，裂片不等。小坚果长圆形，熟时棕色或黑色，长约3.2毫米，径约1.5毫米，包于宿萼中。花期5～8月，果期8～9月。

用量用法 内服：10～15克，煎服。

单方验方 ①月经不调：丹参适量。研粉，每次6克。②血瘀经闭、痛经：丹参60克，月季花、红花各15克。以白酒500毫升浸渍，每次饮1～2小杯。③胃痛：丹参、甘草、乌贼骨各30克，三七9克。共为末，每次1～1.5克，每日3次。④冠心病、心绞痛：丹参15克，三七100克。共研为细末，每次10克，加糖适量，泡茶饮。⑤急、慢性肝炎：丹参、板蓝根、郁金各9克，茵陈15克。水煎服。⑥血瘀气滞、脘腹疼痛：丹参15克，砂仁、檀香各5克。以水先煎丹参，后下檀香、砂仁煎沸饮。可加适量红糖调味。

传统药膳

丹参蜜茶

原料 • 丹参15克，檀香9克，炙甘草3克，蜂蜜30毫升，茶叶3克。

制法 • 丹参、檀香、炙甘草加水煎煮后，去渣取汁，调入蜂蜜，再煎几沸。

用法 • 不拘时饮用。

功效 • 补益脾胃，行气活血。

适用 • 胃及十二指肠溃疡、胃脘隐痛、饥饿、劳倦等。

丹参砂仁粥

原料 • 丹参15克，砂仁3克，檀香、粳米各50克，白砂糖适量。

制法 • 先将粳米淘洗干净，入锅，加入适量的清水煮粥；然后将丹参、砂仁、檀香煎取浓汁，去渣；待粥熟后加入药汁、白砂糖，稍煮一二沸即成。

用法 • 每日2次，早、晚温服。

功效 • 行气化瘀，化病止痛。

适用 • 冠心病、心绞痛者。

丹参米酒

原料 • 丹参300克，米酒500毫升。

制法 • 将丹参切碎，置米酒内浸泡数日，滤取浸出液，再加米酒至1000毫升，过滤后取服。

用法 • 每次根据酒量饮服1～2盅。

功效 • 安神助眠。

适用 • 神经衰弱所致的心悸、失眠等。

温馨提示 不宜与藜芦同用。

巴戟天

别名	巴戟、鸡肠风、鸡眼藤、兔儿肠、三角藤。
来源	本品为茜草科植物巴戟天（*Morinda officinalis* How.）的干燥根。
生境分布	生长于山谷、溪边或林下。分布于广东、广西等地。

叶

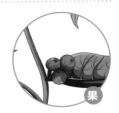

果

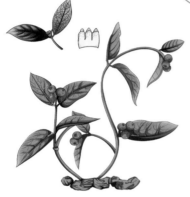

采收加工

全年均可采挖，洗净，除去须根，晒至六七成干，轻轻捶扁，晒干。

性味归经

甘、辛，微温。归肾、肝经。

功效主治

补肾阳，强筋骨，祛风湿。用于阳痿遗精、宫冷不孕、月经不调、少腹冷痛、风湿痹痛、筋骨痿软。

形态特征 藤状灌木。根肉质肥厚，圆柱形，呈结节状，茎有纵棱，小枝幼时有褐色粗毛。叶对生，叶片长椭圆形，全缘，叶缘常有稀疏的短毛，下面中脉被短粗毛，托叶鞘状。头状花序有花2～10，排列于枝端，花序梗被污黄色短粗毛，花萼先端有不规则的齿裂或近平截，花冠白色，肉质。核果近球形，种子4枚。花期4～5月，果期9～10月。

用量用法 内服：3～10克，煎服；或入丸、散。

单方验方 ①老年人体弱、足膝痿软：巴戟天、熟地黄各10克，人参4克（或党参10克），菟丝子、补骨脂各6克，小茴香2克。水煎服，每日1剂。②男子阳痿早泄、女子宫寒不孕：巴戟天、覆盆子、党参、神曲、菟丝子各9克，山药18克。水煎服，每日1剂。③遗尿、小便不禁：巴戟天、覆盆子各12克，益智仁10克。水煎服，每日1剂。④肾病综合征：巴戟天、山茱萸各30克。水煎服，每日1剂。

巴戟天酒

原料 • 巴戟天200克，黄芪、当归、鹿角、熟地黄、益母草各60克，白酒2000毫升。

制法 • 将上药加工捣碎，装入纱布袋，放入酒坛，倒入白酒，密封坛口，浸泡7日后即成。

用法 • 每日2次，每次20毫升。

功效 • 温肾，调经。

适用 • 肾元虚寒所致的不孕症。

巴戟煲鸡肠

原料 • 巴戟天15克，鸡肠2~3副。

制法 • 鸡肠剪开洗净，同巴戟天放砂锅内，加清水500毫升煮汤。

用法 • 去药渣，吃肠饮汤，每日2次。

功效 • 温补肾阳。

适用 • 肾阳亏虚引起的精子活力低下或少精子症。

巴戟煮大虾

原料 • 巴戟天20克，对虾12只，鱼泥60克，鸡蛋清1个，火腿末、油菜叶、味精、玉米粉、熟猪油、盐各适量。

制法 • 将巴戟天去内梗，切成3厘米长的段，煎水50毫升；对虾去头、皮、肠子，留下尾巴，片

开，剁断虾筋，挤干水分，撒些味精。先两面蘸玉米粉，再放在鸡蛋清（已打在碗中）中蘸一下，码在盘子里。将鱼泥用蛋清、巴戟天水、玉米粉、味精、盐、熟猪油拌成糊，抹在对虾上，在糊面中间放一根火腿丝，两旁各放一根黄瓜皮丝，外面再各放一根火腿丝。然后用筷子按一遍。将对虾用干净温油炸熟。盘中先放好菜叶，把对虾对齐码成圆圈即成。

用法 • 每3日1次，每次吃大虾50克。

功效 • 补肾兴阳，强筋壮骨。

适用 • 肾阳虚的阳痿、早泄、性欲减退等。

五味巴戟粥

原料 • 五味子、巴戟天各30克，粳米50克。

制法 • 将五味子、巴戟天置于砂锅中；加入适量清水煎取1000毫升汁液；然后用药汁熬粳米至粥成即可。

用法 • 每日1次，早餐食用。

功效 • 滋阴壮阳，固精缩尿。

适用 • 阴阳两虚型糖尿病患者。

温馨提示 阴虚火旺者不宜单用。

玉竹

别名　地节、委萎、萎蕤、女萎、玉竹参、竹根七。

来源　本品为百合科植物玉竹［*Polygonatum odoratum*（Mill.）Druce］的干燥根茎。

生境分布　生长于山野林下或石隙间，喜阴湿处。分布于湖南、河南、江苏、浙江等地。

采收加工

秋季采挖，除去须根，洗净，晒至柔软后，反复揉搓、晾晒至无硬心，晒干；或蒸透后，揉至半透明，晒干。

性味归经

甘，微寒。归肺、胃经。

功效主治

养阴润燥，生津止渴。用于肺胃阴伤、燥热咳嗽、咽干口渴、内热消渴。

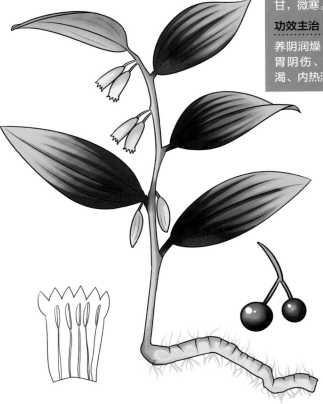

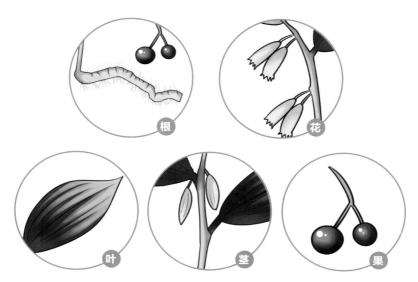

根

花

叶

茎

果

形态特征 多年生草本，根茎横生。茎单一，高20～60厘米。叶互生，无柄，叶片椭圆形至卵状长圆形。花腋生，通常1～3，簇生，花被筒状，白色，花丝丝状。浆果球形，成熟时蓝黑色。花期4～5月，果期8～9月。

用量用法 内服：6～12克，煎服。

单方验方 ①虚咳：玉竹25～50克。与猪肉同煮服。②发热口干、小便涩：玉竹250克。煮汁饮之。③久咳、痰少、咽干、乏力：玉竹、北沙参各15克，北五味子、麦冬各10克，川贝母5克。水煎服，每日1剂。④小便不畅、小便疼痛：玉竹30克，芭蕉120克。水煎取汁，冲入滑石粉10克，分作3次于饭前服。⑤肢体酸软、自汗、盗汗：玉竹25克，丹参13克。水煎服。⑥心悸、口干、气短、胸痛或心绞痛：玉竹、丹参、党参各15克，川芎10克。水煎服，每日1剂。

传统药膳

玉竹汤

原料 • 玉竹12克，白糖20克。

制法 • 玉竹、白糖放入锅中，加水煮熟，备用。

用法 • 饮汤食药，每日1剂。

功效 • 滋阴润肺；养胃生津。

适用 • 动脉硬化。

温馨提示 脾虚及痰湿内盛者，不宜使用。

功劳木

别名 土黄柏、黄天竹、鼠不爬、山黄柏、大叶黄连、十大功劳。

来源 本品为小檗科植物阔叶十大功劳［*Mahonia bealei*（Fort.）Carr］或细叶十大功劳的干燥茎。

生境分布 生长于向阳山坡的灌木丛中，也有栽培。分布于广西、安徽、浙江、江西、福建、河南、湖北、湖南、四川等地。

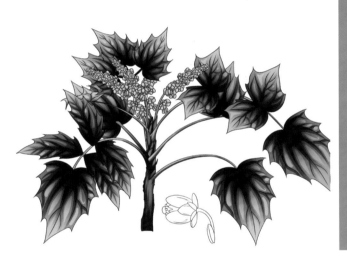

采收加工

6月采收果实，晒干，去净杂质，晒至足干为度。

性味归经

苦，寒。归肝、胃、大肠经。

功效主治

清热燥湿，泻火解毒。用于湿热泻痢、黄疸尿赤、目赤肿痛、胃火牙痛、疮疖痈肿、湿疹、肺热咳嗽。

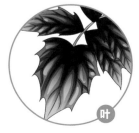
叶

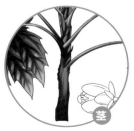
茎

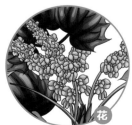
花

形态特征 阔叶功劳木：常绿灌木，高1～4米。茎表面土黄色或褐色，粗糙，断面黄色。叶互生，厚革质，具柄，基部扩大抱茎；奇数羽状复叶，长25～40厘米，小叶7～15，侧生小叶无柄，阔卵形，大小不等，长4～12厘米，宽2.5～4.5厘米，顶生小叶较大，有柄，先端渐尖，基部阔楔形或近圆形，边缘反卷，每边有2～8枚大的刺状锯齿，上面深绿色，有光泽，下面黄绿色。总状花序生长于茎顶，直立，长5～10厘米，6～9个簇生，小苞片1；萼片9，排成3列；花黄褐色，花瓣6，长圆形，先端2浅裂，基部有2密腺；雄蕊6；雌蕊1。浆果卵圆形，直径约5毫米，成熟时蓝黑色，被白粉。花期8～10月，果期10～12月。

细叶功劳木：常绿灌木，高1～2米。茎直立，树皮灰色，多分枝。叶互生；奇数羽状复叶；叶柄基部膨大；叶革质，小叶5～13，狭披针形至披针形，长6～12厘米，宽0.7～1.5厘米，先端长尖而具锐刺，基部楔形，边缘每边有刺状锯齿6～13，上面深绿色，有光泽，叶脉不明显，下面黄绿色；叶脉自基部3出。总状花序自枝顶牙鳞腋间抽出，长3～6厘米，花梗基部具总苞，苞片卵状三角形；萼片9，花瓣状；花瓣6，黄色，长圆形，全缘；雄蕊6，花丝线形，花药瓣裂；子房卵圆形，无花柱，柱头头状。浆果卵圆形，熟果卵圆形，熟时蓝黑色，外被白粉。花期7～8月，果期8～10月。

用量用法 内服：9～15克，煎服。外用：适量，煎水洗；或研末调敷。

单方验方 ①感冒发热口渴：鲜功劳木叶30克，黄荆叶15克。水煎服。②咯血、失眠：功劳木叶12克。水煎服。③慢性支气管炎：功劳木叶、虎杖根、枇杷叶各30克。水煎服。④慢性胆囊炎：功劳木根、过路黄各30克，栀子15克，南五味9克。水煎服。⑤咳嗽：功劳木、百部、鱼腥草、枇杷叶各20克，石仙桃10克，七叶一枝花5克。水煎服。⑥风湿痛：功劳木12克，羌活、独活各9克。水煎服。⑦咽喉肿痛：功劳木根、枇杷叶各15克，桑叶9克，川贝母6克。水煎服。⑧赤白带下：功劳木叶、白英、仙鹤草各30克。水煎服。⑨盆腔炎：阔叶功劳木根9克，金银花10克，紫花地丁24克。水煎服。

温馨提示 体质虚寒者忌用。

甘草

别名 美草、密甘、密草、国老、粉草、甜根子、甜草根、粉甘草、红甘草。

来源 本品为豆科植物甘草（*Glycyrrhiza uralensis* Fisch.）、胀果甘草或光果甘草的干燥根及根茎。

生境分布 生长于干旱、半干旱的荒漠草原、沙漠边缘和黄土丘陵地带。分布于内蒙古、山西、甘肃、新疆等地。以内蒙古伊克昭盟杭锦旗所产者品质最优。

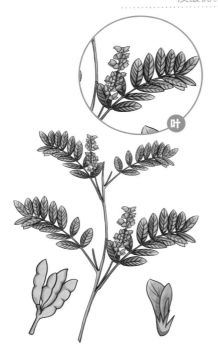

叶

采收加工

春、秋两季均可采挖，但以春季为佳。将挖取的根和根茎，切去茎基的幼芽串条、枝叉、须根，洗净。截成适当的长短段，按粗细、大小分等，晒至半干，扎成小捆，再晒至全干。去掉栓皮者，称"粉甘草"。

性味归经

甘，平。归心、肺、脾、胃经。

功效主治

补脾益气，清热解毒，祛痰止咳，缓急止痛，调和诸药。用于脾胃虚弱、倦怠乏力、心悸气短、咳嗽痰多、脘腹、四肢挛急疼痛、痈肿疮毒、缓解药物毒性和烈性。

形态特征 多年生草本植物，高30～80厘米，根茎多横走，主根甚发达。外皮红棕色或暗棕色。茎直立，有白色短毛和刺毛状腺体。奇数羽状复叶互生，小叶7～17对，卵状椭圆形，全缘，两面被短毛及腺体。总状花序腋生，花密集。花萼钟状，外被短毛或刺状腺体，花冠蝶形，紫红色或蓝紫色。荚果扁平，呈镰刀形或环状弯曲，外面密被刺状腺毛。种子扁卵圆形，褐色。花期6～7月，果期7～9月。

用量用法 内服：2～10克，煎服。

单方验方 ①消化性溃疡：甘草粉适量。口服，每次3~5克，每日3次。②原发性血小板减少性紫癜：甘草12~20克。水煎，早、晚分服。③室性早搏：生甘草、炙甘草、泽泻各30克。水煎服，每日2剂，早、晚分服。④胃及十二指肠溃疡：甘草、海螵蛸各15克，白术、延胡索各9克，白芍12克，党参10克。水煎服。

传统药膳

甘草瓜蒌酒

原料 • 瓜蒌1枚，甘草2克，腻粉少许（方中所用的腻粉又名轻粉，为粗制的氯化亚汞结晶。有毒，能攻毒杀虫、利水通便。一般不宜内服），黄酒1小杯。

制法 • 将瓜蒌、甘草等研为粗末，倒入瓷碗中，加黄酒与水1小杯，并下腻粉，置炉火上煎开3~5沸后，去渣取汁备用。

用法 • 每日1剂，睡前外搽患处。

功效 • 清热解毒，化痰祛瘫，消肿止痛。

适用 • 热毒侵袭，血痰阻滞之痈疽疔疮、红肿热痛、多日不消者。

蛇舌甘草茶

原料 • 白花蛇舌草（鲜品为佳）25克，甘草10克，绿茶3克。

制法 • 先将前2味药加水浸过药面，小火煎至400毫升，去渣取汁，以沸药汁冲泡绿茶即可。

用法 • 代茶频饮。

功效 • 清热利湿，散结解毒。

适用 • 肝炎、肝硬化、肝癌等。

芍药甘草羊肉汤

原料 • 甘草、白芍各15克，通草9克，羊肉1500克。

制法 • 将甘草、白芍、通草等用纱布包裹，与洗净切成小块的羊肉同放入砂锅，加水煎煮至肉熟汤香，弃纱布包，捞起羊肉，留汤备用。

用法 • 佐餐食用。

功效 • 补益精血，缓急止痛。

适用 • 精血亏虚，寒滞经脉之产后少腹冷痛、神疲倦怠、腰膝酸软、四肢不温、面色淡白或萎黄、心悸失眠，或中风偏瘫等。

甘草醋茶

原料 • 甘草6克，蜂蜜30毫升，醋20毫升。

制法 • 将以上几味用沸水冲泡。

用法 • 早、晚代茶饮。

功效 • 润肺敛肺，止咳。

适用 • 慢性支气管炎。

温馨提示 不宜与海藻、京大戟、红大戟、甘遂、芫花同用。

甘遂

别名 陵泽、重泽、苦泽、陵藁、甘泽、肿手花根、猫儿眼根。

来源 本品为大戟科植物甘遂（*Euphorbia kansui* T N Liou ex T P Wang）的干燥块根。

生境分布 生长于低山坡、沙地、荒坡、田边和路旁等。分布于陕西、河南、山西等地。

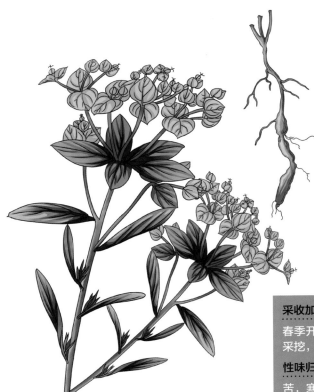

采收加工

春季开花前或秋末茎叶枯萎后采挖，剥去外皮，晒干。

性味归经

苦，寒；有毒。归肺、肾、大肠经。

功效主治

泻水逐饮，消肿散结。用于水肿胀满、胸腹积水、痰饮积聚、气逆喘咳、二便不利。

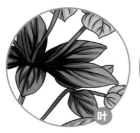

叶

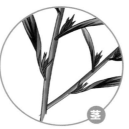

茎

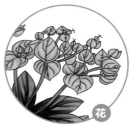

花

形态特征 多年生草本，高25～40厘米，全株含白色乳汁。茎直立，下部稍木质化，淡红紫色，下部绿色，叶互生，线状披针形或披针形，先端钝，基部宽楔形或近圆形，下部叶淡红紫色。杯状聚伞花序，顶生，稀腋生；总苞钟状，先端4裂，腺体4；花单性，无花被；雄花雄蕊1，雌花花柱3，每个柱头2裂。蒴果近球形。花期6～9月。

用量用法 0.5～1.5克，炮制后多入丸、散用。外用：适量，生用。

单方验方 ①渗出性胸膜炎、肝硬化腹水、血吸虫病腹水、慢性肾炎水肿、二便不通：甘遂、大戟、芫花各等份，大枣10枚。前3味混合研末，每次1～3克，大枣煎汤，于清晨空腹送服。②小儿睾丸鞘膜积液：甘遂、赤芍、枳壳、昆布各10克，甘草5克。水煎服，连用3～7日。

传统药膳

甘遂猪心

原料 ● 猪心1个，甘遂6克，朱砂3克。

制法 ● 甘遂研末，以猪心血作丸，放入猪心内，纸裹煨熟；取出甘遂再研末，同水飞朱砂和匀，分作4丸。将猪心炖汤。

用法 ● 食猪心，并以肉汤送服1丸，以腹泻为度，不泻再进1丸。

功效 ● 逐痰饮。

适用 ● 痰迷心窍之癫痫症。

甘遂烤猪腰子

原料 ● 猪腰子1枚，甘遂3克。

制法 ● 先将猪腰分为7脔，甘遂研为细粉，蘸脔上，烤熟即可。

用法 ● 每日1～5次，当觉腹胁鸣，小便利即停。食用时不加盐。

功效 ● 和理肾气，通利膀胱。

适用 ● 卒肿满、身面皆洪大等。

温馨提示 孕妇禁用；不宜与甘草同用。生品不宜内服。

石菖蒲

别名 菖蒲、山菖蒲、药菖蒲、菖蒲叶、水剑草、剑叶菖蒲。

来源 本品为天南星科植物石菖蒲（*Acorus tatarinowii* Schott）的干燥根茎。

生境分布 生长于阴湿环境，在郁密度较大的树下也能生长。分布于黄河流域以南各地。

采收加工

秋、冬两季采挖，除去须根及泥沙，晒干。

性味归经

辛、苦，温。归心、胃经。

功效主治

化湿开胃，开窍豁痰，醒神益智。用于脘痞不饥、噤口下痢、神昏癫痫、健忘失眠、耳鸣耳聋。

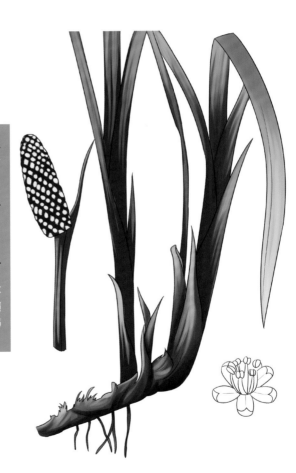

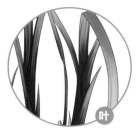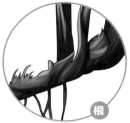

叶　根　花

形态特征 多年生草本。根茎横卧，具分枝，因而植株成丛生状，分枝常被纤维状宿存叶基。叶基生，剑状线形，无中脉，平行脉多数，稍隆起。花茎扁三棱形，肉穗花序圆柱状，佛焰苞片叶状，较短，为肉穗花序长的1～2倍，花黄绿色。浆果倒卵形。花期6～7月，果期8月。

用量用法 内服：3～10克，煎服，鲜品加倍。外用：适量。

单方验方 ①产后崩中、下血不止：石菖蒲50克。酒2盏，煎取1盏，去滓分3服，食前温服。②病后耳聋：生石菖蒲汁适量。滴入耳中。③阴汗湿痒：石菖蒲、蛇床子各等份。为末，每日搽2～3次。④心肾两虚的尿频或滑精证：石菖蒲、远志各6克，桑螵蛸、当归、人参各9克，龟甲、龙骨各15克，茯神12克。研为细末，睡觉时人参汤调下6克。⑤心胆气虚、心神不宁证、癫痫与遗精：石菖蒲、龙齿各15克，人参、茯苓、远志、茯神各30克。炼蜜为丸，辰砂为衣，每服6克，开水送下。

传统药膳

石菖蒲拌猪心

原料 • 石菖蒲30克，猪心1个。
制法 • 石菖蒲研细末，猪心切片，放砂锅中加水适量，煮熟。
用法 • 每次以石菖蒲粉3～6克拌猪心，空腹食用。每日1～2次。

功效 • 化湿豁痰，宁心安神。
适用 • 心悸、失眠、健忘，以及癫狂、痫证、痴呆等。
温馨提示 凡阴亏血虚及精滑多汗者不宜用。

白及

别名 甘根、白给、白根、白芨、冰球子、羊角七、白乌儿头。

来源 本品为兰科植物白及［*Bletilla striata*（Thunb）Reichb f］的干燥块茎。

生境分布 生长于林下阴湿处或山坡草丛中。分布于四川、贵州、湖南、湖北、浙江等地。

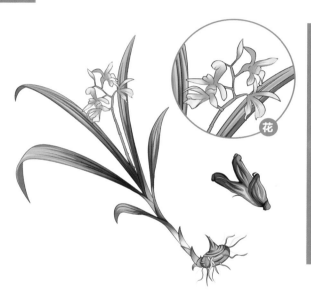

花

采收加工

夏、秋两季采挖，除去残茎及须根，洗净，置沸水中煮至无白心，除去外皮，晒干。

性味归经

苦、甘、涩，微寒。归肺、肝、胃经。

功效主治

收敛止血，消肿生肌。用于瘰嗽咳血、咯血、吐血、外伤出血、疮疡肿毒、皮肤皲裂。

形态特征 多年生草本，高15～70厘米。根茎肥厚，常数个连生。叶3～5，宽披针形，长8～30厘米，宽1.5～4厘米。基部下延成长鞘状。总状花序，花紫色或淡红色。蒴果圆柱形，具6纵肋。花期4～5月，果期7～9月。

用量用法 内服：6～15克，煎服；或研末吞服，每次3～6克。外用：适量。

单方验方 ①心气疼痛：白及、石榴皮各5克。为末，炼蜜丸如黄豆大，每次3丸，艾醋汤下。②手足皲裂：白及适量。研末，水调覆盖皲裂处，勿进水。③跌打骨折：白及末10克。酒调服。④鼻血不止：以水调白及末搽鼻梁上低处，另取白及末5克，水冲服。⑤化脓性鼻窦炎：白及适量。研末，酒糊丸，每次15克，黄酒送下。

白及米蒜粥

原料 • 紫皮大蒜30克，大米60克，白及粉5克。

制法 • 先将紫皮大蒜去皮，放沸水中煮1分钟后捞出，将大米、白及粉放水中煮成粥，再放入大蒜共煮成粥。

用法 • 早、晚常服。

功效 • 补肺养阴。

适用 • 脾肺气虚型肺结核。

白及冰糖燕窝

原料 • 燕窝10克，白及15克，冰糖适量。

制法 • 燕窝与白及同放锅内，加水适量，隔水蒸炖至极烂，滤去滓，加冰糖适量，再炖片刻即成。

用法 • 每日1~2次。

功效 • 补肺养阴，止嗽止血。

适用 • 肺结核咯血、老年慢性支气管炎、肺气肿、哮喘等。

白及肺

原料 • 猪肺1具，白及片30克。

制法 • 将猪肺挑去血筋、血膜，洗净，同白及入瓦罐，加酒煮熟。

用法 • 食肺饮汤，可少加盐、味精调味。连服数日。

功效 • 补肺，止血，生肌。

适用 • 肺痿肺烂。

白及鸡蛋羹

原料 • 白及3克，鸡蛋1枚。

制法 • 将鸡蛋打入碗内，加适量清水和盐；再将白及研为细面，也倒入碗内，共同搅拌均匀，上笼蒸5分钟左右即可。

用法 • 每日早晨服1次。

功效 • 养肺止血。

适用 • 肺痨咯血。

白及沙参粥

原料 • 白及粉6克，北沙参20克，百合25克，川贝母10克，粳米400克，白糖15克。

制法 • 将川贝母、百合、北沙参、粳米洗净，备用。将粳米、川贝母、百合、北沙参、白及粉同放炖锅内，加入清水，置大火烧沸，再用小火炖煮35分钟，加入白糖即成。

用法 • 每日1次，每次吃粥200克。

功效 • 滋阴润肺。

适用 • 干咳、咳声短促、少痰或痰中带血等。

温馨提示 不宜与川乌、制川乌、草乌、制草乌、附子同用。

龙胆

别名 胆草、草龙胆、水龙胆、龙胆草、山龙胆、龙须草。

来源 本品为龙胆科植物龙胆（*Gentiana scabra* Bge）等的干燥根及根茎。

生境分布 生长于山坡草地、河滩灌木丛中、路边及林下草甸。分布于东北。

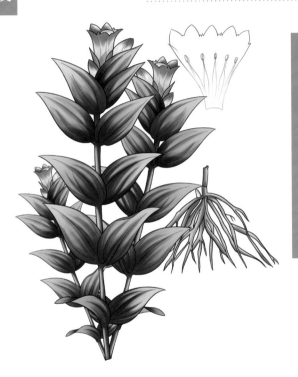

采收加工
春、秋两季采挖，洗净，干燥。

性味归经
苦，寒。归肝、胆经。

功效主治
清热燥湿，泻肝胆火。用于湿热黄疸、阴肿阴痒、带下、湿疹瘙痒、肝火目赤、耳鸣耳聋、胁痛口苦、强中、惊风抽搐。

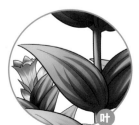

叶

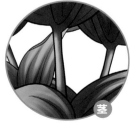

茎

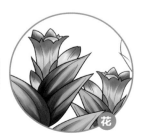

花

形态特征 多年生草本，高35～60厘米。根茎短，簇生多数细长的根，根长可达25厘米，淡棕黄色。茎直立，粗壮，通常不分枝，粗糙，节间常较叶为短。叶对生，无柄，基部叶2～3对，甚小，鳞片状；中部及上部叶卵形、卵状披针形或狭披针形，长3～8厘米，宽0.4～4厘米，先端渐尖或急尖，基部连合抱于节上，叶缘及叶脉粗糙，主脉3条基出。花无梗，数朵成束，簇生于茎顶及上部叶腋；苞片披针形；花萼绿色，钟形，膜质，长约2.5厘米，先端5裂，裂片披针形至线形；花冠深蓝色至蓝色，钟形，长约5厘米，先端5裂，裂片卵形，先端锐尖，裂片间有5褶状三角形副冠片，全缘或偶有2齿；雄蕊5，着生于花冠管中部的下方；子房长圆形，1室，花柱短，柱头2裂。蒴果长圆形，有短柄，成熟时2瓣裂。种子细小，线形而扁，褐色，四周有翅。花期9～10月，果期10月。

用量用法 内服：3～6克，煎服；或入丸、散。外用：研末捣敷。

单方验方 ①目赤肿痛：龙胆15～30克。捣汁服。②皮肤刀伤肿痛：龙胆适量。加茶油，捣烂，贴患处。③带状疱疹：龙胆30克，丹参15克，川芎10克。水煎服。④腮腺炎：龙胆、鸭舌草各适量。加红糖共捣烂，贴患处。⑤滴虫性阴道炎：龙胆、苦参各15克，百部、枯矾、黄柏、川椒各10克。水煎，热熏。

传统药膳

龙胆草粥

原料 ● 龙胆草10克，竹叶20克，大米100克。

制法 ● 先用水煎龙胆草、竹叶，取汁加入白米煮成粥。

用法 ● 早餐食用。

功效 ● 泻肝降火，清心除烦。

适用 ● 失眠兼急躁易怒、目赤口苦、小便黄、大便秘结，属于肝郁化火者。

温馨提示 脾胃虚弱作泄及无湿热实火者忌服。

白术

别名 于术、浙术、天蓟、山姜、山连、冬白术。

来源 本品为菊科植物白术（*Atractylodes macrocephala Koidz*）的干燥根茎。

生境分布 多为栽培。分布于安徽、浙江、湖北、湖南、江西等地。

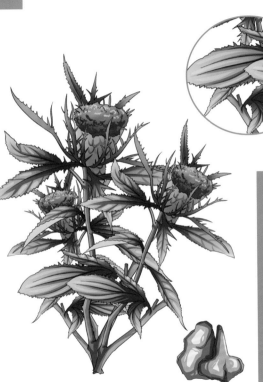

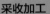

叶

花

采收加工

冬季下部叶枯黄、上部叶变脆时采挖，除去泥沙，烘干或晒干，再除去须根。

性味归经

苦、甘，温。归脾、胃经。

功效主治

健脾益气，燥湿利水，止汗，安胎。用于脾虚食少、腹胀泄泻、痰饮眩悸、水肿、自汗、胎动不安。

形态特征 多年生草本，高30～60厘米，根状茎肥厚，略呈拳状，茎直立，上部分枝。叶互生，叶片3，深裂或上部茎的叶片不分裂，裂片椭圆形，边缘有刺。头状花序顶生，总苞钟状，花冠紫红色。瘦果椭圆形，稍扁。花期9～10月，果期10～11月。

用量用法 内服：6～12克，煎服。

单方验方 ①久泻、久痢：白术300克。水煎浓缩成膏，放一夜，倾出上面清水，每次1～2匙，蜜汤调服。②小儿腹泻（消化不良性）：白术粉（米汤制）、槟榔粉各等份。每日3餐饭后服用，每次9克，连服3日。③小儿流涎：白术9克。捣碎，放细小碗中，加水适量蒸，再加食糖少许，分次灌服。④小儿积食：白术粉（麸制）、鸡内金粉各5克，拌入面粉内，加入芝麻适量，烤成薄饼食用，连用3日。⑤便秘：生白术60克，生地黄30克，升麻3克，将以上3味药先用冷水浸泡1小时，然后加水适量煎煮2次，早、晚各服1次，每日1剂。⑥小儿夜间磨牙：白术、柏子仁各等量。蒸食，每次6克，于每晚睡觉前服用，连服2周。

传统药膳

白术半夏天麻粥

原料 • 白术、天麻各10克，半夏5克，橘红3克，大枣3枚，粳米50克。

制法 • 先将白术、天麻、半夏、橘红、大枣清理干净后，水煎取汁去渣；然后将药汁与淘洗干净的粳米一同入锅煮粥，粥将熟时加入白糖，稍煮即成。

用法 • 每日2次，温热服。

功效 • 健脾祛湿，息风化痰。

适用 • 高血压、风痰所致之眩晕头痛、痰多、胸胁胀满等。

白术黄花面

原料 • 白术、黄花菜各15克，面条500克，豆芽250克，水发香菇30克，嫩姜、芹菜、菜油、酱油、味精各适量。

制法 • 将白术研成细粉，香菇、嫩姜切丝，芹菜放沸水锅焯一下，切碎；豆芽洗净去根，黄花菜切寸段。将面条放在沸水锅中浸透，捞起沥干水分，然后披开，淋上熟菜油，拌匀抖松。将炒锅放在中火上，倒入菜油烧至油冒烟，取出一半待用。然后将姜丝放入稍煸，加香菇、黄花菜，翻炒，加酱油、白术粉、味精，加少量水煮沸后，即将面条、豆芽倒入锅中翻拌，加盖稍焖至干熟透，拌入留下的熟油。装盘时，在面条上铺芹菜粒。

用法 • 每日1次，每次吃面条适量。

功效 • 健脾益气，补虚益精。

适用 • 脾虚气弱的肿瘤、冠心病、高血压等。

温馨提示 本品燥湿伤阴，阴虚内热、津液亏耗者忌用。

白头翁

别名 翁草、野丈人、犄角花、白头公、老翁花、胡王使者。

来源 本品为毛茛科植物白头翁［*Pulsatilla chinensis*（Bge）Rege］的干燥根。

生境分布 生长于平原或低山山坡草地、林缘或干旱多岩石的坡地。分布于河南、陕西、甘肃、山东、江苏、安徽、湖北、四川等地。

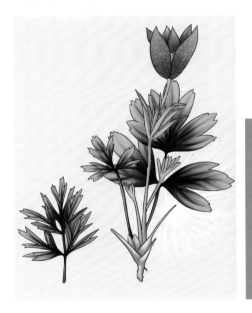

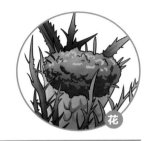

花

采收加工

春、秋两季采挖，除去泥沙，干燥。

性味归经

苦，寒。归胃、大肠经。

功效主治

清热解毒，凉血止痢。用于热毒血痢、阴痒带下、阿米巴痢疾。

形态特征 多年生草本，高达50厘米，全株密被白色长柔毛。主根粗壮，圆锥形。叶基生，具长柄，叶3全裂，中央裂片具短柄，3深裂，侧生裂片较小，不等3裂，叶上面疏被伏毛，下面密被伏毛。花茎1～2厘米，高10厘米以上，总苞由3小苞片组成，苞片掌状深裂。花单一，顶生，花被6，紫色，2轮，外密被长绵毛。雄蕊多数，雌蕊多数，离生心皮，花柱丝状，果期延长，密被白色长毛。瘦果多数，密集成头状，宿存花柱羽毛状。花期3～5月，果期5～6月。

用量用法 内服：9~15克，煎服。

单方验方 ①气喘：白头翁10克。水煎服。②外痔：白头翁全草适量。以根捣碎贴痔上。③心烦口渴、发热、里急后重：白头翁9克，川黄连、川黄柏、青皮各6克。水煎服。④细菌性痢疾：白头翁15克，马齿苋30克，鸡冠花10克。水煎服。⑤非特异性阴道炎：白头翁20克，青皮15克，海藻10克。水煎服，每日2次。

传统药膳

白头翁酒

原料 ● 白头翁250克，白酒1000毫升。

制法 ● 白头翁洗净剪成寸段，用白酒浸泡，装坛内密封，隔水煎煮数沸，取出后，放地上阴凉处2~3日，然后开坛，捞出白头翁，将酒装瓶密封备用。

用法 ● 早、晚饭后1小时各服1次，每次1~2盅。

功效 ● 清热利湿。

适用 ● 瘰疬溃后、脓水清稀、久不收口等。

白头翁青皮粥

原料 ● 白头翁15克，青皮12克，黄柏10克，黄连3克，粳米100克。

制法 ● 先煎前4种，取汁去渣，与淘净的粳米煮粥，粥熟时调入白糖即可。

用法 ● 每日早、晚各1次，温热服。

功效 ● 清热利湿，杀菌止痢。

适用 ● 细菌性痢疾、肠炎。

黄连白头翁粥

原料 ● 白头翁50克，黄连10克，粳米30克。

制法 ● 将黄连、白头翁入砂锅，水煎，去渣取汁。锅中加清水400毫升，煮至米开花，加入药汁，煮成粥，待食。

用法 ● 每日3次，温热服食。

功效 ● 清热，解毒，凉血。

适用 ● 中毒性痢疾。

温馨提示 虚寒泻痢者忌服。

白芍

别名 金芍药、白芍药。

来源 本品为毛茛科植物芍药（*Paeonia lactiflora* Pall）的干燥根。

生境分布 生长于山坡、山谷的灌木丛或草丛中。全国各地均有栽培。

采收加工

夏、秋两季采挖，洗净，除去头尾及细根，置沸水中煮后除去外皮或去皮后再煮，晒干。

性味归经

苦、酸，微寒。归肝、脾经。

功效主治

平肝止痛，养血调经，敛阴止汗。用于头痛眩晕、胁痛、腹痛、四肢挛痛、血虚萎黄、月经不调、自汗、盗汗。

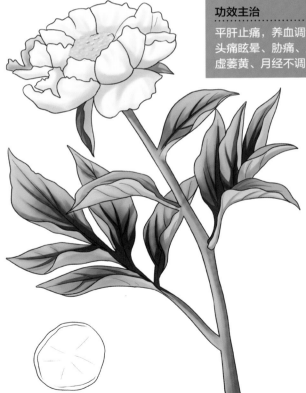

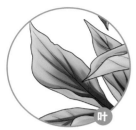

叶

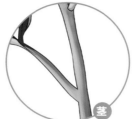

茎

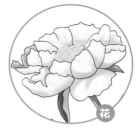

花

2

根及根茎类

形态特征 多年生草本植物，根肥大。叶互生，下部叶为2回3出复叶，小叶片长卵圆形至披针形，先端渐尖，基部楔形，叶缘具骨质小齿，上部叶为3出复叶。花大，花瓣白色、粉红色或红色。蓇葖果。花期5～7月，果期6～7月。

用量用法 内服：6～15克，煎服。

单方验方 ①便秘：生白芍20～40克，生甘草10～15克。水煎服。②老年人体虚多汗：白芍12克，桂枝10克，甘草6克，加入切成厚片的生姜3片，大枣5个。水煎服。③肝癌晚期：白芍12克，炙甘草、柏子仁各6克，瘦肉适量，刺蜜4枚，盐少许。同瘦肉置瓦煲，加清水煲约2小时即成，喝汤吃肉。④血虚型妊娠，下肢抽筋疼痛：白芍30克，炙甘草10克。水煎服，每日1剂，连服2～3剂。

传统药膳

代茶汤

原料 • 白芍1.5克，麦冬3克。

制法 • 上药洗净，入砂锅内，加水1500毫升沸煮20分钟，倒入杯中。

用法 • 代茶饮，一次饮完。每日2次。

功效 • 健脾止渴。

适用 • 防暑。

温馨提示 不宜与藜芦同用。

白芷

别名 芳香、苻蓠、泽芬、香白芷、禹白芷（河南长葛、禹州）、祁白芷（河北安国）。

来源 本品为伞形科植物白芷［*Angelica dahurica*（Fisch ex Hoffm）Benth.et Hook f］等的干燥根。

生境分布 生长于山地林缘。分布于河南、河北等地。

采收加工

夏、秋间叶黄时采挖，除去须根及泥沙，晒干或低温干燥。

性味归经

辛，温。归胃、大肠、肺经。

功效主治

解表散寒，祛风止痛，宣通鼻窍，燥湿止带，消肿排脓。用于感冒头痛、眉棱骨痛、鼻塞、鼻窦炎、牙痛、白带异常、疮疡肿痛。

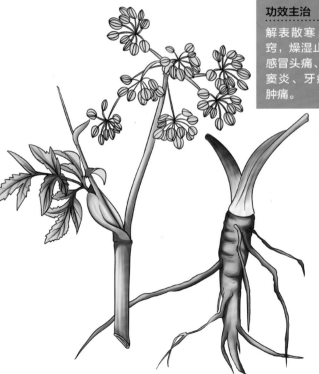

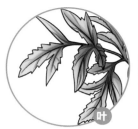
叶

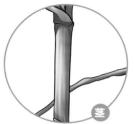
茎

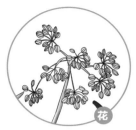
花

形态特征 白芷：多年生草本，高1~2米；根圆锥形；茎粗壮中空。基生叶有长柄，基部叶鞘紫色，叶片2~3回3出式羽状全裂，最终裂片长圆形或披针形，边缘有粗锯齿，基部沿叶轴下延成翅状；茎上部叶有显著膨大的囊状鞘。复伞形花序顶生或腋生，伞幅18~40~70，总苞片通常缺，或1~2，长卵形，膨大成鞘状。花白色，双悬果椭圆形，无毛或极少毛，分果侧棱成翅状，棱槽中有油管1，合生面有2。

杭白芷：与白芷的主要区别在于植株较矮、茎及叶鞘多为黄绿色。根上方近方形，皮孔样突起大而明显。根为圆锥形，上部近方形。表面淡灰棕色，有多数皮孔样横向突起，排列成行，质重而硬。断面富粉性，形成层环明显，并有多数油室点。

用量用法 内服：3~10克，煎服。外用：适量。

单方验方 ①牙痛：白芷、细辛、吴茱萸各8克。水煎漱口，或研末塞牙。②肝炎：白芷、大黄各等份。研末，每次5克，每日2次，口服。③外感风寒引起的头痛、眉棱骨痛：白芷60克。水煎服，每日3次。④疮疡、急性乳腺炎：白芷、当归各8克，金银花、蒲公英各15克。水煎服。⑤头风头痛：白芷、川芎各3克，大葱15克。白芷、川芎研为细末，加入大葱共捣如泥，外敷贴太阳穴。

白附子

别名 剪刀草、野半夏、玉如意、犁头尖、野慈菇。

来源 本品为天南星科植物独角莲（*Typhonium giganteum Engl*）的干燥块茎。

生境分布 生长于山野阴湿处。分布于河南、甘肃、湖北等地。河南产品称禹白附，品质最优。

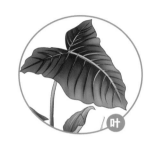

叶

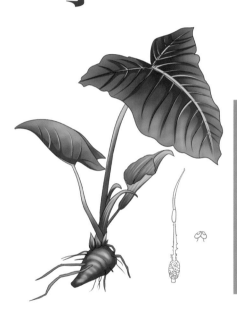

采收加工

秋季采挖，除去须根及外皮，用硫黄熏1～2次，晒干。

性味归经

辛，温；有毒。归胃、肝经。

功效主治

祛风痰，定惊搐，解毒散结，止痛。用于中风痰壅、口眼㖞斜、语言謇涩、惊风癫痫、破伤风、痰厥头痛、偏正头痛、瘰疬痰核、痈疽肿毒、毒蛇咬伤。

形态特征 多年生草本，块茎卵圆形或卵状椭圆形。叶根生，1～4片，戟状箭形，依生长年限大小不等，长9～45厘米，宽7～35厘米；叶柄肉质，基部鞘状。花葶7～17厘米，有紫斑，花单性，雌雄同株，肉穗花序，有佛焰苞，花单性，雌雄同株。雄花位于花序上部，雌花位于下部。浆果熟时红色。花期6～8月，果期7～10月。

用量用法 内服：3～6克，一般炮制后用。外用：生品适量，捣烂，熬膏或研末，以酒调敷患处。

单方验方 ①颈淋巴结核：鲜白附子10～30克。洗净，水煎服，每日1剂，5日为1个疗程。②黄褐斑：白附子、白及、浙贝母各等份。研末调凡士林制成药膏，早、晚各搽药1次。③面神经麻痹：制白附子、焙僵蚕、炙全蝎、双钩藤、香白芷各6克，川蜈蚣8条。共研成极细药末，此为成人2日量，每日早、晚各服1次，饭后服，每次服时另用防风3～4克，煎汁送服药末，孕妇及阴虚体弱者忌服。④三叉神经痛：白附子10克，白芷、川芎、僵蚕各200克，全蝎150克。分别研细末，拌匀成愈痛散，每日2次，每次2克，以热酒调服，10日为1个疗程，一般连用2～3个疗程。⑤斜视：白附子、蜈蚣、僵蚕、天麻、全蝎、钩藤各等份。共研细末，每日2次，成人每次7克，儿童酌减，用黄酒或白开水送服。⑥偏头痛：生白附子、生天南星、生草乌各30克，葱白7根，生姜40克。将诸药研末调匀，包以纱布，隔水蒸熟敷患处。⑦白癜风：白附子、白芷各6克，雄黄3.5克，密陀僧10克。共研细末，用切平黄瓜尾蘸药末用力擦患处，每日2次。⑧花斑癣汗斑：生白附子、密陀僧各3克，硫黄6克。上药共研细末，用黄瓜蒂蘸药搽患处，每日2次。⑨脑血管病：白附子、僵蚕各50克，全蝎15克，蜈蚣30条，如偏于痰者加茯苓、白术、法半夏；偏于风者加天麻、防风、白芷。先将蜈蚣、全蝎酒洗消毒后，与诸药焙干研末，制成散剂，分成15包，每次服半包，早、晚各1次，小儿用量酌减，15日为1个疗程。

<hr>

传统药膳

牵正汤

原料 • 白附子、僵蚕、全蝎各10克。

制法 • 上药加水浸泡5～10分钟，用小火煎煮15～20分钟，去渣取汁，将药汁倒入盆内备用。

用法 • 用毛巾遮盖头面部，以药液的热气熏患侧头面10分钟左右，至出汗为止。待药液稍凉后，再用毛巾蘸药液擦洗患侧头面部5～10分钟，每晚睡前用药1次，连续用药7～10日为1个疗程。

功效 • 祛风解痉，益气清热。

适用 • 面部神经麻痹症。

温馨提示 孕妇慎用；生品内服宜慎。

白茅根

别名 茅根、兰根、茹根、地筋、白茅菅、白花茅根。

来源 本品为禾本科植物白茅 [*Imperata cylindrica* Beauv var *major* (Nees) C E Hubb] 的干燥根茎。

生境分布 生长于低山带沙质草甸、平原河岸草地、荒漠与海滨。全国大部分地区均产。

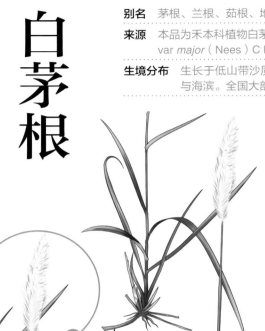

花

采收加工
春、秋两季采挖，洗净，晒干，除去须根及膜质叶鞘，捆成小把。

性味归经
甘、寒。归肺、胃、膀胱经。

功效主治
凉血止血，清热利尿。用于血热吐血、鼻出血、尿血、热病烦渴、肺热喘急、湿热黄疸、胃热呃逆、水肿尿少、热淋涩痛。

形态特征 多年生草本。根茎密生鳞片。秆丛生，直立，高30～90厘米，具2～3节，节上有长4～10毫米的柔毛。叶多丛集基部；叶鞘无毛，或上部及边缘和鞘口具纤毛，老时基部或破碎呈纤维状；叶舌干膜质，钝头，长约1毫米；叶片线形或线状披针形，先端渐尖，基部渐狭，根生叶长，几与植株相等，茎生叶较短。圆锥花序穗状，长5～20厘米，宽1.5～3厘米，分枝短缩密集；小穗披针形或长圆形，长3～4毫米，基部密生长10～15毫米的丝状柔毛，具长短不等的小穗柄；两颖相等或第一颖稍短，除背面下部略呈革质外，余均膜质，边缘具纤毛，背面疏生丝状柔毛，第一颖较狭，具3～4脉，第二颖较宽，具4～6脉；第一外稃卵状长圆形，长约1.5毫米，先端钝，内稃缺如；第二外稃披针形，长约1.2毫米，先端尖，两侧略呈细齿状；内稃长约1.2毫米，宽约1.5毫米，先端截平，具尖钝划、不同的数齿；雄蕊2，花药黄色，长约3毫米；柱头2，深紫色。颖果。花期夏、秋两季。

用量用法 内服：9～30克，煎服，鲜品加倍，以鲜品为佳，可捣汁服。

单方验方 ①鼻出血：白茅花15克，猪鼻1个。将猪鼻切碎，与白茅花同炖1小时，饭后服，每日1次，连服3～5次。②跌打内伤出血：白茅根60克，板蓝根30克，水煎，加白糖15克调服。③尿血（热性病引起的）：鲜白茅根60克，车前草、小蓟各30克。水煎服。④肺热咯血：鲜白茅根90克，仙鹤草15克。水煎服。⑤高热后口渴多饮：鲜白茅根100克，葛根30克。水煎当茶饮。⑥反胃、酒醉呕吐、暑日口渴少津：鲜白茅根80克，鲜芦根60克。共切碎，加水煎成500毫升，顿服，每日1剂，连服3～5日。

传统药膳

白茅根雪梨猪肺汤

原料 鲜白茅根200克，猪瘦肉250克，陈皮5克，雪梨4个，猪肺1个。

制法 猪肺洗净，放入开水中煮5分钟；雪梨切块，白茅根切段；陈皮用水浸软。余料一齐放入汤煲，先大火煲滚后，改用小火煲约2小时即可。

用法 佐餐食用，每日1剂。

功效 清热生津，化痰止咳。

适用 秋季身体燥热、流鼻血、咳嗽，或痰中带血者服用。

茅根茶

原料 白茅根10克，茶叶5克。

制法 将白茅根摘根须，洗净，同茶叶一起加水，煎服。

用法 每日1次。

功效 清热利尿，凉血解毒。

适用 急性肾炎、血尿、急性传染性肝炎。

温馨提示 脾胃虚寒、溲多不渴者忌服。

白前

别名 嗽药、石蓝、草白前、空白前、鹅管白前、竹叶白前。

来源 本品为萝藦科植物柳叶白前［*Cynanchum stauntonii*（Decne.）Schltr ex Levél］的干燥根茎及根。

生境分布 生长于山谷中阴湿处、江边沙碛之上或溪滩。分布于浙江、安徽、福建、江西、湖北、湖南、广西等地。

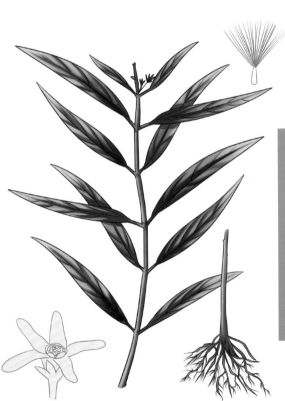

采收加工

秋季采收，去地上部分及泥土，晒干，即为白前；如将节部的根除去而留根茎则为鹅管白前。

性味归经

辛、苦，微温。归肺经。

功效主治

降气，消痰，止咳。用于肺气壅实、咳嗽痰多、胸满喘急。

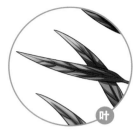
叶

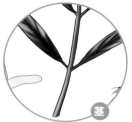
茎

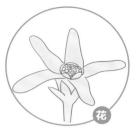
花

形态特征 多年生草本，高30~60厘米，根茎匍匐，茎直立，单一，下部木质化。单叶对生，具短柄；叶片披针形至线状披针形，先端渐尖，基部渐狭，边缘反卷，下部的叶较短而宽，顶端的叶渐短而狭。聚伞花序腋生，总花梗长8~15毫米，中部以上着生多数小苞片，花萼绿色，裂片卵状披针形。蓇葖果角状，长约7厘米。种子多数，顶端具白色细茸毛。花期6月，果期10月。

用量用法 内服：3~10克，煎服。

单方验方 ①跌打胁痛：白前25克，香附15克，青皮5克。水煎服。②胃脘痛、虚热痛：白前、重阳木根各25克。水煎服。③疟疾脾肿大：白前25克。水煎服。④小儿疳积：白前、重阳木或兖州卷柏全草各15克。水煎服。⑤久咳咯血：白前15克，桔梗、桑白皮各10克，甘草（炙）5克。上4味切，以水2000毫升，煮取500毫升，空腹顿服。忌猪肉、海藻、菘菜。

传统药膳

白前粥

原料 ● 白前10克，大米100克。

制法 ● 将白前择净，放入锅中，加清水适量，浸泡5~10分钟后，水煎取汁，加大米煮粥，服食。

用法 ● 每日1剂，连续2~3日。

功效 ● 祛痰，降气，止咳。

适用 ● 肺气壅实、痰多而咳嗽不爽、气逆喘促等。

温馨提示 咳喘属气虚不归元者，不宜应用。

白薇

别名 春草、薇草、白龙须、白马薇、龙胆白薇。

来源 本品为萝藦科植物白薇（*Cynanchum atratum* Bge）等的干燥根及根茎。

生境分布 生长于树林边缘或山坡。分布于山东、安徽、辽宁、四川、江苏、浙江、福建、甘肃、河北、陕西等地。

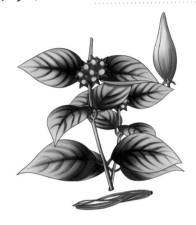

采收加工

春、秋两季采挖，洗净，干燥。

性味归经

苦、咸，寒。归胃、肝、肾经。

功效主治

清热凉血，利尿通淋，解毒疗疮。用于温邪伤营发热、阴虚发热、骨蒸劳热、产后血虚发热、热淋、血淋、痈疽肿毒。

形态特征 白薇：多年生草本，高50厘米。茎直立，常单一，被短柔毛，有白色乳汁。叶对生，宽卵形或卵状长圆形，长5～10厘米，宽3～7厘米，两面被白色短柔毛。伞状聚伞花序，腋生，花深紫色，直径1～1.5厘米，花冠5深裂，副花冠裂片5，与蕊柱几等长。雄蕊5，花粉块每室1，下垂。蓇葖果单生，先端尖，基部钝形。种子多数，有狭翼，有白色绢毛。

蔓生白薇：与上种不同点：半灌木状，茎下部直立，上部蔓生，全株被茸毛，花被小，直径约1毫米，初开为黄色，后渐变为黑紫色，副花冠小，较蕊柱短。白薇根茎呈类圆柱形，有结节，长1.5～5厘米，直径0.5～1.2厘米。上面可见数个圆形凹陷的茎痕，直径2～8毫米，有时尚可见茎基，直径在5毫米以上，下面及两侧簇生多数细长的根似马尾状。根呈圆柱形，略弯曲，长5～20厘米，直径1～2毫米；表面黄棕色或棕色，平滑或具细皱纹。质脆，易折断，折断面平坦，皮部黄白色或淡色，中央木部小，黄色。气微、味微苦。蔓生白薇根茎较细，长2～6厘米，直径4～8毫米。残存的茎基也较细，直径在5毫米以下。根多弯曲。

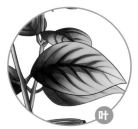
叶

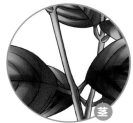
茎

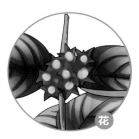
花

用量用法 内服：5～10克，煎服。

单方验方 ①产后血虚发热：白薇9克，当归12克，人参5克，甘草6克。水煎服。②虚热盗汗：白薇、地骨皮各12克，鳖甲、银柴胡各9克。水煎服。③尿路感染：白薇9克，石韦12克，滑石15克，木通10克，生甘草5克。水煎服；或白薇25克，车前草50克，水煎服。④咽喉肿痛：白薇9克，甘草3克，桔梗6克，射干、金银花、山豆根各10克。水煎服。⑤肺实鼻塞：白薇、款冬花、贝母（去心）各50克，百部100克。上为末，每次5克，米饮调下。

传统药膳

丹参桃仁白薇粥

原料 • 白薇、桃仁（去皮尖）各10克，丹参15克，粳米50克。

制法 • 将桃仁研碎，与白薇、丹参同煎，取汁去渣，与粳米同煮为粥。

用法 • 温服适量。

功效 • 清热凉血，化瘀。

适用 • 损伤后瘀血发热、大便干结等。

白薇冬茶

原料 • 白薇5克，桔梗、天冬、绿茶、甘草各3克。

制法 • 用200毫升开水冲泡10分钟后饮用，也可直接冲饮。

用法 • 代茶频饮。

功效 • 清热消核。

适用 • 瘰疬痰核、皮肤肿块等。

温馨提示 血分无热、中寒便滑、阳气外越者慎服。

玄参

别名 玄台、馥草、黑参、逐马、元参。

来源 本品为玄参科植物玄参（*Scrophularia mingpoensis Hemsl*）的干燥根。

生境分布 生长于溪边、山坡林下及草丛中。分布于浙江、湖北、江苏、江西、四川等地。

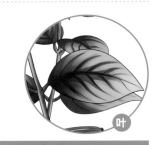
叶

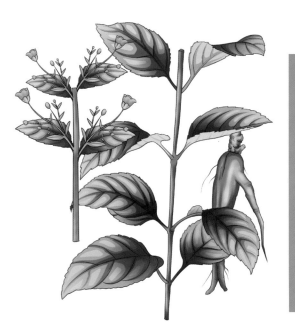

采收加工

冬季茎叶枯萎时采挖，除去根茎、幼芽、须根及泥沙，晒或烘至半干，堆放3~6日，反复数次至干燥。

性味归经

甘、苦、咸，微寒。归肺、胃、肾经。

功效主治

清热凉血，滋阴降火，解毒散结。用于热入营血、温毒发斑、舌绛烦渴、津伤便秘、骨蒸劳嗽、目赤、咽痛、白喉、痈肿疮毒。

形态特征 多年生草本，根肥大。茎直立，四棱形，光滑或有腺状毛。茎下部叶对生，近茎顶互生，叶片卵形或卵状长圆形，边缘有细锯齿，下面疏生细毛。聚伞花序顶生，开展成圆锥状，花冠暗紫色，5裂，上面2裂片较长而大，侧面2裂片次之，最下1片裂片最小，蒴果卵圆形，萼宿存。花期7~8月，果期8~9月。

用量用法 内服：9~15克，煎服。

单方验方 ①慢性咽喉肿痛：玄参、生地黄各15克，连翘、麦冬各10克。水煎服。②热毒壅盛、高热神昏、发斑发疹：玄参、甘草各10克，石膏30克，知母12克，水牛角60克，粳米9克。水煎服。③腮腺炎：玄参15克，板蓝根12克，夏枯草6克。水煎服。④热病伤津、口渴便秘：玄参30克，生地黄、麦冬各24克。水煎服。⑤急性扁桃体炎：玄参15克，连翘、射干、牛蒡子、黄芩、桔梗各10克，薄荷6克，甘草5克。水煎服。

传统药膳

清肺止咳茶

原料 • 玄参、麦冬各60克，乌梅24克，桔梗30克，甘草15克。

制法 • 将上几味共制粗末，混匀分包，每包18克。

用法 • 每用1包，放入茶杯中，沸水冲泡代茶饮用。

功效 • 润肺止咳。

适用 • 感冒咳嗽、夏秋两季预防上呼吸道感染。

山药玄参羹

原料 • 生怀山药30克，玄参10克。

制法 • 先将玄参放入砂罐，煎煮1小时，滤渣留汁，待凉后，再加山药（研为细末），以慢火搅拌，煮成羹糊状即可。

用法 • 每日1剂，于空腹时顿食。

功效 • 益气养阴，健脾生血，清热凉血，滑肺利咽。

适用 • 脾虚胃热，气血不足之纳食不香、口干喜饮、大便秘结，或肺热阴伤之干咳少痰、痰中带血、烦热盗汗、咽干音哑等。

玄参粥

原料 • 玄参15克，大米100克，白糖适量。

制法 • 将玄参洗净，放入锅中，加清水适量，水煎取汁，再加大米煮粥，待熟时调入白糖，再煮一二沸即成。

用法 • 每日1剂。

功效 • 凉血滋阴，解毒软坚。

适用 • 温热病热入营血所致的烦热口渴、夜寐不安、神昏谵语、发斑及咽喉肿痛等。

温馨提示 不宜与藜芦同用。

半夏

别名 示姑、地茨菇、老鸹头、羊眼半夏、地珠半夏。

来源 本品为天南星科植物半夏［*Pinellia ternata*（Thunb）Breit］的干燥块茎。

生境分布 生长于山坡、溪边阴湿的草丛中或林下。我国大部分地区有分布。

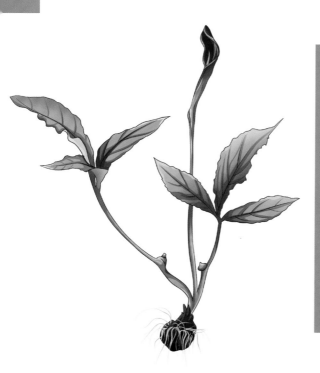

采收加工

夏、秋两季采挖，洗净，除去外皮及须根，晒干。

性味归经

辛、温；有毒。归脾、胃、肺经。

功效主治

燥湿化痰，降逆止呕，消痞散结。用于湿痰寒痰、咳喘痰多、痰饮眩悸、风痰眩晕、痰厥头痛、呕吐反胃、胸脘痞闷、梅核气；生用外治痈肿痰核。姜半夏多用于降逆止呕。

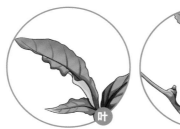

叶

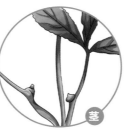

茎

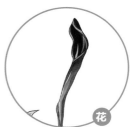

花

形态特征 多年生小草本，高15～30厘米。块茎近球形。叶基生，1年生的叶为单叶，卵状心形；2～3年后，叶为3小叶的复叶，小叶椭圆形至披针形，中间小叶较大，全缘，两面光滑无毛。叶柄长10～20厘米，下部有1株芽。花单性同株，肉穗花序，花序下部为雌花，贴生于佛焰苞，中部不育，上部为雄花，花序中轴先端附属物延伸呈鼠尾状，伸出在佛焰苞外。浆果卵状椭圆形，绿色，成熟时红色。花期5～7月，果期8～9月。

用量用法 3～9克。外用：适量，磨汁涂或研末以酒调敷患处。

单方验方 ①湿痰喘急、止心痛：半夏适量，香油炒，研末，作丸梧桐子大，每次30~50丸，姜汤下。②时气呕逆不下、吐呕：半夏15克，生姜、茯苓各10克。水煎服。③癫狂痛证：半夏15克，秫米30克，蜂蜜20毫升。水煎服。④肝风化火生痰引起眩晕：半夏、茯苓、陈皮各15克，干姜、天南星各10克。水煎服。

传统药膳

半夏山药粥

原料 • 怀山药、清半夏各30克，白糖适量。

制法 • 山药研末，先煮半夏取汁1大碗，去渣，调入山药末，再煮数沸，酌加白糖和匀。

用法 • 每日1次，空腹食用。

功效 • 燥湿化痰，降逆止呕。

适用 • 湿痰咳嗽、恶心呕吐等。

半夏鸡子粥

原料 • 半夏6克，炮干姜3克，白面90克，鸡子白1枚。

制法 • 先将前2味研为细末，与面及鸡子白等相和溲（加水适量）软硬适宜，切成棋子大小，煮熟后食用。

用法 • 空腹食之，连作3～5剂。

功效 • 温中降逆，益气补虚。

适用 • 脾胃气弱、痰哕呕吐、不下饮食等。

温馨提示 一切血证及阴虚燥咳、津伤口渴者忌服。

西洋参

别名 洋参、西参、花旗参、西洋人参、广东人参。

来源 本品为五加科植物西洋参（*Panax quinquefolium* L.）的干燥根茎。

生境分布 均系栽培品，生长于土质疏松、土层较厚、肥沃、富含腐殖质的森林沙质壤土。原产于加拿大和美国。我国东北、华北、西北等地引种栽培。

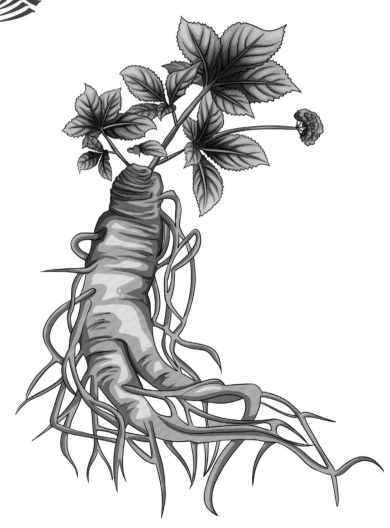

采收加工

秋季采挖，洗净，晒干或低温干燥。

性味归经

甘、微苦，凉。归心、肺、肾经。

功效主治

补气养阴，清热生津。用于气虚阴亏、内热、咳喘痰血、虚热烦倦、内热消渴、口燥咽干。

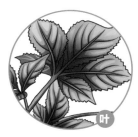

叶

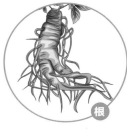

根

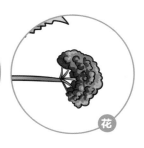

花

形态特征 多年生草本。茎单一，时有分枝。1年生无茎，生3出复叶1，2年生有2枚3出或5出复叶；3～5年轮生3、5枚掌状复叶，复叶中两侧小叶较小，中间一片小叶较大，小叶倒卵形，边缘具粗锯齿，但小叶下半部边缘的锯齿不明显。总叶柄长4～7厘米。伞状花序顶生，总花梗常较叶柄略长。花6～20，花绿色。浆果状核果，扁圆形，熟时鲜红色，种子2枚。花期7月，果期9月。

用量用法 内服：3～6克，另煎兑服。

单方验方 ①失眠：西洋参3克，灵芝15克。水煎代茶饮。②便秘：西洋参粉1小茶匙（粉干）。用开水在下午14时服下。③气虚：西洋参、麦冬、石斛、六一散各10克。用开水冲饮，剩下的渣子也可以嚼着吃。

温馨提示 中阳虚衰、寒湿中阻及气郁化火等一切实证、火郁之证均忌服。反藜芦，忌铁器及火炒炮制本品。

百合

别名 山丹、卷丹、中庭、白百合、夜合花、蒜脑薯、白花百合。

来源 本品为百合科植物百合（*Lilium brownii* F E Brown var *viridulum* Baker）等的干燥肉质鳞茎。

生境分布 生长于山野林内及草丛中。分布于湖南、浙江、江苏、陕西、四川、安徽、河南等地。

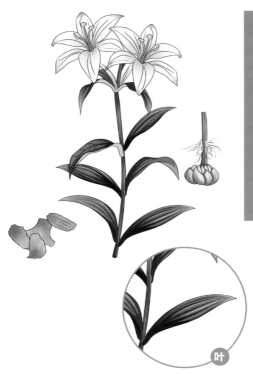

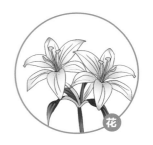

采收加工

秋季采挖，洗净，剥取鳞叶，置沸水中略烫，干燥。

性味归经

甘，寒。归心、肺经。

功效主治

养阴润肺，清心安神。用于阴虚久咳、痰中带血、虚烦惊悸、失眠多梦、精神恍惚。

叶

花

形态特征 多年生球根草本花卉，株高40～60厘米，还有高达1米以上的。茎直立，不分枝，草绿色，茎秆基部带红色或紫褐色条纹。地下具鳞茎，鳞茎由阔卵形或披针形，白色或淡黄色，由6～8厘米的肉质鳞片抱合成球形，外有膜质层。单叶，互生，狭线形，无叶柄，直接包生于茎秆上，叶脉平行。花着生于茎秆顶端，呈总状花序，簇生或单生，花冠较大，花筒较长，呈漏斗形喇叭状，六裂无萼片，因茎秆纤细，花朵大，开放时常下垂或平伸。蒴果。花期6～8月，果期9月。

用量用法 内服：6～12克，煎服；亦可蒸食，煮粥。外用：鲜品适量，捣敷。

单方验方 ①神经衰弱、心烦失眠：百合25克，菖蒲6克，酸枣仁12克。水煎，每日1剂。②天疱疮：生百合适量。捣烂，敷于患处，每日1～2次。③肺脓肿、化脓性肺炎：百合30～60克。捣研绞汁，白酒适量，以温开水饮服。④老年慢性支气管炎伴有肺气肿：百合2～3个。洗净捣汁，以温开水服，每日2次。

传统药膳

百合粉粥

原料 • 鲜百合60克，粳米100克，冰糖适量。

制法 • 百合晒干后研粉，用百合粉30克同冰糖、粳米煮粥即可。

用法 • 早餐食用。

功效 • 润肺止咳，养心安神。

适用 • 慢性气管炎、肺热或肺燥干咳、涕泪过多、热病恢复期余热未消、精神恍惚、坐卧不安、妇女更年期综合征。

百合煮豆腐

原料 • 百合30克，豆腐250克，葱、盐、味精各适量。

制法 • 百合用清水浸泡1夜，洗净；豆腐洗净，切成块；葱切碎。将百合、豆腐、盐、味精同放锅内，加水适量煮熟，加入葱花即成。

用法 • 每日1次，佐餐食用。

功效 • 润肺止咳，清心安神。

适用 • 肺痨久嗽、咳唾痰血等。

百合绿豆汤

原料 • 绿豆300克，鲜百合100克，葱花5克，盐2克，味精1克。

制法 • 将百合掰开去皮，与绿豆同加水置砂锅内，大火煮之，水沸后改小火，至绿豆开花、百合破烂时，起锅入味精、盐、葱花即成。

用法 • 每食适量。

功效 • 清热解暑。

适用 • 暑入阳明之高热心烦。

温馨提示 甘寒滑利之品，风寒咳嗽、中寒便溏者忌服。

百部

别名 嗽药、百条根、山百根、药虱药、野天门冬。

来源 本品为百部科植物蔓生百部 [*Stemona japonica* （Bi）Miq] 的干燥块根。

生境分布 生长于阳坡灌木林下或竹林下。分布于安徽、江苏、浙江、湖北、山东等地。

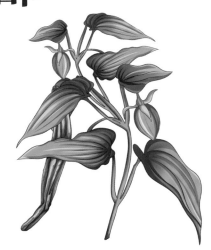

采收加工
春、秋两季采挖，除去须根，洗净，置沸水中略烫或蒸至无白心，取出，晒干。

性味归经
甘、苦，微温。归肺经。

功效主治
润肺下气止咳，杀虫灭虱。用于新久咳嗽、肺劳咳嗽、百日咳；外用于头虱、体虱、蛲虫病、阴痒。蜜百部润肺止咳，用于阴虚劳嗽。

形态特征 直立百部：多年生草本，高30~60厘米。茎直立，不分枝，有纵纹。叶常3~4片轮生，偶为5；卵形、卵状椭圆形至卵状披针形，长3.5~5.5厘米，宽1.8~3.8厘米，先端急尖或渐尖，基部楔形，叶脉通常5，中间3条特别明显；有短柄或几无柄。花腋生，多数生长于近茎下部呈鳞片状的苞腋间；花梗细长，直立或斜向上。花期3~4月。

蔓生百部：多年生草本，高60~90厘米，全体平滑无毛。根肉质，通常作纺锤形，数个至数十个簇生。茎上部蔓状，具纵纹。叶通常4片轮生；卵形或卵状披针形，长3~9厘米，宽1.5~4厘米，先端锐尖或渐尖，全缘或带微波状，基部圆形或近于截形，偶为浅心形，中脉5~9；叶柄线形，长1.5~2.5厘米。花梗丝状，长1.5~2.5厘米，其基部贴生于叶片中脉上，每梗通常单生1花；花被4，淡绿色，卵状披针形至卵形；雄蕊4，紫色，花丝短，花药内向，线形，顶端有一线形附属体；子房卵形，甚小，无花柱。蒴果广卵形而扁；内有长椭圆形的种子数枚。花期5月，果期7月。

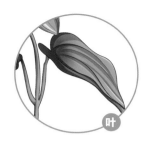

叶

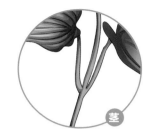

茎

用量用法 内服：3~9克，煎服。外用：适量，水煎或酒浸。

单方验方 ①剧烈咳嗽：百部根适量。浸酒，温服，每日3次。②熏衣虱：百部、秦艽各等份。共研为末，烧烟熏衣，虱自落，用上2药煮汤洗亦可。③手癣（鹅掌风）：百部、皂角、威灵仙各9克，土槿皮、白鲜皮各9克。醋60毫升，加水1000毫升煎，先熏后洗，每日5次。④小儿百日咳：蜜炙百部、夏枯草各9克，水煎服。⑤肺结核空洞：蜜炙百部、白及各12克，黄芩6克，黄精15克。水煎服。

传统药膳

百部生姜汁

原料 • 百部汁、生姜汁各等量。

制法 • 和匀同煎数沸。无鲜百部时，可用干品煎取浓汁，也可酌加蜜糖调味。

用法 • 每日3次，每服3~5毫升。

功效 • 散寒宣肺，降逆止咳。

适用 • 风寒咳嗽、头痛、鼻塞、流涕、恶寒发热等。

百部汁卤猪肾

原料 • 百部100克，猪肾1具，酱油、黄酒、白糖适量。

制法 • 先将水浸半小时后的百部用小火煮煎，待滤出两煎药液后，弃渣，烧至汁水剩约半碗时，加酱油2匙，黄酒1匙，白糖2匙。放入猪肾，不断翻动，直至卤汁烧至快尽，药液全部渗入猪肾时离火。

用法 • 每次半只切片佐膳食，每日2次。

功效 • 补肾。

适用 • 肾结核。

温馨提示 易伤胃滑肠，脾虚便溏者慎服。本品且有小毒，服用过量，可引起呼吸中枢麻痹。

延胡索

别名　元胡、延胡、玄胡索、元胡索。

来源　本品为罂粟科多年生草本植物延胡索（*Corydalis yanhusuo* W T Wang）的干燥块茎。

生境分布　生长于稀疏林、山地、树林边缘的草丛中。分布于浙江，江苏、湖北、湖南、安徽、江西等地大面积有栽培。本品为浙江特产，尤以金华地区产品最佳。

采收加工

夏初茎叶枯萎时采挖，除去须根，洗净，置沸水中煮至无白心时，取出晒干。

性味归经

辛、苦，温。归肝、脾经。

功效主治

活血，行气，止痛。用于胸胁及脘腹疼痛、胸痹心痛、经闭痛经、产后瘀阻、跌仆肿痛。

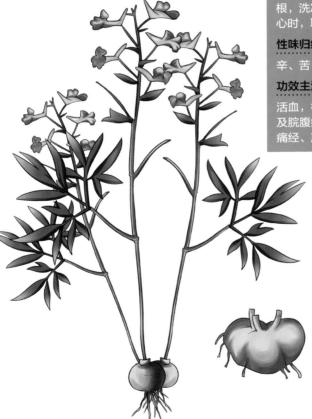

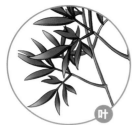
叶

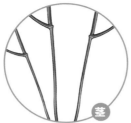
茎

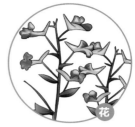
花

形态特征 多年生草本，茎纤弱，高约20厘米。叶互生，有长柄，小叶片长椭圆形至线形，全缘。总状花序顶生，花红紫色，横生于小花梗上，蒴果长圆形。花期4月，果期5～6月。

用量用法 内服：3～10克，煎汤；或研末吞服，每次1.5～3克。

单方验方 ①尿血（非器质性疾病引起的）：延胡索50克，朴硝37.5克。共研为末，每次20克，水煎服。②产后恶露不尽、腹内痛：延胡索末适量。以温酒调下5克。③跌打损伤：延胡索适量。炒黄研细，每次5～10克，开水送服，也可加黄酒适量同服。④疝气危急：延胡索（盐炒）、全蝎（去毒，生用）各等份。为末，每次2.5克，空腹盐酒下。

传统药膳

三七延胡索大蒜糊

原料 ● 延胡索粉、三七粉各10克，紫皮大蒜50克。

制法 ● 先将三七、延胡索分别除杂、洗净、晒干，研成细末后，充分拌和均匀，备用；用紫皮大蒜剥去外膜，洗净、切碎，剁成大蒜茸糊，盛入碗中，拌入三七、延胡索细末，加温开水适量，搅拌成糊状。

用法 ● 早、晚2次分服。

功效 ● 活血行气，抗癌止痛。

适用 ● 气滞血瘀型胃癌、肺癌等引起的疼痛。

佛手延胡索山楂茶

原料 ● 延胡索、佛手各6克，山楂10克。

制法 ● 将以上3味水煎，取汁。

用法 ● 代茶频饮，每日1剂。

功效 ● 行血逐瘀。

适用 ● 血瘀气闭型产后血晕。

温馨提示 孕妇慎服。

防己

别名	解离、石解、石蟾蜍、粉防己、倒地拱、载君行。
来源	本品为防己科多年生木质藤本植物粉防己（*Stephania tetrandra* S Moore）（汉防己）或马兜铃科多年生缠绕草本植物广防己（木防己）的干燥根。
生境分布	生长于山野丘陵地、草丛或矮林边缘。分布于安徽、浙江、江西、福建等地。

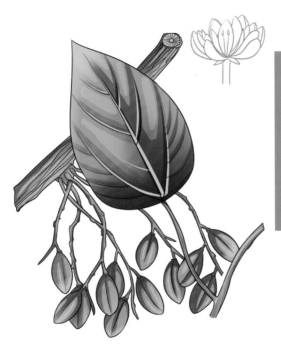

采收加工

秋季采挖，洗净泥土，切片，晒干，生用。

性味归经

苦，寒。归膀胱、肺经。

功效主治

祛风止痛，利水消肿。用于风湿痹痛、水肿脚气、小便不利、湿疹疮毒。

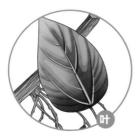

叶

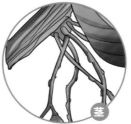

茎

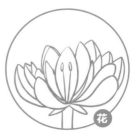

花

形态特征 木质藤本，主根为圆柱形。根呈圆柱形或半圆柱形，直径1.5～4.5厘米，略弯曲，弯曲处有横沟。表面粗糙，灰棕色或淡黄色，质坚硬，不易折断，断面粉性，可见放射状的木质部（车轮纹）。单叶互生，长椭圆形或卵状披针形，先端短尖，基部圆形，全缘，下面密被褐色短柔毛。总状花序，有花1～3，被毛花被下部呈弯曲的筒状，长约5厘米，上部扩大，三浅裂，紫色带黄色斑纹，子房下位。蒴果长圆形，具6棱，种子多数。花期4～5月，果期5～6月。

用量用法 内服：5～10克，煎服。

单方验方 ①风湿性关节炎、风湿性心肌炎致湿热身痛者：常用木防己与薏苡仁、滑石、蚕沙、杏仁、连翘、山栀子、制半夏、赤小豆配伍，如宣痹汤；对肌肉疼痛、麻木者，用木防己9克，或配用灵仙12克，蚕沙9克，鸡血藤15克。水煎服。②各种神经痛：汉防己3克，苯海拉明25毫克。每次口服，每日2～3次。③肝硬化水肿及腹水、肺源性心脏病水肿、肾炎水肿及小便不利：粉防己、大黄、椒目、葶苈子各30克。研末，水泛为丸，如绿豆大，每次1～2丸，每日2～3次。④冠心病、心绞痛：汉防己甲素120毫克加20毫升生理盐水静注，每日2次，2周为1个疗程。⑤高血压：汉防己6～12克，常与其他降压药配用。⑥中心性视网膜炎：防己、泽泻各6克，茯苓、丹参、地龙各15克，甘草、赤小豆各30克，白术、当归、桂枝、仙灵脾各10克，黄芪12克，鸡血藤18克。水煎服，每日1剂。

传统药膳

防己大枣汁

原料 • 黄芪12克，防己、白术各10克，甘草3克，生姜3片，大枣5枚。

制法 • 将上几味加水煎取汁。

用法 • 每日2次。

功效 • 益气健脾，利水消肿。

适用 • 气虚所致突发水肿，症见汗出恶风、身重水肿、小便不利、肢重麻木等。

温馨提示 本品大苦大寒，易伤胃气，体弱阴虚、胃纳不佳者慎用。

防风

别名 铜芸、风肉、回云、屏风、山芹菜、白毛草。

来源 本品为伞形科植物防风 [*Saposhnikovia divaricata* （Turcz）Schischk] 的干燥根。

生境分布 生长于丘陵地带山坡草丛中或田边、路旁、高山中、下部。分布于东北、内蒙古、河北、山东、河南、陕西、山西、湖南等地。

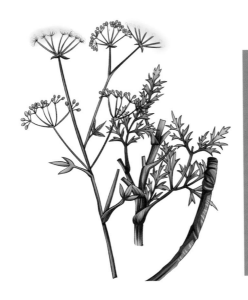

采收加工

春、秋两季采挖未抽花茎植株的根，除去须根及泥沙，晒干。

性味归经

辛、甘，温。归膀胱、肝、脾经。

功效主治

祛风解表，胜湿止痛，止痉。用于感冒头痛、风湿痹痛、风疹瘙痒、破伤风。

形态特征 多年生草本，高达80厘米，茎基密生褐色纤维状的叶柄残基。茎单生，二歧分枝。基生叶有长柄，2~3回羽裂，裂片楔形，有3~4缺刻，具扩展叶鞘。复伞形花序，总苞缺或少有1；花小，白色。双悬果椭圆状卵形，分果有5棱，棱槽间，有油管1，结合面有油管2，幼果有海绵质疣状突起。花期8~9月，果期9~10月。

用量用法 内服：5~10克，煎服。

单方验方 ①麻疹、风疹不透：防风、荆芥、浮萍各10克。水煎服。②痔疮出血：防风8克，荆芥炭、地榆炭各10克。水煎服。③酒糟鼻：防风、白蒺藜、白僵蚕、甘草各1克，荆芥穗4克，黄芩6克，茶叶1撮。水煎服。④感冒头痛：防风、荆芥各10克，紫苏叶、羌活各8克。水煎服。

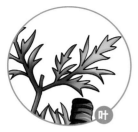 叶

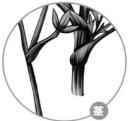 茎

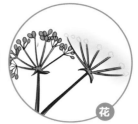 花

传统药膳

防风苏叶猪瘦肉汤

原料 ● 防风、白鲜皮各15克，紫苏叶10克，猪瘦肉30克，生姜5片。

制法 ● 将前3味中药用干净纱布包裹，和猪瘦肉、生姜一起煮汤，熟时去药包裹。

用法 ● 饮汤吃猪瘦肉。

功效 ● 祛风散寒。

适用 ● 风寒型荨麻疹。

防风粥

原料 ● 防风105克，葱白2棵，粳米100克。

制法 ● 先将防风择洗干净，放入锅中，加清水适量，浸泡10分钟后，同葱白煎取药汁，去渣取汁。粳米洗净煮粥，待粥将熟时加入药汁，煮成稀饭。

用法 ● 每日2次，趁热服食，连服2～3日。

功效 ● 祛风解表，散寒止痛。

适用 ● 感冒风寒、发热畏冷、恶风自汗、风寒痹痛、关节酸楚、肠鸣腹泻等。

防风黄芪牛肉汤

原料 ● 牛肉250克，黄芪、防风、白术各10克，红枣10枚，盐、葱、姜、味精各适量。

制法 ● 将牛肉洗净、切块，放入水中煮沸，撇掉血沫，3分钟后将牛肉捞起，在凉水中过一下，将黄芪、白术、防风、红枣放进锅里，搅拌均匀，用大火煮半小时把牛肉块放入药汤锅里，改用小火再炖2小时，将黄芪、白术、防风拣出，加入盐、葱、姜继续用大火煮8分钟后放入味精。

功效 ● 益气补肺，养心安神，强身健体。

适用 ● 容易感冒、畏风怕冷、体虚多汗者。

温馨提示 凡入药以黄色润泽的防风为佳，白色的多沙条，不能用。

麦冬

别名 寸冬、麦门冬、韭叶麦冬。

来源 本品为百合科植物麦冬［*Ophiopogon japonicus*（Thunb）Ker-Gawl］的干燥块根。

生境分布 生长于土质疏松、肥沃、排水良好的土壤和沙质土壤。分布于浙江、江苏、四川等地。

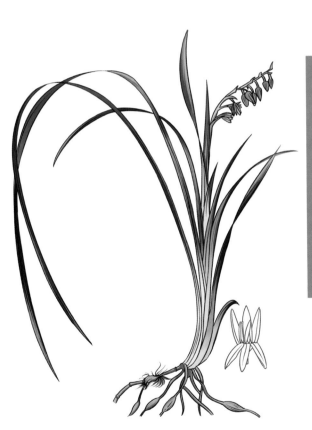

采收加工
夏季采挖，洗净，反复暴晒、堆置，至七八成干，除去须根，干燥。

性味归经
甘、微苦，微寒。归心、肺、胃经。

功效主治
养阴生津，润肺清心。用于肺燥干咳、虚劳咳嗽、津伤口渴、心烦失眠、内热消渴、肠燥便秘、咽白喉。

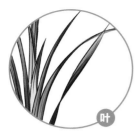

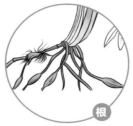

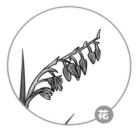

形态特征 多年生草本植物，地上匍匐茎细长。叶丛生，狭线形，革质，深绿色，平行脉明显，基部绿白色并稍扩大。花葶常比叶短，总状花序轴长2~5厘米，花1~2，生长于苞片腋内，花梗长2~4毫米，关节位于近中部或中部以上，花微下垂，花被片6，披针形，白色或淡紫色。浆果球形，成熟时深绿色或蓝黑色。花期5~8月，果期8~9月。

用量用法 内服：6~12克，煎服。

单方验方 ①慢性支气管炎：麦冬、五味子各100克。泡入1000克蜂蜜中，浸泡6日后开始服用，每日早晨或中午服1次，每次1大汤匙，每次服后接着含服1小片人参，吃2瓣大蒜，3颗核桃。②百日咳：麦冬、天冬各20克，百合15克，鲜竹叶10克。水煎服。③阴虚燥咳、咯血等：麦冬、川贝母、天冬各9克，沙参、生地黄各15克。水煎服。④萎缩性胃炎：麦冬、党参、玉竹、沙参、天花粉各9克，知母、乌梅、甘草各6克。水煎服。

传统药膳

参麦汤（散）

原料 • 人参10克，麦冬15克，五味子6克。

制法 • 水煎服。

用法 • 水煎服，每日2次。

功效 • 益气生津，敛阴止汗。

应用 • 气阴两虚所致的形体倦怠、气短懒言、多汗烦渴、咽喉干燥、干咳无痰；糖尿病、期外收缩、肺源性心脏病、慢性支气管炎、白喉并发心肌炎、低血压、甲状腺功能亢进等而具气阴两虚证者。

注意事项 • 身热饮冷、便结尿黄、舌红苔黄之实热及感冒所致咳嗽者，均不宜用。

温馨提示 脾胃虚寒、大便溏薄及感冒风寒或痰饮湿浊咳嗽者忌服。

远志

别名 细草、棘菀、苦远志、小草根、关远志。

来源 本品为远志科植物远志（*Polygala tenuifolia Willd*）等的干燥根。

生境分布 生长于海拔400~1000米的路旁或山坡草地。分布于山西、陕西、吉林、河南等地。

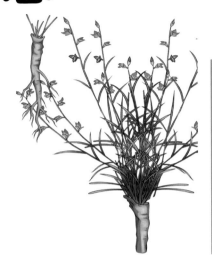

采收加工

春、秋两季采挖，除去须根及泥沙，晒干。

性味归经

苦、辛，温。归心、肾、肺经。

功效主治

安神益智，祛痰，消肿。用于心肾不交引起的失眠多梦、健忘惊悸、意识恍惚以及咳痰不爽、疮疡肿毒、乳房肿痛。

形态特征 多年生草本，高20~40厘米。根圆柱形，长达40厘米，肥厚，淡黄白色，具少数侧根。茎直立或斜上，丛生，上部多分枝。叶互生，狭线形或线状披针形，长1~4厘米，宽1~3毫米，先端渐尖，基部渐窄，全缘，无柄或近无柄。总状花序长2~14厘米，偏侧生与小枝顶端，细弱，通常稍弯曲；花淡蓝紫色，长约6毫米；花梗细弱，长3~6毫米；苞片3，极小，易脱落；萼片的外轮3，比较小，线状披针形，长约2毫米，内轮2，呈花瓣状，成稍弯些的长圆状倒卵形，长5~6毫米，宽2~3毫米；花瓣的2侧瓣倒卵形，长约4毫米，中央花瓣较大，呈龙骨瓣状，背面顶端有撕裂成条的鸡冠状附属物；雄蕊8，花丝连合成鞘状；子房倒卵形，扁平，花柱线形，弯垂，柱头2裂。蒴果扁平，卵圆形，边有狭翅，长、宽均为4~5毫米，绿色，光滑无睫毛。种子卵形，微扁，长约2毫米，棕黑色，密被白色细茸毛，上端有发达的种阜。花期5~7月，果期7~9月。

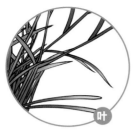

叶

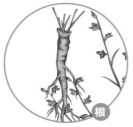

根

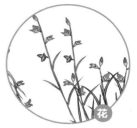

花

用量用法 内服：3~10克，煎服。

单方验方 ①脑风头痛：远志末适量。吸入鼻中。②喉痹作痛：远志末适量。吹喉，涎出为度。③乳腺炎：远志适量。焙干研细，酒冲服10克，药渣敷患处。④健忘：远志末适量。冲服。⑤神经衰弱、健忘心悸、多梦失眠：远志适量。研粉，每次5克，每日2次，米汤冲服。

传统药膳

远志枣仁粥

原料 • 远志肉、炒酸枣仁（枣仁不能久炒，否则油枯而失去镇静之效。）各10克，粳米50克。

制法 • 如常法煮粥，粥熟时加入远志、枣仁，稍煮即可。

用法 • 此粥宜睡前做夜宵服。

功效 • 补肝，宁心，安神。

适用 • 心肝两虚所致心悸。

远志酒

原料 • 远志500克，白酒2500毫升。

制法 • 将远志研末，放入酒坛，倒入白酒，密封坛口，每日摇晃1次，7日后即成。

用法 • 每日1次，每次10~20毫升。

功效 • 安神益智，消肿止痛。

适用 • 健忘、惊悸、失眠等。

温馨提示 使用时需将芯去掉，否则食用后会令人心生烦闷。可用甘草汤浸泡一夜，晒干或焙干后使用。

两面针

别名 两背针、双面针、双面刺、叶下穿针、入地金牛、红心刺刁根。

来源 本品为芸香科植物两面针 [*Zanthoxylum nitidum* （Roxb）DC] 的干燥根。

生境分布 生长于山野。产于华南各省及台湾、云南各地。

采收加工

全年可采挖，除去泥土，洗净晒干，用时切片或切段。

性味归经

苦、辛，平；有小毒。归肝、胃经。

功效主治

活血化瘀，行气止痛，祛风通络，解毒消肿。用于跌打损伤、胃痛、牙痛、风湿痹痛、毒蛇咬伤；外治烧烫伤。

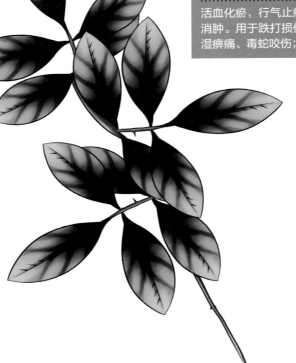

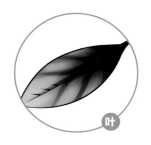

叶

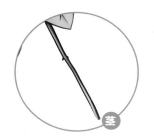

茎

形态特征 木质藤本。茎、枝、叶轴下面和小叶中脉两面均着生钩状皮刺。单数羽状复叶，长7～15厘米；小叶3～11，对生，革质，卵形至卵状矩圆形，无毛，上面稍有光泽，伞房状圆锥花序，腋生；花4；萼片宽卵形。果熟时紫红色，有粗大腺点，顶端正具短喙。

用量用法 内服：5～10克，煎服。外用：适量，研末调敷或煎水洗患处。

单方验方 ①食积腹痛、伤暑腹泻腹痛：两面针根末3克。开水冲服。②风湿骨痛：干两面针根、皮各10克，牛大力15克。水煎，每日3次服。

传统药膳

两面针茶

原料 • 两面针3克，五加皮9克，杜仲、磨盘草根、白糖各15克。

制法 • 上述4味药物洗净，放炖锅内，加入水200毫升，置武火上烧沸，再用文火煮25分钟。药渣除去，在药液内加入白糖拌匀即成。

用法 • 代茶饮用。

功效 • 清热解毒，滋补肝肾，镇静止痛。

应用 • 适用于三叉神经头痛患者。

温馨提示 不能过量服用；忌与酸味食物同服。

何首乌

别名 首乌、夜合、地精、赤葛、赤首乌、首乌藤。

来源 本品为蓼科植物何首乌（*Polygonum multiflorum* Thunb）的干燥块根。

生境分布 生长于墙垣、叠石之旁。分布于河南、湖北、安徽、四川等地。

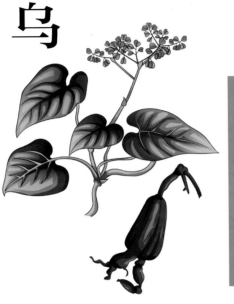

采收加工

秋、冬两季叶枯萎时采挖，削去两端，洗净，个大的切成片，干燥。

性味归经

苦、甘、涩，温。归肝、心、肾经。

功效主治

解毒消痈，润肠通便。用于瘰疬疮痈、风疹瘙痒、肠燥便秘、高脂血症。

形态特征 缠绕草本。根细长，末端成肥大的块根，外表红褐色至暗褐色。茎基部略呈木质，中空。叶互生，具长柄，叶片狭卵形或心形，长4～8厘米，宽2.5～5厘米，先端渐尖，基部心形或箭形，全缘或微带波状，上面深绿色，下面浅绿色，两面均光滑无毛。托叶膜质，鞘状，褐色，抱茎，长5～7毫米。花小，直径约2毫米，多数，密聚成大型圆锥花序，小花梗具节，基部具膜质苞片；花被绿白色，花瓣状，5裂，裂片倒卵形，大小不等，外面3片的花被背部有翅；雄蕊8，比花被短；雌蕊1，子房三角形，花柱短，柱头3裂，头状。瘦果椭圆形，有3棱，长2～3.5毫米，黑色光亮，外包宿存花被，花被成明显的3翅，成熟时褐色。花期10月，果期11月。

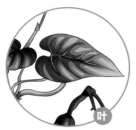

叶

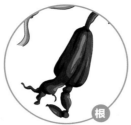

根

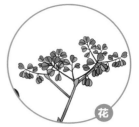

花

用量用法 内服：3～6克，煎服。

单方验方 ①肝肾精血不足、眩晕耳鸣、须发早白：制何首乌、熟地黄各25克。沸水浸泡，代茶饮或煎汤饮。②肝肾虚损、早衰发白：制何首乌15克，枸杞子30克，黑豆250克。何首乌、枸杞子煎水取汁，下黑豆，并加水适量煮至豆熟透、汁收尽，每日早、晚食豆10克。③疟疾：何首乌20克，甘草2克（小儿酌减）。浓煎2小时，分3次食前服用，连用2日。④白发：制首乌、熟地黄各30克，当归15克。浸于1000毫升的烧酒中，10～15日后开始饮用，每日15～30毫升。

传统药膳

生首乌蜂蜜水

原料 ● 生首乌30克，蜂蜜20毫升。

制法 ● 将生首乌洗净，晒干或烘干，研末，调入蜂蜜，拌和均匀即成。

用法 ● 上、下午分别服用。

功效 ● 养血，润肠通便。

适用 ● 血亏肠燥型肛裂。

何首乌猪肚

原料 ● 何首乌（鲜）、白果根、左转藤各60克，糯米250克，猪小肚1个，冰糖适量。

制法 ● 将前3药与糯米共盛猪小肚内，加冰糖炖1小时，去药渣。

用法 ● 食猪小肚及糯米，分2次食完，连服3～5剂。

功效 ● 益气，补虚，固涩。

适用 ● 遗精。

温馨提示 大便溏泻及有痰湿者不宜用。

忍冬藤

别名 忍冬、银花藤、金银藤、金钗股、金银花藤。

来源 本品为忍冬科植物忍冬（*Lonicera japonica* Thunb）的干燥茎枝。

生境分布 生长于山野中，亦有栽培。分布辽宁、河北、河南、山东、安徽、江苏、浙江、福建、广东、广西、江西、湖南、湖北、四川、贵州、云南、陕西、甘肃等地。

采收加工

秋、冬两季采割，晒干。

性味归经

甘，寒。归肺、胃经。

功效主治

清热解毒，疏风通络。用于温病发热、热毒血痢、痈肿疮疡、风湿热痹、关节红肿热痛。

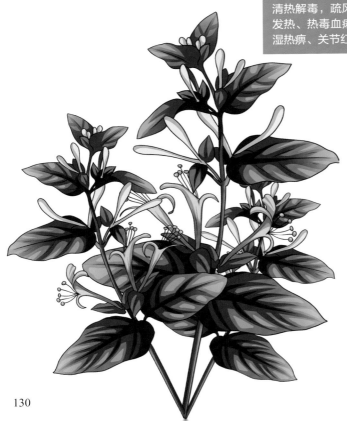

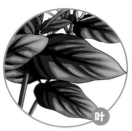
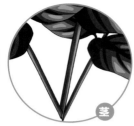
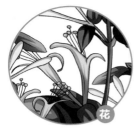

叶　茎　花

形态特征 多年生半常绿缠绕木质藤本，长达9米。茎中空，多分枝，幼枝密被短柔毛和腺毛。叶对生；叶柄长 4～10厘米，密被短柔毛；叶纸质，叶片卵形、长圆卵形或卵状披针形，长2.5～8厘米，宽1～5.5厘米，先端短尖、渐尖或钝圆，基部圆形或近心形，全缘，两面和边缘均被短柔毛。花成对腋生，花梗密被短柔毛和腺毛；总花梗通常单生于小枝上部叶腋，与对柄等长或稍短，生长于下部者长2～4厘米，密被短柔毛和腺毛；苞片2，叶状，广卵形或椭圆形，长约3.5毫米，被毛或近无毛；小苞片长约1毫米，被短毛及腺毛；花萼短小，萼筒长约2毫米，无毛，5齿裂，裂片卵状三角形或长三角形，先端尖，外面和边缘

密被毛；花冠唇形，长3～5厘米，上唇4浅裂，花冠筒细长，外面被短毛和腺毛，上唇4裂片，先端钝形，下唇带状而反曲，花初开时为白色，2～3日后变金黄色；雄蕊5，着生于花冠内面筒口附近，伸出花冠外；雌蕊1，子房下位，花柱细长，伸出。浆果球形，直径6～7毫米，成熟时蓝黑色，有光泽。花期4～7月，果期6～11月。

用量用法 内服：9～30克，煎服。

单方验方 ①风湿性关节炎：忍冬藤30克，白薇、豨莶草各12克，鸡血藤、老鹳草各15克。水煎服。②传染性肝炎：忍冬藤60克。加水1000毫升，煎至400毫升，早、晚分服，15日为1个疗程，疗程间隔1～3日。

传统药膳

忍冬藤酒

原料 ● 忍冬藤、乌梅、川乌、甘草、大青盐各6克，白酒300毫升。

制法 ● 浸泡21日，取酒饮服。

用法 ● 每次取5毫升，每日服3次。

功效 ● 主治风湿性关节炎。

鸡血藤

别名 红藤、活血藤、大血藤、血风藤、猪血藤、血龙藤。

来源 本品为豆科植物密花豆（*Spatholobus suberectus* Dunn）的干燥藤茎。

生境分布 生长于灌木丛中或山野间。分布于广西、广东、江西、福建、云南、四川等地。

采收加工

秋、冬两季采收，除去枝叶，切片，晒干。

性味归经

苦、甘，温。归肝、肾经。

功效主治

活血补血，调经止痛，舒筋活络。用于月经不调、痛经、经闭、风湿痹痛、麻木瘫痪、血虚萎黄。

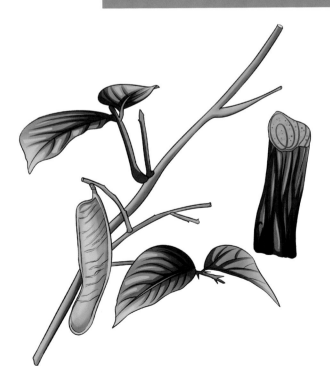

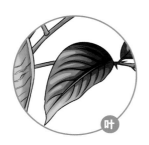

叶

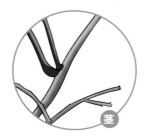

茎

形态特征 木质大藤本，长达数十米，老茎扁圆柱形，稍扭转。3出复叶互生，有长柄，小叶宽卵形，先端短尾尖，基部圆形或浅心形，背脉腋间常有黄色簇毛，小托叶针状。大型圆锥花序生枝顶叶腋。花近无柄，单生或2~3朵簇生于序轴的节上，成穗状，花萼肉质筒状，被白毛，蝶形花冠白色，肉质。荚果扁平，刀状，长8~10.5厘米，宽2.5~3厘米。花期6~7月，果期8~12月。

用量用法 内服：9~15克，煎服；大剂量可用至30克，或浸酒服，或熬成膏服。

单方验方 ①手脚痛：鸡血藤100克。水煎服。②贫血：鸡血藤、土党参各30克。水煎服。③风湿性关节炎：鸡血藤、老鹳草各15克，忍冬藤30克，豨莶草、白薇各12克。水煎服。④腰痛：鸡血藤、伸筋草各9克。水煎服。⑤贫血：鸡血藤30克。水煎服，或熬膏服。⑥白细胞减少症：鸡血藤、黄芪各15克，大枣10枚。水煎服。⑦血虚血瘀、月经不调、痛经、闭经：鸡血藤、当归、熟地黄各15克，川芎、香附各10克。水煎服。⑧中风后遗症手足痿弱、偏瘫：鸡血藤30克，黄芪15克，丹参、地龙干、赤芍各12克。水煎服。

传统药膳

鸡血藤木瓜豆芽汤

原料 ● 鸡血藤20克，木瓜10克，黄豆芽250克，猪油、食盐少许。

制法 ● 鸡血藤、木瓜煎水去渣，放入黄豆芽、猪油同煮汤，熟后再加食盐。

用法 ● 温服食用。

功能 ● 消除湿热、活血通络。鸡血藤舒经活络、行血，木瓜舒筋活络、除湿；黄豆芽清利湿热。用于湿热痹阻，关节红肿、灼痛、麻木等症。

温馨提示 月经过多者慎用。

苦参

别名 苦骨、地参、川参、牛参、地骨、凤凰爪、野槐根、山槐根。

来源 本品为豆科多年生落叶亚灌木植物苦参（*Sophora flavescens* Ait）的根。

生境分布 我国各地均产。生长于沙地或向阳山坡草丛中及溪沟边。

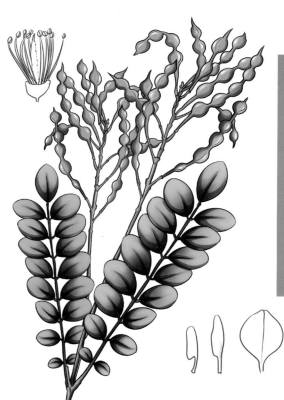

采收加工

春、秋两季采收，除去芦头、须根，洗净，切片，晒干生用。

性味归经

苦，寒。归心、肝、胃、大肠、膀胱经。

功效主治

清热燥湿，杀虫利尿。用于热痢、便血、黄疸尿闭、赤白带下、阴肿阴痒、湿疹、湿疮、皮肤瘙痒、疥癣麻风；外治滴虫性阴道炎。

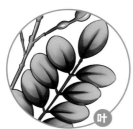
叶

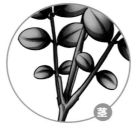
茎

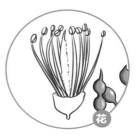
花

形态特征 本植物为落叶半灌木，高0.5～1.5米。叶为奇数羽状复叶，托叶线形，小叶片11～25，长椭圆形或长椭圆披针形，长2～4.5毫米，宽0.8～2厘米，上面无毛，下面疏被柔毛。总状花序顶生，花冠蝶形，淡黄色，雄蕊10，离生，仅基部联合，子房被毛。荚果线形，于种子间缢缩，呈念珠状，熟后不开裂。花期5～7月，果期7～9月。

用量用法 内服：4.5～9克，煎服。外用：适量。

单方验方 ①心悸：苦参20克。水煎服。②婴儿湿疹：先将苦参30克浓煎取汁、去渣，再将打散的1枚鸡蛋及红糖30克同时加入，煮熟即可，饮汤，每日1次，连用6日。

传统药膳

苦参菊花茶

原料 ● 苦参15克，野菊花12克，生地黄10克。

制法 ● 将苦参、野菊花、生地黄共研粗末，置保温瓶中，冲入沸水，闷20分钟。

用法 ● 代茶频频饮服，每日1剂。

功效 ● 清热燥湿，凉血解毒。

适用 ● 痒疹属湿热夹血热症如痒疹红色（下肢、躯干为多）、遇热加重、皮肤瘙痒等。

苦参刺猬粥

原料 ● 苦参100克，刺猬皮1具，露蜂房15克，黍米1000克，酒曲150克。

制法 ● 先将苦参、刺猬皮、露蜂房捣成粗末，放锅中，加水750毫升，煎取汁500毫升备用。再将黍米蒸成饭，与药汁、酒曲相拌，放容器中，密封瓶口，酿造7～10日，滤取汁，装瓶备用。

用法 ● 每日3次，饭前温服10～15毫升，10日为1个疗程。

功效 ● 清热解毒，通络止痒。

适用 ● 各种疥疮。

温馨提示 脾胃虚寒及阴虚津伤者忌用或慎用。反藜芦。

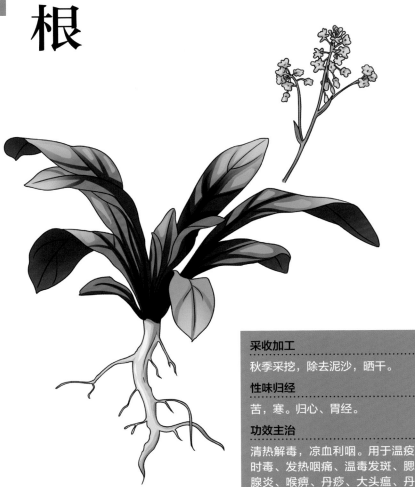

2

根及根茎类

板蓝根

别名 靛青根、菘蓝根、蓝靛根、大蓝根、北板蓝根。

来源 本品为十字花科植物菘蓝（*Isatis indigotica* Fort）的干燥根。

生境分布 多为栽培。分布于河北、陕西、河南、江苏、安徽等地。

采收加工

秋季采挖，除去泥沙，晒干。

性味归经

苦，寒。归心、胃经。

功效主治

清热解毒，凉血利咽。用于温疫时毒、发热咽痛、温毒发斑、腮腺炎、喉痹、丹痧、大头瘟、丹毒、痈肿。

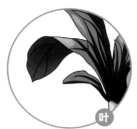

叶

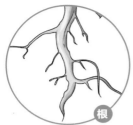

根

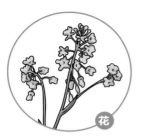

花

形态特征 二年生草本，茎高40～90厘米，稍带粉霜。基生叶较大，具柄，叶片长椭圆形，茎生叶披针形，互生，无柄，先端钝尖，基部箭形，半抱茎。花序复总状；花小，黄色。短角果长圆形，扁平有翅，下垂，紫色；种子1枚，椭圆形，褐色。花期5月，果期6月。

用量用法 内服：9～15克，煎服。

单方验方 ①流行性感冒：板蓝根50克，羌活25克。煎汤，每日2次分服，连服2～3日。②肝炎：板蓝根50克。水煎服。③肝硬化：板蓝根50克，茵陈20克，郁金10克，薏苡仁15克。水煎服。④流行性乙型脑炎：板蓝根15克。煎服，每日1剂，连服5日。⑤偏头痛：板蓝根30克，生石膏15克，淡豆豉10克。水煎分2次服，每日1剂。⑥病毒性肺炎高热：板蓝根30克，鱼腥草20克，菊花25克，甘草10克。水煎服。

传统药膳

贯众板蓝根茶

原料 • 贯众、板蓝根各30克，甘草15克。

制法 • 将上3药放入茶杯内，冲入开水，加盖闷泡15分钟，代茶饮用。

用法 • 每日1剂，频频冲泡饮服，连饮6～8次。

功效 • 祛风，清热，利咽。

适用 • 流行性感冒、发热、头痛、周身酸痛等。

温馨提示 脾胃虚寒者忌服。

刺五加

别名 五谷皮、南五加皮、红五加皮。

来源 本品为五加科植物刺五加［*Acanthopanax senticosus*（Rupr et Maxim）Harms］的干燥根和根茎或茎。

生境分布 生长于山地林下及林缘。分布于东北地区及河北、北京、山西、河南等地。

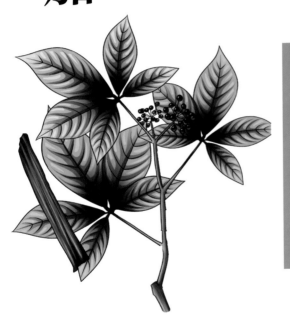

采收加工

春、秋两季采收，洗净，干燥。

性味归经

辛、微苦，温。归脾、肾、心经。

功效主治

益气健脾，补肾安神。用于脾肺气虚、体虚乏力、食欲缺乏、肺肾两虚、久咳虚喘、肾虚腰膝酸痛、心脾不足、失眠多梦。

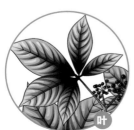

叶

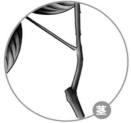

茎

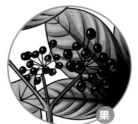

果

形态特征 落叶灌木，高1～6米。茎密生细长倒刺。掌状复叶互生，小叶5，稀4或3，边缘具尖锐重锯齿或锯齿。伞形花序顶生，单一或2～4个聚生，花多而密；花萼具5齿；花瓣5，卵形；雄蕊5，子房5室。浆果状核果近球形或卵形，干后具5棱，有宿存花柱。花期6～7月，果期7～9月。

用量用法 内服：9～27克，煎服。

单方验方 ①风湿痹痛、腰膝酸痛：可单用刺五加浸酒服，也可与羌活、秦艽、威灵仙等配伍应用。②肝肾不足所致的腰膝酸痛、下肢痿弱以及小儿行迟等：刺五加、牛膝、木瓜、续断各适量。水煎服。③水肿、小便不利：刺五加、茯苓皮、大腹皮、生姜皮、地骨皮各适量。水煎服。④黄褐斑、辅助治疗心律失常、低血压、足跟痛：刺五加片每次3片，每日3次，30日为1个疗程，一般需要3～6个疗程。

传统药膳

刺五加明眸茶

原料 ● 刺五加15克，麦冬50克，白芷5克，洋甘菊3大匙，大枣15克，丹参5克，马鞭草2大匙，适量果糖。

制法 ● 除洋甘菊及马鞭草外，将其余中药加水2500毫升浸泡半小时。用大火煮沸后转小火熬煮约1小时，然后加入洋甘菊及马鞭草，沸后熄火闷约3分钟。过滤后待凉，加入果糖调味即可饮用。

用法 ● 可当作日常饮料，2～3日内喝完。

功效 ● 益气补血、清凉止痒、生津止渴。

茉莉龙加茶

原料 ● 茉莉花、刺五加、乌龙茶茶叶各5克或是用乌龙茶茶包。

制法 ● 先将茉莉花、刺五加放入滤杯中，冲入800毫升的热开水后，泡闷约15分钟，再取出滤杯，加入乌龙茶茶叶或茶包，再闷泡约10分钟。等到待茶色变成褐色，去除茶包即可饮用。

用法 ● 代茶饮。

功效 ● 瘦身。

温馨提示 阴虚火旺者慎服。

郁金

别名 黄郁、黄姜、玉金、温郁金、广郁金、白丝郁金、黄丝郁金。

来源 本品为姜科多年生草本植物温郁金（*Curcuma wenyujin* Y H Chenet C Ling）、姜黄、广西莪术或蓬莪术的干燥块根。前两者分别习称"温郁金"和"黄丝郁金"，其余按性状不同习称"桂郁金"或"绿丝郁金"。

生境分布 生长于林下或栽培。分布于浙江、四川、江苏、福建、广西、广东、云南等地。

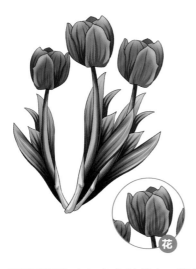

花

采收加工

冬季茎叶枯萎后采挖，摘取块根，除去细根，蒸或煮至透心，干燥。切片或打碎，生用，或矾水炒用。

性味归经

辛，苦，寒。归肝、胆、心经。

功效主治

活血行气，解郁止痛，清心凉血，利胆退黄。用于胸胁刺痛、胸痹心痛、经闭痛经、乳房胀痛、热病神昏、癫痫发狂、血热吐衄、黄疸尿赤。

形态特征 多年生宿根草本。根粗壮，末端膨大成长卵形块根。块茎卵圆状，侧生，根茎圆柱状，断面黄色。叶基生；叶柄长约5厘米，基部的叶柄短，或近于无柄，具叶耳；叶片长圆形，长15～37厘米，宽7～10厘米，先端尾尖，基部圆形或三角形。穗状花序，长约13厘米；总花梗长7～15厘米；具鞘状叶，基部苞片阔卵圆形，小花数朵，生长于苞片内，顶端苞片较狭，腋内无花；花萼白色筒状，不规则3齿裂；花冠管呈漏斗状，裂片3，粉白色，上面1枚较大，两侧裂片长圆形；侧生退化雄蕊长圆形，药隔矩形，花丝扁阔；子房被伏毛，花柱丝状、光滑或被疏毛，基部有2棒状附属物，柱头略呈2唇形，具缘毛。花期4～6月，极少秋季开花。

用量用法 内服：3～10克，煎服；研末服，2～5克。

单方验方 ①鼻血、吐血：郁金10克。研为细末，水冲服。②尿血（非器质性疾病引起）：郁金50克，葱白1把。水煎温服，每日3次。③肠梗阻：郁金、桃仁、瓜蒌各15克。水煎后加麻油250毫升，一次温服。④痔疮肿痛：郁金末适量。水调搽之。

郁金香附茶

原料 • 郁金10克，香附30克，甘草15克。

制法 • 将3味药放入砂锅内，加水1000毫升，煎沸20分钟，取汁代茶饮。

用法 • 每日1剂，分2次饮服，连用25～35日。

功效 • 行气解郁。

适用 • 虚寒性胃痛。

田七郁金蒸乌鸡

原料 • 郁金9克，田七6克，乌鸡1只（500克），绍酒10毫升，葱、姜、盐、大蒜各适量。

制法 • 把田七切成小颗粒（绿豆大小）；郁金洗净，润透，切片；乌鸡宰杀后，去毛、内脏及爪；大蒜去皮，切片；姜切片，葱切段。乌鸡放入蒸盆内，加入姜、葱、大蒜，在鸡身上抹匀绍酒、盐，把田七、郁金放入鸡腹内，注入清水300毫升。把蒸盆置蒸笼内，用大火大汽蒸50分钟即成。

用法 • 每日1次，每次吃鸡肉50克，佐餐食用。

功效 • 补气血，祛瘀血。

适用 • 肝硬化腹水患者食用。

金胡莲子汤

原料 • 郁金、柴胡各10克，莲子30克。

制法 • 郁金、柴胡布包，加水适量，与莲子煎煮，至莲子熟，去渣取汁留莲子。

用法 • 吃莲子饮汁，每日服1剂，连用3～5日。

功效 • 解郁热，饮乳汁。

适用 • 肝经郁热所致的乳汁自出。

温馨提示 畏丁香。

虎杖

别名 苦杖、斑杖、酸杖、蛇总管、阴阳莲、紫金龙。

来源 本品为蓼科植物虎杖（*Polygonum cuspidatum* Sieb et Zucc）的干燥根茎及根。

生境分布 生长于疏松肥沃的土壤，喜温和湿润气候，耐寒、耐涝。我国大部分地区均产。

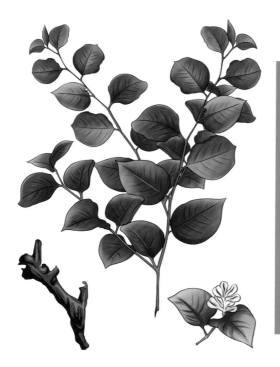

采收加工

春、秋两季采挖，除去须根，洗净，趁鲜切短段或厚片，晒干。

性味归经

微苦，微寒。归肝、胆、肺经。

功效主治

利湿退黄，清热解毒，散瘀止痛，止咳化痰。用于湿热黄疸、淋浊、带下、风湿痹痛、经闭、癥瘕、水火烫伤、跌打损伤、痈肿疮毒、咳嗽痰多。

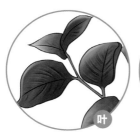

叶

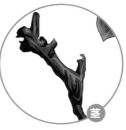

茎

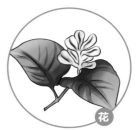

花

形态特征 多年生灌木状草本，无毛，高1～1.5米，根状茎横走，木质化，外皮黄褐色，茎直立，丛生，中空，表面散生红色或紫红色斑点。叶片宽卵状椭圆形或卵形，顶端急尖，基部圆形或阔楔形，托叶鞘褐色，早落。花单性，雌雄异株，圆锥花序腋生；花梗细长，中部有关节。瘦果椭圆形，有3棱，黑褐色，光亮。花期7～9月，果期9～10月。

用量用法 内服：9～15克，煎服。外用：适量，制成煎液或油膏涂敷。

单方验方 ①痈肿疮毒：虎杖、野菊花、千里光各15克。水煎服。②尿路感染：虎杖、萹蓄、车前草各15克。水煎服。③烧烫伤：虎杖粉1000克。浸入5000毫升75％乙醇中1～2日，取浸液喷洒创面。④妇女月经不利、行经腹痛：虎杖30克，没药、凌霄花各10克。共捣为散，每次3克，以热酒调下。⑤带状疱疹：虎杖、紫花地丁各15克。研末，浓茶调服。

传统药膳

虎杖酒

原料 ● 虎杖30克，川茄皮、川牛膝、桂枝、防风各15克，木瓜9克，烧酒1500毫升。

制法 ● 将前6味浸泡于烧酒中5～7日。

用法 ● 每日2次，每次10～25毫升。

功效 ● 祛风湿，活络。

适用 ● 筋骨痰火、手足麻木等。

虎杖板蓝根蜜饮

原料 ● 虎杖30克，蜂蜜30毫升，板蓝根20克。

制法 ● 将虎杖、板蓝根洗净，入锅加水，大火烧沸，改用小火煎煮30分钟，滤渣取药汁，待汁温后调入蜂蜜，即成。

用法 ● 每日1剂，分早、晚服用。

功效 ● 清热解毒，祛风止痛。

适用 ● 红眼病。

温馨提示 孕妇忌服。

知母

别名 地参、水须、淮知母、穿地龙。

来源 本品为百合科植物知母（*Anemarrhena asphode-loides* Bge）的干燥根茎。

生境分布 生长于山地、干燥丘陵或草原地带。分布于山西、河北、内蒙古等地。

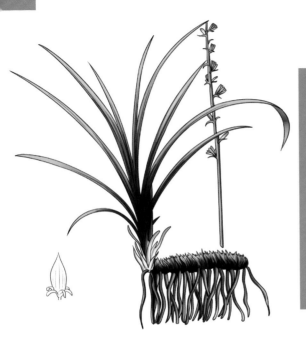

采收加工

春、秋两季采挖，除去须根及泥沙，晒干，习称"毛知母"；或除去外皮，晒干。

性味归经

苦、甘，寒。归肺、胃、肾经。

功效主治

清热泻火，滋阴润燥。用于外感热病、高热烦渴、肺热燥咳、骨蒸潮热、内热消渴、肠燥便秘。

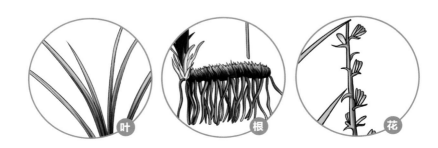

叶　根　花

形态特征 知母：多年生草本，根茎横走，密被膜质纤维状的老叶残基。叶丛生，线形，质硬。花茎直立，从叶丛中生出，其下散生鳞片状小苞片，2～3朵簇生于苞腋，成长为穗状花序，花被长筒形，黄白色或紫堇色，有紫色条纹。蒴果长圆形，熟时3裂。种子黑色。花期5～6月，果期8～9月。

毛知母：呈长条状，微弯曲，略扁，少有分枝，长3～15厘米，直径0.8～1.5厘米，顶端有残留的浅黄色叶痕及茎痕，习称"金包头"，上面有一凹沟，具环节，节上密生残存的叶基，由两侧向上方生长，根茎下有点状根痕。

用量用法 内服：6～12克，煎服。清热泻火宜生用，滋阴降火宜盐水炒用。

单方验方 ①咳嗽（肺热痰黄黏稠）：知母12克，黄芩9克，鱼腥草、瓜蒌各15克。水煎服。②骨蒸劳热、五心烦热：知母、熟地黄各12克，鳖甲、银柴胡各10克。水煎服。③烦渴不止：知母18克，生山药30克，生黄芪15克，生鸡内金6克，葛根5克，五味子、天花粉各9克。水煎服，每日1剂。④前列腺肥大：知母、黄柏、牛膝各20克，丹参30克，大黄15克，益母草50克。水煎服，每日1剂。

传统药膳

知母龙骨炖鸡

原料 • 知母20克，龙骨40克，雏母鸡1只（当年未下蛋）。

制法 • 将母鸡拔毛去内脏，洗净，取知母、龙骨放入鸡腹腔内，小火炖至熟烂即可。

用法 • 早、晚佐餐食用。

功效 • 滋阴降火。

适用 • 早泄伴情欲亢盛、梦遗滑精者。

山药知母汁

原料 • 生山药粉30克，知母、天花粉各15克，生鸡内金粉、五味子、葛根粉各10克。

制法 • 先将知母、五味子加水500毫升，煎汁300毫升，去渣，再将山药粉、葛根粉、天花粉、鸡内金粉冷水调糊，趁药液沸滚时倒入，搅拌为羹。

用法 • 每次100毫升，每日3次。

功效 • 利小便，消肿。

适用 • 糖尿病尿频、下肢水肿等。

温馨提示 本品性寒质润，有滑肠之弊，故脾虚便溏者不宜用。

狗脊

别名 苟脊、扶筋、狗青、黄狗头、金狗脊、金毛狗脊。

来源 本品为蚌壳蕨科植物金毛狗脊［*Cibatium baromelz*（L.）J Sm］的干燥根茎。

生境分布 生长于山脚沟边及林下阴处酸性土上。分布于四川、广东、贵州、浙江、福建等地。均为野生。

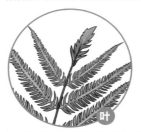
叶

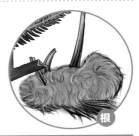
根

采收加工
秋、冬两季采挖，除去泥沙，干燥；或去硬根、叶柄及金黄色茸毛，切厚片，干燥，为"生狗脊片"；蒸后晒至六七成干，切厚片，干燥，为"熟狗脊片"。

性味归经
苦、甘，温。归肝、肾经。

功效主治
补肝肾，强腰膝，祛风湿。用于腰膝酸软、下肢无力、风湿痹痛。

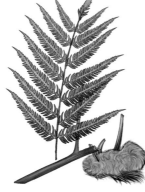

形态特征 多年生草本，高2～3厘米。根茎呈不规则的块状，长10～30厘米（少数可达50厘米），直径2～10厘米。根茎粗大，密被金黄色长茸毛，顶端有叶丛生。叶宽卵状三角形，3回羽裂；末回裂片镰状披针形，边缘有浅锯齿，侧脉单一或在不育裂片上为2叉。孢子囊群生长于小脉顶端，每裂片上1～5对；囊群盖2瓣，成熟时张开如蚌壳。

用量用法 内服：6～12克，煎服。

单方验方 ①骨质增生症：狗脊、熟地黄、枸杞、川牛膝、补骨脂、桑寄生各15克，杜仲、菟丝子各12克，淫羊藿9克。水煎服。②腰痛、脚膝痿软：狗脊、萆薢各100克，菟丝子500克。共研粉，炼蜜为丸，每次9克，每日2次。③风湿痹痛、手足麻木：狗脊、牛膝、木瓜、海风藤各9克，桑枝、桂枝、松节、秦艽、炒续断各6克。水煎服。

脊仲附子汤

原料 ● 狗脊、杜仲、羌活、肉桂各60克，制附子、牛膝各100克，桑寄生80克，白酒3000毫升。

制法 ● 将杜仲微炒令黄，上述药品共捣碎，置于净器中，倒入白酒，密封坛口，浸泡7日即成。

用法 ● 每日3次，每次于饭前温饮10～20毫升。

功效 ● 温阳益肾，壮腰膝。

适用 ● 肾虚腰痛、脚膝筋脉拘急酸痛等。

狗脊粥

原料 ● 狗脊10克，大米100克，白糖适量。

制法 ● 将狗脊择净，放入锅中，加清水适量，浸泡5～10分钟后，水煎取汁，加大米煮粥，待粥熟时下白糖，再煮一二沸即成。

用法 ● 每日1剂，连续3～5日。

功效 ● 补益肝肾，祛风除湿，固精缩尿。

适用 ● 肝肾不足，风湿侵袭所致的腰脊酸痛、不能俯卧、筋骨无力、足膝软弱、小便频数、夜尿频多、带下等。

狗脊猪脊汤

原料 ● 猪脊骨500克，金毛狗脊30克。

制法 ● 猪脊骨洗净斩件，金毛狗脊洗净，与猪脊骨一齐放入砂煲内，加清水适量，大火煮沸后，改用小火煲2～3小时，调味供用。

用法 ● 佐餐食用，每日1剂。

功效 ● 祛寒行湿，温经通络。

适用 ● 寒湿腰痛。

狗脊酒

原料 ● 金毛狗脊150克，黄酒1500毫升。

制法 ● 将狗脊切片，浸于酒中，封固容器置锅中，隔水加热煮1.5小时，取出，埋土中7日以去火毒。

用法 ● 每日3次，每次饮酒1小盅。

功效 ● 强筋壮骨。

适用 ● 筋骨关节疼痛、腰膝无力、活动不便等。

温馨提示 肾虚有热、小便不利或短涩赤黄、口苦舌干者，均忌服。

草乌

别名 乌头、鸡毒、药羊蒿、草乌头、鸡头草、百步草。

来源 本品为毛茛科植物北乌头（*Aconitum kusnezoffii* Reichb）的干燥块根。

生境分布 生长于山坡草地或疏林中。分布于山西、河北、内蒙古等地。

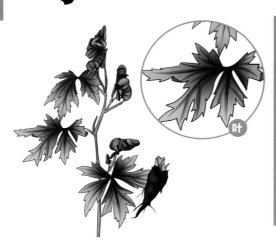

叶

采收加工

秋季茎叶枯萎时采挖，除去须根及泥沙，干燥。

性味归经

辛、苦，热；有大毒。归心、肝、肾、脾经。

功效主治

祛风除湿，温经止痛。用于风寒湿痹、关节疼痛、心腹冷痛、寒疝作痛、麻醉止痛。

形态特征 多年生草本。茎直立，高50～150厘米，无毛。茎中部叶有稍长柄或短柄；叶片纸质或近革质，五角形，3全裂，中裂片宽菱形，渐尖，近羽状深裂，小裂片披针形，上面疏被短曲毛，下面无毛。总状花序窄长；花梗长2～5厘米；小苞片线形；萼片5，紫蓝色，上萼片盔形；花瓣2，有长爪，距卷曲；雄蕊多数；心皮3～5。蓇葖果。花期7～9月，果期10月。

用量用法 一般炮制后用。

单方验方 ①风寒关节炎：草乌、松节、川乌各30克，生半夏、生天南星各30克。研粗末酒浸，擦敷患处。②十二指肠溃疡：草乌、川乌各9克，白及、白芷各12克。研末和面少许，调合成饼，外敷于剑突下胃脘部，一昼夜后除去。③气滞血瘀心痛：草乌15克，土木香10克，马钱子9克，肉蔻、广木香各20克，沉香6克。共研粗末，每次水煎服3～6克，每日3次。④淋巴结炎、淋巴结结核：草乌1个。用烧酒适量磨汁，外搽局部，每日1次。

提宫散

原料 • 制川乌、制草乌各30克，白及60克。

制法 • 上药研成细末，过筛，混和均匀备用。

用法 • 取药末1.2克，装入绢制的拇指大小的袋内，袋口用线头扎好，并留一段五寸长的线头，然后放入阴道后穹窿处。每日1袋，6~8小时取出药袋。

功效 • 升提固脱。

适用 • 子宫脱垂。

伤筋散

原料 • 芫花根、草乌、威灵仙、穿山甲、川乌、樟脑各50克，生姜150克。

制法 • 将上述前5味药研成细末，过100目筛；再将樟脑研细末，两药末混匀，备用。

用法 • 捣碎30克生姜，与50克药末和匀，敷在痛点上，上面盖一层纱布，用胶布固定，再在药上敷以热水袋。48小时后取下，按摩局部皮肤。间隔6小时，按照前面所述的方法，再重复敷药。10日为1个疗程，休息3日可进行第2个疗程。

功效 • 行气散结，通络止痛。

适用 • 腰肌劳损。

草乌酒

原料 • 制川乌、制草乌各15克，当归、牛膝20克，低度优质白酒500毫升。

制法 • 将上述4味药材分别拣洗干净，晒干（或烘干）后切成片，同放入玻璃瓶中，加入白酒，加盖密封，每日摇动2次，浸泡15日即可饮用。

用法 • 每日2次，每次1小盅（约15毫升）。

功效 • 祛风除湿，温经止痛。

适用 • 风寒湿痹型风湿性关节炎。

温馨提示 生品内服宜慎；孕妇禁用；不宜与半夏、瓜蒌、瓜蒌子、瓜蒌皮、天花粉、川贝母、浙贝母、平贝母、伊贝母、湖北贝母、白蔹、白及同用。

南沙参

别名	沙参、桔参、石沙参、轮叶沙参、四叶沙参、狭叶沙参。
来源	本品为桔梗科植物轮叶沙参［*Adenophora tetraphylla*（Thunb）Fisch］或杏叶沙参的干燥根。
生境分布	多生长于山野的阳坡草丛中。分布于安徽、江苏、浙江、贵州等地，四川、河南、甘肃、湖南、山东等地也产。

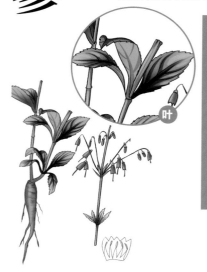

叶

采收加工

春、秋两季采挖根部。洗净泥土，除去须根，刮去粗皮，洗净，干燥。

性味归经

甘，微寒。归肺、胃经。

功效主治

养阴清肺，益胃生津，化痰，益气。用于肺热燥咳，阴虚劳嗽，干咳痰黏，胃阴不足，食少呕吐，气阴不足，烦热口干。

形态特征 轮叶沙参：多年生草本。根粗壮，胡萝卜形，具皱纹。茎直立，单一，高60～150厘米。叶通常4片轮生；无柄或有短柄；叶片椭圆形或披针形，长4～8厘米，宽1.5～3厘米，边缘有锯齿，上面绿色，下面淡绿色，有密柔毛。圆锥状花序大型；有不等长的花梗；花冠钟形，蓝紫色，狭小壶状；子房下位，花柱伸出花冠外，蓝紫色，先端圆形，柱头9裂；花盘围绕在花柱的基部。蒴果3室，卵圆形。花期7～8月。

杏叶沙参：多年生草本，茎高40～80厘米。不分枝，常被短硬毛或长柔毛。基生叶心形，大而具长柄；茎生叶无柄，或仅下部的叶有极短而带翅的柄；叶片椭圆形、狭卵形，基部楔形。先端急尖或短渐尖，边缘有不整齐的锯齿，两面疏生短毛或长硬毛，或近无毛。花序不分枝而成假总状花序，或有短分枝而成极狭的圆锥花序，极少具长分枝而成圆锥花序的。花期9～10月。

用量用法 内服：9～15克，煎服，鲜品15～60克，清热生津力强，多用于热盛津伤者。

单方验方 ①慢性支气管炎，干咳无痰或痰少而黏：南沙参、杏仁、川贝母、枇杷叶各9克，麦冬10克。每日1剂，水煎服。②肺结核，干咳无痰：南沙参9克，麦冬6克，甘草3克。开水冲泡，代茶饮服。③胃阴不足，胃部隐痛：南沙参、麦冬、玉竹、白芍各10克，佛手、延胡索各5克。水煎服，每日1剂。④食管炎、胸骨刺痛、吞咽困难：南沙参、金银花、麦冬、桔梗、甘草、连翘各100克，胖大海50克。共为蜜丸，每次1～2丸，每日3～5次，于两餐之间或空腹含化，缓咽。⑤小儿口疮：南沙参、天花粉、大青叶、玉竹、扁豆各6克。水煎服，每日1剂，一般服药2～5剂。

传统药膳

南沙参炖猪肺

原料 • 南沙参20克，猪肺1具，料酒、姜、葱、盐、味精、胡椒粉各适量。

制法 • 将南沙参润透，切片；猪肺反复冲洗干净，切4厘米见方的块；姜切片，葱切段。将南沙参、猪肺、料酒、姜、葱同放炖锅内，加水适量，置大火烧沸，再用小火炖煮30分钟，加入盐、味精、胡椒粉即成。

用法 • 每日1次，每次吃猪肺100克。

功效 • 养阴补肺。

适用 • 肺热燥咳、虚劳久咳、阴伤咽干、喉痛等。

沙参玉竹莲子百合汤

原料 • 南沙参50克，玉竹、莲子、百合各25克，鸡蛋1枚。

制法 • 将沙参、玉竹、莲子、百合洗净，同鸡蛋连壳一起下锅，同炖半小时，取出鸡蛋除壳，再同炖至药物软烂。

用法 • 食鸡蛋饮汤,可加糖调味。

功效主治 • 本汤所取中药均是润肺养阴、健脾和胃之品，特别是鸡蛋，不但食疗价值高，且能补阴除烦，益血安神，可治肺胃阴伤、失音咽痛之症，所以本膳能滋阴清热，润肺止咳。

适用 • 用于治疗气虚久咳、肺燥干咳，见咳嗽声低、痰少不利、体弱少食、口干口渴等。

注意事项 • 脾虚湿盛或实热痰多、身热口臭者不宜选用。

温馨提示 反藜芦。风寒咳嗽、寒饮喘咳、脾胃虚寒者忌用。

威灵仙

别名 灵仙、黑骨头、黑须根、黑脚威灵仙、铁脚威灵仙。

来源 本品为毛茛科植物威灵仙（*Clematis chinensis* Osbeck）等的干燥根及根茎。

生境分布 生长于山谷、山坡或灌木丛中。分布于江苏、浙江、江西、安徽、四川、贵州、福建、广东、广西等地。

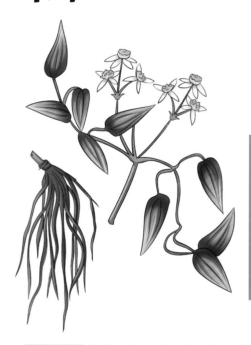

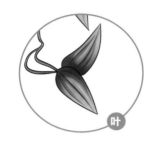

叶

采收加工

秋季采挖，除去泥沙，晒干。

性味归经

辛、咸，温。归膀胱经。

功效主治

祛风除湿，通络止痛。用于风湿痹痛、肢体麻木、筋脉拘挛、屈伸不利、骨哽咽喉。

形态特征 藤本植物，干时地上部分变黑。根茎丛生多数细根。根茎呈圆柱状，表面淡棕黄色，上端残留茎基，下侧着生多数细根。叶对生，羽状复叶，小叶通常5，稀为3，狭卵形或三角状卵形，长1.2～6厘米，宽1.3～3.2厘米，全缘，主脉3。圆锥花序顶生或腋生；萼片4（有时5）花瓣状，白色，倒披针形，外被白色柔毛；雄蕊多数；心皮多数，离生，被毛。瘦果，扁卵形，花柱宿存，延长成羽毛状。花期5～6月，果期6～7月。

用量用法 内服：6～10克，煎服，治骨哽可用30～50克。

单方验方 ①诸骨哽喉：威灵仙30克。浓煎含咽。②胆石症：威灵仙60克。水煎服。③腰脚疼痛：威灵仙150克。捣为散，饭前温酒调服，每次3克。④尿路结石：威灵仙60～90克，金钱草50～60克。水煎服。⑤疟疾：威灵仙15克。酒煎温服。⑥呃逆：威灵仙30克，蜂蜜30毫升，黑芝麻20克。加水750毫升，水煎30分钟，每日1剂。⑦痔疮出血：威灵仙60克，芒硝30克。煎水熏洗、坐浴患处，每日1～2次。⑧头痛（属于偏头痛者）：威灵仙、白芍各15克，川芎、白芥子、白芷、蜈蚣各10克。水煎服。

传统药膳

灵仙酒

原料 • 威灵仙500克，好酒适量。

制法 • 将药洗净晾干，以酒浸（酒盖过药面）7日，焙干为末，面糊丸如梧子大，再浸药酒。

用法 • 每日2次，每服20丸。

功效 • 通络止痛。

适用 • 腰腿疼痛。

威灵仙炖肉

原料 • 威灵仙60～90克（黑根），鸡蛋或肉适量。

制法 • 将威灵仙炖肉、煎蛋或蒸蛋吃。

用法 • 适量食用。

功效 • 祛风湿，通经络，补气血。

适用 • 头晕盗汗或冷汗不止。

威灵仙狗骨汤

原料 • 威灵仙20克，狗骨250克。

制法 • 将威灵仙拣洗干净，晒干后切片。狗骨洗净，砸碎后与威灵仙片都放入砂锅中，加水适量，大火烧沸后，改中火煎煮1小时，滤取浓汁即成。

用法 • 饮汤汁，上、下午分服。

功效 • 驱散湿寒，疏通经络。

适用 • 风寒湿痹型风湿性关节炎。

温馨提示 本品走散力强，能耗散气血，故气血虚弱、胃溃疡者慎用。

骨碎补

别名 猴姜、毛姜、申姜、肉碎补、石岩姜、爬岩姜、岩连姜。

来源 本品为水龙骨科植物槲蕨［*Drynaria fortunei* （Kunze）J Sm］的干燥根茎。

生境分布 附生于树上、山林石壁上或墙上。分布于浙江、湖北、广东、广西、四川等地。

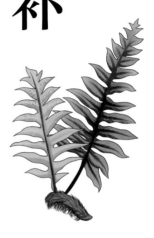

采收加工

全年均可采挖，除去泥沙，干燥，或再燎去茸毛（鳞片）。

性味归经

苦，温。归肝、肾经。

功效主治

活血续伤，补肾强骨。用于跌仆闪挫、筋骨折伤、肾虚腰痛、筋骨痿软、耳鸣耳聋、牙齿松动；外治斑秃、白癜风。

形态特征 附生草本，高20～40厘米，根状茎肉质粗壮，长而横走，密被棕黄色、线状凿形鳞片。叶二型，营养叶厚革质，红棕色或灰褐色，卵形，无柄，边缘羽状浅裂，很像槲树叶，孢子叶绿色，具短柄，柄有翅，叶片矩圆形或长椭圆形。孢子囊群圆形，黄褐色，在中脉两侧各排列成2～4行，每个长方形的叶脉网眼中着生1，无囊群盖。

用量用法 内服：3～9克，煎服。外用：适量，研末调敷，或鲜品捣敷，也可浸酒擦患处。

单方验方 ①链霉素毒性反应：骨碎补30克。每日1剂，水煎分2次服，10日为1个疗程。②鼻出血：骨碎补、白头翁各15克，猪鼻甲（猪皮肉）100～200克。煎药与肉同时服，成人每日1剂，儿童分2次服，连服3剂。③寻常疣：骨碎补20克。捣碎，加入75%乙醇80毫升，甘油20毫升，密封后振摇数十次，放置1周后即可外擦使用。

骨碎补茶

原料 • 蜜炙骨碎补30～50克。

制法 • 将骨碎补制成粗末,水煎。

用法 • 代茶频饮。

功效 • 补肾,润肺止咳。

适用 • 慢性支气管炎,咳嗽痰多。

骨碎补五加皮粥

原料 • 骨碎补、五加皮、土鳖虫各10克,赤芍15克,粳米100克,盐3克。

制法 • 上药煎汤,去渣后放入粳米煮成粥,加少许盐调味。

用法 • 早餐食用。

功效 • 补肝肾,强筋骨,续伤止痛,破瘀血。

适用 • 骨折中期的辅助治疗。

黄芪鹿角霜白术汤

原料 • 黄芪40克,鹿角霜、白术各20克,当归、骨碎补、螃蟹、枸杞子各10克,土鳖虫、没药各6克,生麦芽15克。

制法 • 上药水煎,取药汁,药渣备用。

用法 • 药汁每日1剂,分2次服用。将药渣趁热敷腰部。10日为1个疗程。

功效 • 益气通督,破瘀壮筋。

适用 • 腰肌劳损、肝肾亏虚。

续骨糖蟹糕

原料 • 续断、骨碎补各6克,白砂糖30克,鲜活河蟹250～300克。

制法 • 将续断、骨碎补混合粉碎,过100目筛备用,鲜活河蟹去泥污,连壳捣碎,以细纱布过滤取汁,装入碗中,加入续断、骨碎补及白砂糖,锅中加少许水,把碗放入锅中蒸30分钟成糕状,即成。

用法 • 温服,每日1次,晚间服用。7日为1个疗程。

功效 • 接骨续筋。

适用 • 骨折。

生骨散

原料 • 骨碎补30克,煅自然铜、金毛狗脊、龙骨、牡蛎各50克,龟板、鳖甲各20克。

制法 • 研为细末,装胶囊,每粒1.5克。

用法 • 每日3次,每次3粒。

功效 • 强筋壮骨,活血止痛,补肝益肾。

适用 • 骨折。

温馨提示 阴虚内热及无瘀血者不宜服。

钩藤

别名 钩藤、钩丁、大钩丁、双钩藤。

来源 本品为茜草科植物钩藤［*Uncaria rhynchophylla*（Miq）Jacks］等的干燥带钩茎枝。

生境分布 生长于灌木林或杂木林中。分布于云南、广西、广东等地。

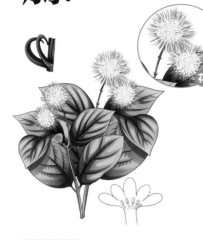

花

采收加工

秋、冬两季采收，去叶，切段，晒干。

性味归经

甘，凉。归肝、心包经。

功效主治

清热平肝，息风定惊。用于头痛眩晕、感冒夹惊、惊痫抽搐、妊娠子痫、高血压。

形态特征 钩藤：干燥的带钩茎枝，茎枝略呈方柱形，长约2厘米，直径约2毫米，表面红棕色或棕褐色，一端有一环状的茎节，稍突起，节上有对生的2个弯钩，形如船锚，尖端向内卷曲，也有单钩的，钩大小不一，基部稍圆，径2～3毫米，全体光滑，略可见纵纹理。质轻而坚，不易折断，断面外层呈棕红色，髓部呈淡黄色而疏松如海绵状。气无，味淡。以双钩形如锚状、茎细、钩结实、光滑、色红褐或紫褐者为佳。花期6～7月，果期10～11月。

华钩藤：性状与钩藤大致相同。唯茎枝呈方柱形，径2～3毫米，表面灰棕色，钩基部稍阔。

大叶钩藤：攀缘状大藤本，高12～15米。小枝压扁，有褐色疏粗毛，每一节上有双钩，钩幼时也有疏粗毛。叶革质，宽椭圆形或长椭圆形，长10～16厘米，宽6～12厘米，先端锐尖，基部。圆形或心形，上面近光滑，下面有褐黄色粗毛。头状花序圆球形，单生叶腋，有褐黄色粗毛；花淡黄色；花冠管状漏斗形。蒴果有长柄，纺锤形，有粗毛。花期夏季。

用量用法 内服：3～12克，煎服，宜后下。其有效成分钩藤碱加热后易被破坏，故不宜久煎。一般以煎煮10～20分钟以内为宜。

单方验方 ①小儿惊热：钩藤50克，硝石25克，甘草0.5克（炙微赤，锉）。捣细，罗为散，每次2克，以温水调下，每日3～4次。②胎动不安：钩藤、桔梗、人参、茯神、当归、桑寄生各5克。水煎服。③高血压：钩藤12克，菊花、桑叶、夏枯草各10克。水煎服。④三叉神经痛：钩藤、地龙各24克，白芷10克，秦艽、丹参各15克，川芎9克，僵蚕、木瓜、大枣各12克，全蝎6克，白芍20克。水煎服。

传统药膳

菊楂钩藤决明饮

原料 • 杭白菊、钩藤各6克，生山楂、决明子各10克，冰糖适量。

制法 • 将钩藤、山楂煎汁，约500毫升，冲泡菊花，调入冰糖。

用法 • 代茶饮。

功效 • 清肝明目，活血化瘀，清热平肝。

适宜 • 可治头目眩晕，对于肝阳上亢、头目眩晕者最为适宜。

钩藤决明饮

原料 • 钩藤15克，决明子10克。

制法 • 将钩藤、决明子放入锅中，加水约500毫升，煎煮15分钟左右，去渣取汁。

用法 • 代茶饮。

功效 • 息风止痉，清热平肝。

适用 • 本品对高血压、高脂血症而见肝阳上亢、头目眩晕、大便秘结者，最为适宜。

天麻钩藤茶

原料 • 天麻5克，钩藤6克，绿茶10克。

制法 • 将天麻、钩藤洗净，加水适量煎煮2次，去渣；以其汁液冲泡绿茶盖严，浸泡5～10分钟即可。

用法 • 每日1剂，代茶饮用。

功效 • 平肝息风，镇静。

适用 • 肝阳上亢之高血压、头晕目眩、神经衰弱、四肢麻木等。

温馨提示 无风热及实热者慎用。

重楼

别名 滇重楼、草河车、独脚莲。

来源 本品为百合科多年生草本植物七叶一枝花［*Paris polyphylla* Smith var *chinensis*（Franch）Hara］及同属多种植物的根茎。

生境分布 生长于林下阴湿处。我国分布甚广，南北均有，主产长江流域及南方各省（区）。

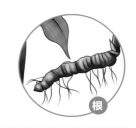

根

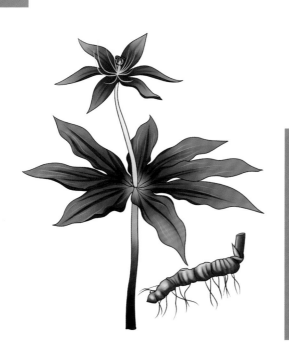

采收加工

秋末冬初采挖，除去须根，洗净晒干，切片，生用。

性味归经

苦，微寒；有小毒。归肝经。

功效主治

清热解毒，消肿止痛，凉肝定惊。用于疔疮痈肿、咽喉肿痛、蛇虫咬伤、跌打伤痛、惊风抽搐。

形态特征 多年生草本。叶6～10片轮生，叶柄长5～20毫米，叶片厚纸质，披针形、卵状长圆形至倒卵形，长5～11厘米，宽2～4.5厘米。花梗从茎顶抽出，顶生一花；花两性，萼片披针形或长卵形，绿色，长3.5～6厘米；花被片线形而略带披针形，黄色，长为萼片的1/2左右至近等长，中部以上宽2～6毫米；雄蕊8～10，花药长1～1.5厘米，花丝比花药短，药隔突出部分为1～2毫米。花期6～7月，果期9～10月。

用量用法 内服：3～9克，煎服；或1～2克入丸、散。外用：适量，研末敷患处。

单方验方 ①乳汁不通或小儿吹乳：重楼15克。水煎，点水酒服。②肺痨久咳及哮喘：重楼25克。加水适量，同鸡肉或猪肺煲服。③脱肛：重楼适量。用醋磨汁，外搽患部后，用纱布压送复位，每日可搽2～3次。④无名肿毒：重楼9克，蒲公英30克。水煎服。⑤神经性皮炎：重楼适量。研为细末，以香油调和，外敷患处；糜烂者可用干粉直接撒布，一般治疗2～3日。⑥子宫颈糜烂：重楼根状茎适量。研细末调甘油搽局部，每日2～3次。⑦流行性腮腺炎：重楼根状茎适量。磨醋外擦，每日4～5次，另用6～9克，水煎服，每日3次。⑧疖肿：鲜重楼根状茎、鱼腥草各50克。捣烂外敷患处，每日1次。

传统药膳

重楼瘦肉汤

原料 • 重楼15克，猪瘦肉150克，调味品适量。

制法 • 将重楼洗净，布包；猪肉洗净，切丝，勾芡。将重楼放入锅中，加清水适量，煮沸后下猪肉及调味品等，煮至肉熟，去重楼。

用法 • 饮汤食肉，每日1剂。

功效 • 清热解毒，扶正抗癌。

适用 • 肺癌，胃癌，痈疽疔肿等。

重楼猪肚

原料 • 重楼20克，新鲜猪肚1具，食盐适量。

制法 • 把重楼切碎，用冷水浸透，塞入洗净的猪肚内，将猪肚两端扎紧，放砂锅内加入清水适量，再加适量食盐，以文火慢慢煲至少1.5小时，将猪肚捞起，倒去药渣。把猪肚切成片状，再放入煲内煮沸。

用法 • 分次服食汤肉，每隔1周服1剂。一般服3剂，重者服4～6剂。

功效 • 清热解毒，健脾养胃。

适用 • 消化不良。

重楼粥

原料 • 重楼10克，大米100克，白糖适量。

制法 • 将重楼择洗干净，放入锅中，加清水适量，浸泡5～10分钟后，水煎取汁，加大米煮粥，待熟时调入白糖，再煮一二沸即成。

用法 • 每日1～2剂，连续3～5天。

功效 • 清热解毒。

适用 • 多种热毒、咽喉肿痛、疟腮等。

温馨提示 虚证者及妊娠妇女慎用。

独活

别名 大活、独滑、川独活、巴东独活、胡王使者。

来源 本品为伞形科植物重齿毛当归（*Angelica pubescens* Maxim f *biserrata* Shan et Yuan）的干燥根。

生境分布 生长于山谷沟边或草丛中，有栽培。分布于湖北、四川等地。

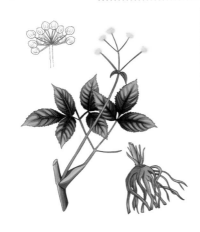

采收加工

春初苗刚发芽或秋末茎叶枯萎时采挖，除去须根及泥沙，烘至半干，堆置2～3日，发软后再烘至全干。

性味归经

辛、苦，微温。归肾、膀胱经。

功效主治

祛风除湿，通痹止痛。用于风寒湿痹、腰膝疼痛、少阴伏风头痛、风寒挟湿头痛。

形态特征 重齿毛当归：多年生草本，高60～100厘米，根粗大。茎直立，带紫色。基生叶和茎下部叶的叶柄细长，基部成鞘状；叶为2～3回3出羽状复叶，小叶片3裂，最终裂片长圆形，两面均被短柔毛，边缘有不整齐重锯齿；茎上部叶退化成膨大的叶鞘。复伞形花序顶生或侧生，密被黄色短柔毛，伞幅10～25，极少达45，不等长；小伞形花序具花15～30；小总苞片5～8；花瓣5，白色，雄蕊5；子房下位。双悬果背部扁平，长圆形，侧棱翅状，分果槽棱间有油管1～4，合生面有4～5。花期7～9月，果期9～10月。

用量用法 3～10克。

单方验方 ①慢性气管炎：独活15克，红糖25克。加水煎成100毫升，分3～4次服。②青光眼：独活、羌活、五味子各6克，白芍12克。水煎服。③面神经炎：独活、薄荷、白芷各30克。共研为细末，炼蜜为丸，每丸3克，每日3丸，口含服。④风湿腰痛：独活50克，杜仲、续断15克。米酒1杯为引，水煎服。⑤阴寒头痛：独活10克，细辛3克，川芎12克。水煎服。

独活当归酒

原料 • 独活、川芎、杜仲、丹参、熟地黄各30克，白酒1000毫升。

制法 • 将独活、川芎、杜仲、熟地黄、丹参细锉后置于容器中，加入白酒密封，用近火煨。

用法 • 每日候冷，即可饮用。

功效 • 祛风活血，壮腰通络。

适用 • 风湿性腰腿痛、腰痛等。

独活蛋

原料 • 独活60克，鸡蛋10枚。

制法 • 独活与鸡蛋同入砂锅内，放入适量冷水，小火慢煮，蛋熟剥去皮继煮半小时，取蛋。

用法 • 每日1次，每次食蛋2～3枚，连食3～4日。

功效 • 祛风，补虚。

适用 • 虚风所致的眩晕、恶心、视物旋复、不敢睁目等。

独活黑豆汤

原料 • 独活10克，黑豆60克，江米酒30毫升。

制法 • 将黑豆泡发洗净，连泡发水一起加入砂锅；另加适量清水放入独活煮开；煮至黑豆熟烂时，加米酒少许调匀即可。

用法 • 温热食用。

功效 • 祛风止痛，通经络，活血。

适用 • 患脑血管疾病后所致的肢体强直、瘫痪、活动不灵、语言障碍等。

羌独活酒

原料 • 独活（去芦头）60克，五加皮90克，羌活（去芦头）180克，生地黄汁200毫升，黑豆（炒熟）700克，清酒5000毫升。

制法 • 上述5味药，先将地黄煎汁十余沸后，滤过，羌活、独活、五加皮均切如麻子大，放锅中，入清酒内煮熟，下豆及地黄汁入其中，再煮至如鱼眼沸，取出去滓候冷。

用法 • 每次任意服之，常令有酒力为佳。

功效 • 祛风止痛，通经络。

适用 • 腰痛强直、难以俯仰等。

温馨提示 本品辛温燥散，凡非风寒湿邪而属气血不足之痹症者忌用。

前胡

别名 土当归、水前胡、野当归、野芹菜、鸡脚前胡。

来源 本品为伞形科植物白花前胡（*Peucedanum praeruptorum* Dunn）的干燥根。

生境分布 生长于向阳山坡、草丛中。分布于浙江、江西、四川等地。

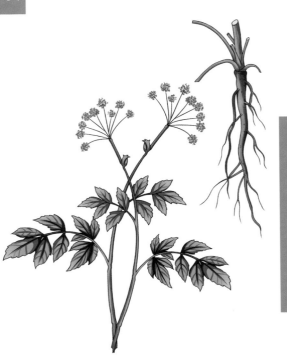

采收加工

冬季至次春茎叶枯萎或未抽花茎时采挖，除去须根，洗净，晒干或低温干燥。

性味归经

苦、辛，微寒。归肺经。

功效主治

散风清热，降气化痰。用于风热咳嗽痰多、痰热喘满、咯痰黄稠。

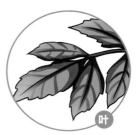

叶

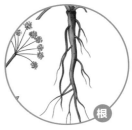

根

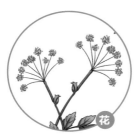

花

形态特征 多年生草本，高30～120厘米。主根粗壮，根圆锥形。茎直立，上部呈叉状分枝。基生叶为2至3回3出式羽状分裂，最终裂片菱状倒卵形，不规则羽状分裂，有圆锯齿；叶柄长，基部有宽鞘，抱茎；茎生叶较小，有短柄。复伞形花序，无总苞片，小总苞片呈线状披针形，花瓣白色。双悬果椭圆形或卵圆形，光滑无毛，背棱和中棱线状，侧棱有窄翅。花期8～10月，果期10～11月。

用量用法 3～10克。

单方验方 ①小儿夜啼：前胡适量。捣筛，蜜丸小豆大，每日服1丸，熟水下。②菌痢：前胡粉每次6克。水煎服，每日3次。③白癜风：前胡20克，防风10克，补骨脂30克。研为细末，加入75%乙醇100毫升，浸泡7日，过滤取汁，用棉签蘸药液涂擦患处，每次5～15分钟，每日早、晚各1次。④风寒感冒：前胡、防风、桔梗、荆芥、羌活、柴胡各10克，枳壳5克，川芎3克。水煎服。

传统药膳

前胡粥

原料 • 前胡10克，大米100克。

制法 • 将前胡择净，放入锅中，加清水适量，浸泡5～10分钟后，水煎取汁，加大米煮粥，服食。

用法 • 每日1剂，连续2～3日。

功效 • 降气祛痰，宣散风热。

适用 • 外感风热，或风热郁肺所致的咳嗽、气喘、痰稠、胸闷不舒等。

止咳梨膏糖

原料 • 鸭梨1000克，茯苓、制半夏、川贝母、杏仁、前胡各30克，百部50克，款冬花20克，生甘草10克，白糖700克。

制法 • 鸭梨洗净切碎，与其他各药同放入铝锅内，加水适量煎煮。每20分钟取煎液1次。加水再煮，共取4次，将4次煎液合并。再以文火煎煮浓缩，至煎煮液较稠厚时，加白糖500克，调匀，继续煎熬至用铲挑起即成丝状而不黏手时停火。趁热将糖倒在表面涂过食油的大搪瓷盘中。稍冷后，分割成若干小块，外撒白糖即成。

用法 • 随时食用。

功效 • 清热润燥，止咳平喘。

适用 • 肺热型外感、支气管炎咳嗽、咳嗽多黄痰、口渴等症。

温馨提示 阴虚气弱咳嗽者慎服。

秦艽

别名 秦胶、大艽、左扭、左秦艽、西秦艽、萝卜艽。

来源 本品为龙胆科多年生草本植物秦艽（*Gentiana macrophylla* Pall）、麻花秦艽、粗茎秦艽或小秦艽的根。前三种按性状不同分别习称"秦艽"和"麻花艽"，后一种习称"小秦艽"。

生境分布 生长于山地草甸、林缘、灌木丛与沟谷中。分布于陕西、甘肃等地。

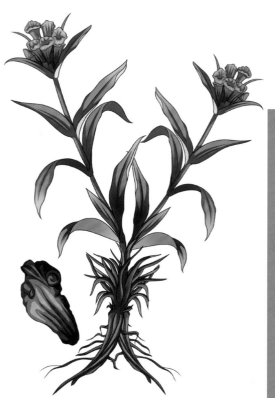

采收加工

春、秋两季采挖，挖取后去除泥土、须根、茎叶，晒干，或堆晒至颜色成红黄色或灰黄色时，再摊开晒干，切片用。

性味归经

辛、苦，平。归胃、肝、胆经。

功效主治

祛风湿，清湿热，止痹痛，退虚热。用于风湿痹痛、中风所致半身不遂及筋脉拘挛、骨节酸痛、湿热黄疸、骨蒸潮热、小儿疳积发热。

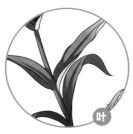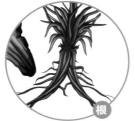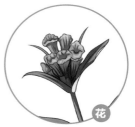

叶　根　花

形态特征 多年生草本植物，高30～60厘米，茎单一，圆形，节明显，斜升或直立，光滑无毛。基生叶较大，披针形，先端尖，全缘，平滑无毛，茎生叶较小，对生，叶基联合，叶片平滑无毛。聚伞花序由多数花簇生枝头或腋生作轮状，花冠蓝色或蓝紫色。蒴果长椭圆形。种子细小，矩圆形，棕色，表面细网状，有光泽。花期7～8月，果期9～10月。

用量用法 内服：3～10克，煎服，大剂量可用至30克。

秦艽牛奶

原料 • 秦艽20克，牛奶500毫升。
制法 • 将秦艽与牛乳一同煮沸后去渣。
用法 • 温服，每日2次。
功效 • 补虚，解毒，燥湿，利胆。
适用 • 黄疸、心烦热、口干、尿黄少。

秦艽酒

原料 • 秦艽50克，黄酒300毫升。
制法 • 将秦艽捣碎后置于容器中；加入黄酒密封浸泡7日后，过滤去渣即成。
用法 • 每日2次，每次10毫升。
功效 • 祛风湿，退黄疸。
适用 • 风湿患者。

温馨提示 久痛虚羸及溲多、便滑者忌服。

莪术

别名 绿姜、姜七、山姜黄、蓝心姜、黑心姜。

来源 本品为姜科植物蓬莪术（*Curcuma phaeocaulis Val*）、广西莪术，或温郁金的干燥根茎。后者习称"温莪术"。

生境分布 野生长于山谷、溪旁及林边等阴湿处。分布于四川、广西、浙江等地。

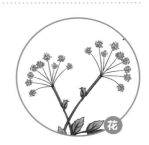

花

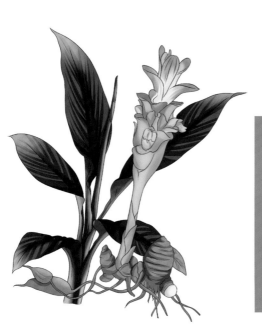

采收加工

秋、冬两季采挖其地下根茎，洗净泥土，除去须根。蒸熟或煮至透心，晒干。

性味归经

辛、苦，温。归肝、脾经。

功效主治

行气破血，消积止痛。用于癥瘕痞块、瘀血经闭、胸痹心痛、食积胀痛。

形态特征 多年生草本，全株光滑无毛。叶椭圆状长圆形至长圆状披针形，长25～60厘米，宽10～15厘米，中部常有紫斑；叶柄较叶片为长。花茎由根茎单独发出，常先叶而生；穗状花序长约15厘米；苞片多数，下部的绿色，缨部的紫色；花萼白色，顶端3裂；花冠黄色，裂片3，不等大；侧生退化雄蕊小；唇瓣黄色，顶端微缺；药隔基部具叉开的距。蒴果卵状三角形。花期3～5月。

用量用法 内服：6～9克，煎服。醋制加强止痛之功。

单方验方 ①肝硬化腹水：莪术、川朴、三棱各6克，鳖甲、小蓟、瞿麦各30克，车前子20克，茯苓、大腹皮各12克，泽泻18克，赤芍10克，桃仁9克，葫芦半个。水煎服，每日1剂。②门脉性肝硬化（合并脾功能亢进）：莪术、川芎、炒三棱、炒桃仁、土元各9克，丹参30克，当归15克，柴胡、陈皮各12克。水煎服，每日1剂。③血吸虫病合并肝（脾）肿大：蓬莪术、苏术、当归、乌药、西党参、白术、云茯各12克，法半夏10克，甘草6克。每剂浓煎2次分服，每日1剂。④慢性胆道感染：莪术、柴胡、白芍各12克，青皮10克，太子参30克。水煎服，每日1剂。⑤特发性水肿：莪术、防风、三棱、制附片各10克，黄芪、车前子各15克，郁金12克，淮山药13克，甘草6克，云苓皮30克。水煎服，每日1剂。⑥闭经：莪术、牛膝各10～15克，急性子30～60克，红花、蒲黄各10克，香附12克，坤草30克。水煎服，每日1剂。⑦尿路结石：莪术、生薏苡仁、三棱各15克，川牛膝12克，穿山甲、皂刺、青皮、枳壳各9克。水煎服，每日1剂。

传统药膳

化积兔肉煲

原料 • 三棱6克，莪术5克，枸杞子15克，黑木耳30克，香菇40克，兔肉250克。

制法 • 先把黑木耳、香菇，用温水泡发、洗净，去杂质；兔肉切块，放锅中煮沸，去浮沫；三棱、莪术用纱布包成药包；枸杞子温水浸泡15分钟。砂锅中放入药包、兔肉块、香菇、黑木耳、料酒、盐、胡椒等，用中火煲1小时，捞去药包，加入味精、枸杞子，再煲15分钟，即可食用。

用法 • 吃肉喝汤。

功效 • 补益肝肾，化瘀散积。

适用 • 子宫肌瘤患者、月经失调者。

山豆根莪术汤

原料 • 山豆根、山慈菇、土茯苓、金银花、连翘、虎杖、焦栀子、半枝莲、浙贝母、三棱、莪术、丹参、赤芍、穿山甲、土鳖虫、党参、黄芪、焦三仙各10克。

制法 • 水煎取药汁。

用法 • 每日1剂，分2次服用。

功效 • 益气活血，解毒散结。

适用 • 胃癌。

温馨提示 月经过多者及孕妇忌用。

桔梗

别名 白药、梗草、卢茹、苦梗、大药、苦菜根。

来源 本品为桔梗科植物桔梗 [*Platycodon grandiflorum* （Jacq）A DC] 的干燥根。

生境分布 生长于山地草坡、林缘或栽培。全国大部分地区均有，以东北、华北地区产量较大，华东地区质量较优。

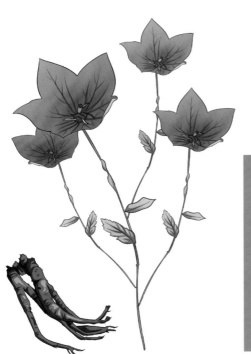

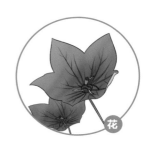

花

采收加工
春、秋两季采挖，洗净，除去须根，趁鲜剥去外皮或不去外皮，干燥。

性味归经
苦、辛，平。归肺经。

功效主治
宣肺利咽，祛痰排脓。用于咳嗽痰多、胸闷不畅、咽痛音哑、肺痈吐脓、疮疡脓成不溃。

形态特征 多年生草本，体内有白色乳汁，全株光滑无毛。茎直立，有分枝。叶多为互生，少数对生，近无柄，叶片长卵形。花大型，单生于茎顶或数朵成疏生的总状花序；花冠钟形，蓝紫色、蓝白色、白色、粉红色。蒴果。花期7~9月，果期8~10月。

用量用法 内服：3~10克，煎服。

单方验方 ①小儿喘息性肺炎：桔梗、枳壳、半夏、陈皮各4克，神曲、茯苓各5克，甘草1.5克。以上为3岁小儿用量，每日服1~2剂。②肺痈唾脓痰：桔梗15克，冬瓜仁12克，鱼腥草30克，甘草6克。加水煎汤服。③咽喉肿痛：桔梗、生甘草各6克，薄荷、牛蒡子各9克。水煎服。④风热咳嗽痰多、咽喉肿痛：桔梗、甘草各9克，桑叶15克，菊花12克，杏仁6克。水煎服。⑤热咳痰稠：桔梗6克桔梗叶、桑叶各9克，甘草3克。水煎服，每日1剂，连服2~4日。⑥咳痰不爽：桔梗30克，甘草60克。加水煎汤，分2次温服。

传统药膳

桔梗甘草茶

原料 • 桔梗、甘草各100克。

制法 • 上味药制粗末，和匀过筛，分包，每包10克，每用1包。

用法 • 沸水冲泡，代茶频饮。

功效 • 宣肺，止咳化痰。

适用 • 肺热咳嗽、痰黄黏稠等。

桔梗粥

原料 • 桔梗10克，大米100克。

制法 • 将桔梗择净，放入锅中，加清水适量，浸泡5~10分钟后，水煎取汁，加大米煮粥，待熟即成。

用法 • 每日1剂，早餐食用。

功效 • 化痰止咳。

适用 • 肺热咳嗽、痰黄黏稠或干咳难咯等。

桔梗冬瓜汤

原料 • 桔梗9克，冬瓜150克，杏仁10克，甘草6克，盐、大蒜、葱、酱油、味精各适量。

制法 • 将冬瓜洗净、切块，放入锅中，加入食油、盐煸炒后，加适量清水，下杏仁、桔梗、甘草一并煎煮，至熟后，以盐、大蒜等调料调味即成。

用法 • 食冬瓜饮汤。每日1剂，佐餐服食。

功效 • 疏风清热，宣肺止咳。

适用 • 风邪犯肺型急性支气管炎患者。

温馨提示 凡阴虚久咳及有咳血倾向者均不宜用。

柴胡

别名 山菜、地薰、芷胡、菇草、柴草。

来源 本品为伞形科植物柴胡（*Bupleurum chinense DC*）等的干燥根。

生境分布 生长于较干燥的山坡、林中空隙地、草丛、路边、沟边。分布于河北、河南、辽宁、湖北、陕西等地。

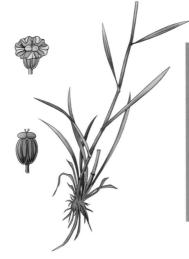

采收加工

春、秋两季采挖，除去茎叶及泥沙，干燥。

性味归经

辛、苦，微寒。归肝、胆、肺经。

功效主治

疏散退热，疏肝解郁，升举阳气。用于感冒发热、寒热往来、胸胁胀痛、月经不调、子宫脱垂、脱肛。

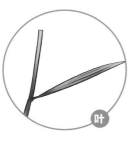

叶

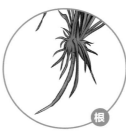

根

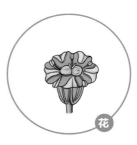

花

形态特征 柴胡：多年生草本植物。主根圆柱形，有分歧。茎丛生或单生，实心，上部多分枝，略呈"之"字形弯曲。基生叶倒披针形或狭椭圆形，早枯；中部叶倒披针形或宽条状披针形，长3～11厘米，下面具有粉霜。复伞形花序腋生兼顶生，花鲜黄色。双悬果椭圆形，棱狭翅状。花期7～9月，果期9～11月。

用量用法 内服：3～10克，煎服。退热宜用生品，疏肝解郁用醋制品。

单方验方 ①黄疸：柴胡6克，甘草3克，白茅根15克。水煎服。②黄疸型肝炎：柴胡10克，茵陈蒿15克，栀子8克。水煎服。③流行性感冒：柴胡12克，黄芩、半夏各10克，太子参、炙甘草各5克，生姜6克，大枣（去核）3枚，板蓝根15克。水煎服，每日1剂。④感冒发热：柴胡、葛根各10克，黄芩8克，石膏15克。水煎服。⑤疟疾、寒热往来：柴胡10克，黄芩8克，青蒿15克。水煎服。

传统药膳

柴胡青叶粥

原料 • 柴胡、大青叶各15克，粳米30克，白糖适量。

制法 • 先把大青叶、柴胡加水1500毫升，煎至约1000毫升时，去渣取汁，入粳米煮粥，待粥将成时，入白糖调味。

用法 • 早、晚分食，每日1剂，可连服数日。

功效 • 清泻肝火。

适用 • 慢性肝炎。

柴胡疏肝粥

原料 • 柴胡、香附子、白芍、川芎、枳壳、麦芽、甘草各10克，粳米100克，白糖适量。

制法 • 将上述7味药煎取浓汁，去渣，粳米淘净，与药汁同煮成粥，加入白糖稍煮即可。

用法 • 每日2次，温热食用。

功效 • 疏肝解郁，理气宽中。

适用 • 慢性肝炎、肝郁气滞之胁痛低热者。

柴胡黄芩粥

原料 • 柴胡、黄芩各10克，大米100克，白砂糖适量。

制法 • 将柴胡、黄芩水煎取汁，加大米煮为稀粥，待熟时调入白砂糖，再煮一二沸服食。

用法 • 每日1剂，连续5～7日。

功效 • 清热解毒，泻火解肌。

适用 • 肝炎患者。

柴草粥

原料 • 柴胡10克，紫草12克，粳米50克。

制法 • 将柴胡、紫草布包。加水适量，与粳米同煮，待米将熟时，捞出药包，再煮至米熟成粥。

用法 • 顿食，每日1次。

功效 • 调和肝脾。

适用 • 肝郁脾虚所致的面部蝴蝶斑。

温馨提示 肝阳上亢、肝风内动、阴虚火旺、气机上逆者慎用。

党参

别名 潞党参、汶党参、上党参、仙草根、叶子菜、防风党参。

来源 本品为桔梗科植物党参 [*Codonopsis pilosula*（Franch）Nannf] 等的干燥根。

生境分布 生长于山地林边及灌木丛中。分布于山西、陕西、甘肃、四川、云南、贵州、湖北、河南、内蒙古及东北等地；现大量栽培。

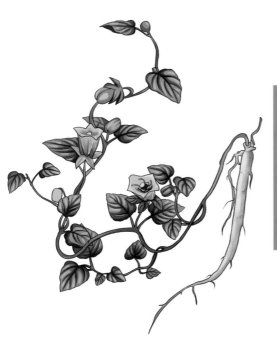

采收加工

秋季采挖，洗净，晒干。

性味归经

甘，平。归脾、肺经。

功效主治

养血生津，健脾益肺。用于脾肺虚弱、气短心悸、食少便溏、虚喘咳嗽、内热消渴。

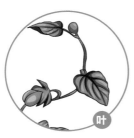

叶

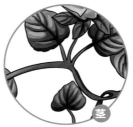

茎

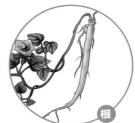

根

形态特征 多年生草本，有白色乳汁。根肥大，肉质，呈长圆柱形，顶端有膨大的根头，具多数瘤状茎痕；茎缠绕，长而多分枝。叶在主茎及侧枝上互生，在小枝上近对生，叶卵形，全缘或微波状，上面绿色，被糙伏毛，下面粉绿色，密被柔毛。花单生于枝端；花萼贴生至子房中部，花冠阔钟状，黄绿色，内面有紫斑。蒴果短圆锥状，种子细小，多数。花期8～9月，果期9～10月。

用量用法 内服：9～30克，大剂量可用至30克，水煎服；或入丸、散。

单方验方 ①小儿口疮：党参50克，黄柏25克。共为细末，吹撒患处。②心律失常：党参10克，麦冬8克，五味子3克。同研成细末，每日1剂，分2次服。③肝癌：党参、茯苓、白术、炙黄芪、炒扁豆各9克，薏苡仁15～30克，橘皮6克，炙甘草3克。每日1剂，水煎服。④心绞痛：党参20克，麦冬、黄芪、生地黄各15克，茯苓12克，丹参18克，甘草6克，五味子9克。水煎服。

党参炖乳鸽

原料 • 乳鸽2只，鸽肾2个，党参50克，猪瘦肉200克，调料适量。

制法 • 将乳鸽剖开，洗净内脏，将鸽肾破开，去黄衣，用盐腌后冲洗干净；将猪瘦肉切成大块。将乳鸽和鸽肾在开水中余一下，用清水洗净；将乳鸽、鸽肾、党参、猪瘦肉放入炖盅内，上面放几片姜，倒少许绍酒，并加适量水将盅盖盖好，隔水炖3小时左右，调味后可以食用。

用法 • 佐餐食用，每日1～2次。

功效 • 补益气血，温肾壮阳。

适用 • 气血不足、脾肾虚损者。

党参桃仁饮

原料 • 党参9克，胡桃仁15克。

制法 • 加水煎取药汁。

用法 • 每日服1剂，分1～2次食用。

功效 • 补气养阴。

适用 • 小儿百日咳恢复期。

温馨提示 本品虽药性平和，但味甘能补气生热助邪，虚弱无实邪者宜用。气滞者禁用，正虚邪实者不宜单独用。反藜芦，畏五灵脂。

射干

别名 寸干、乌扇、鬼扇、乌蒲、山蒲扇、野萱花、金蝴蝶。

来源 本品为鸢尾科植物射干 [*Belamcanda chinensis* （L）DC] 的干燥根茎。

生境分布 生长于林下或山坡。分布于湖北、河南、江苏、安徽等地。

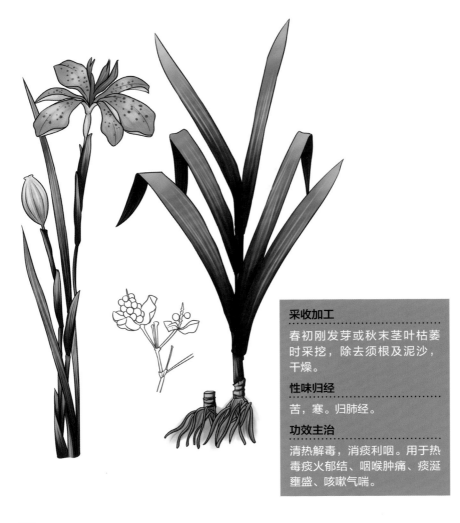

采收加工

春初刚发芽或秋末茎叶枯萎时采挖，除去须根及泥沙，干燥。

性味归经

苦，寒。归肺经。

功效主治

清热解毒，消痰利咽。用于热毒痰火郁结、咽喉肿痛、痰涎壅盛、咳嗽气喘。

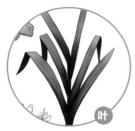

叶

根

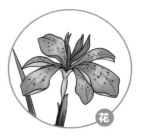

花

形态特征 多年生草本，高50～120厘米，根茎横走，呈结节状。有分枝，长3～10厘米，直径1～2厘米。叶剑形，扁平，嵌叠状排成2列，叶长25～60厘米，宽2～4厘米。伞房花序，顶生，总花梗和小花梗基部具膜质苞片，花橘红色，散生暗色斑点，花被片6，雄蕊3，子房下位，柱头3浅裂。蒴果倒卵圆形，种子黑色。花期7～9月，果期8～10月。

用量用法 内服：3～10克，煎服。

单方验方 ①血瘀闭经：射干、莪术各9克，当归、川芎各10克。水煎服。②淋巴结核肿痛：射干9克，玄参、夏枯草各15克。水煎服。③慢性咽喉炎：射干、金银花、玉竹、麦冬、知母各10克，红糖适量。水煎服，10日为1个疗程。④风热郁结、咽喉红肿热痛：射干12克。水煎服。⑤跌打损伤：鲜射干60克。捣烂敷患处。⑥腮腺炎：射干鲜根3～5克。水煎，饭后服，每日2次。

传统药膳

豆根射干栀子汤

原料 • 山豆根、射干、栀子各9克。

制法 • 水煎服。

用法 • 每日1剂。

适用 • 扁桃体炎。

温馨提示 孕妇忌用或慎用。

徐长卿

别名 逍遥竹、摇竹消、对节莲、铜锣草、一枝香、英雄草、竹叶细辛。

来源 本品为萝藦科多年生草本植物徐长卿［*Cynanchum paniculatum*（Bge）Kitag］的干燥根及根茎。

生境分布 野生于山坡或路旁。全国大部分地区均产，以江苏、安徽、河北、湖南等地较多。

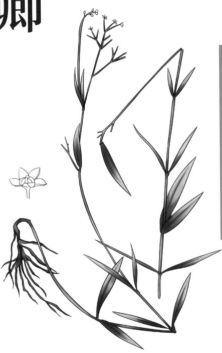

采收加工
秋季采挖，除去杂质，阴干。切碎生用。

性味归经
辛，温。归肝、胃经。

功效主治
祛风化湿，止痛止痒。用于风湿痹痛、胃痛胀满、牙痛、腰痛、跌打伤痛、风疹及湿疹。

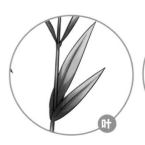
叶

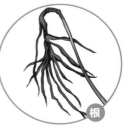
根

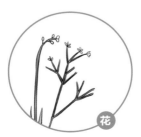
花

形态特征 多年生草本，高约65厘米。根茎短，须状根多数。茎细，刚直，节间长。叶对生，披针形至线形，长5~14厘米，宽2~8毫米，先端尖，全缘，边缘稍外反，有缘毛，基部渐狭，下面中脉隆起。圆锥花序顶生于叶腋，总花柄多分枝，花梗细柔，花多数；花萼5深裂，卵状披针形，花冠5深裂，广卵形，平展或下反，黄绿色；副花冠5，黄色，肉质，肾形，基部与雄蕊合生；雄蕊5，连成筒状，花药2室；雌蕊1，子房上位，由2个离生心皮组成，花柱2，柱头合生。蓇葖果角状。种子顶端着生多数银白色茸毛。花期6~7月，果期9~10月。

用量用法 内服：3~12克，煎服；1.5~3克，散剂。外用：适量。

单方验方 ①风湿痹痛、肩周炎：徐长卿10克，炙甘草3克。洗净，用水煎煮，取汁200毫升，代茶饮用，每日1剂。②精神分裂症（啼哭、悲伤、恍惚）：徐长卿15克。泡水当茶饮。③皮肤瘙痒：徐长卿适量。煎水洗。④跌打肿痛、接骨：鲜徐长卿适量。捣烂敷患处。

传统药膳

徐长卿猪肉酒

原料 • 徐长卿根24~30克，猪瘦肉200克，老酒100毫升。

制法 • 将上3味酌加水，煎成半碗。

用法 • 饭前服，每日2次。

功效 • 祛风除湿，活血镇痛。

适用 • 风湿痛。

徐长卿茶

原料 • 徐长卿10克，炙甘草3克，茶叶2克。

制法 • 将徐长卿、炙甘草洗净，用水煎煮，入茶叶，取汁200毫升。

用法 • 代茶饮用，每日1剂。

功效 • 祛风通络，止痛。

适用 • 风湿痹痛、肩周炎等。

温馨提示 本品气味芳香，入汤剂不宜久煎。

桂枝

别名 柳桂、嫩桂枝、桂枝尖。

来源 本品为樟科植物肉桂（*Cinnamomum cassia* Presl）的干燥嫩枝。

生境分布 以栽培为主。分布于广东、广西、云南等地。

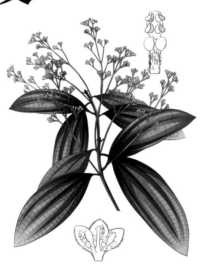

采收加工

春、夏两季采收，除去叶，晒干，或切片晒干。以幼嫩、色棕红、气香者为佳。

性味归经

辛、甘，温。归心、肺、膀胱经。

功效主治

发汗解肌，温通经脉，助阳化气，平冲降气。用于风寒感冒、脘腹冷痛、血寒经闭、关节痹痛、痰饮、水肿、心悸、奔豚。

形态特征 常绿乔木，高12～17米。树皮呈灰褐色，有芳香，幼枝略呈四棱形。叶互生，革质；长椭圆形至近披针形，长8～17厘米，宽3.5～6厘米，先端尖，基部钝，全缘，上面绿色，有光泽，下面灰绿色，被细柔毛；具离基3出脉，于下面明显隆起，细脉横向平行；叶柄粗壮，长1～2厘米。圆锥花序腋生或近顶生，长10～19厘米，被短柔毛；花小，直径约3厘米；花梗长约5毫米；花被管长约2毫米，裂片6，黄绿色，椭圆形，长约3毫米，内外密生短柔毛；发育雄蕊9，3轮，花药矩圆形，4室，瓣裂，外面2轮花丝上无腺体，花药内向，第3轮雄蕊外向，花丝基部有2腺体，最内尚有1轮退化雄蕊，花药心脏形；雌蕊稍短于雄蕊，子房椭圆形，1室，胚珠1，花柱细，与子房几等长，柱头略呈盘状。浆果椭圆形或倒卵形，先端稍平截，暗紫色，长12～13毫米，外有宿存花被。种子长卵形，紫色。花期5～7月，果期至次年2～3月。

用量用法 内服：3～10克，水煎服。

单方验方 ①面神经麻痹：桂枝30克，防风20克，赤芍15克。水煎，趁热擦洗患部，每次20分钟，每日2次，以局部皮肤潮红为度。②关节炎疼痛：桂枝、熟附子各9克，姜黄、威灵仙各12克。水煎服。③低血压：桂枝、肉桂各40克，甘草20克。混合煎煮，分3次当茶饮服。④闭经：桂枝10克，当归、川芎各8克，吴茱萸、艾叶各6克。水煎服。⑤胸闷胸痛：桂枝、枳实、薤白各10克，生姜3克。水煎服。

传统药膳

桂枝酒

原料 ● 桂枝、川芎、独活、牛膝、山药、甘草各30克，附子20克，防风、茯苓、天雄、茵芋、杜仲、白术各40克，大枣30枚，杜鹃花25克，白酒1000毫升。

制法 ● 将以上各味共研为粗末，入白酒中浸泡7日。

用法 ● 每服10～20毫升，每日2次。

功效 ● 祛风散寒，壮阳暖肝。

适用 ● 肝虚寒、猝然音哑不声、踞坐不得、面目青黑、四肢缓弱、遗失便利、疗风所损等。

黄芪桂枝五物汤

原料 ● 黄芪15克，桂枝、白芍各10克，生姜18克，大枣10枚。

制法 ● 水煎服。

用法 ● 每日2次。

功效 ● 益气和营，温经通痹。

适用 ● 气血不足及营卫不和所致的肌肉麻木不仁、手足无力、肢体关节屈伸不利、活动不灵、常自汗出等；也可用于风湿性关节炎、肩周炎、中风偏瘫后遗症、产后腰腿痛、小儿麻痹后遗症等。

温馨提示 本品辛温助热，易伤阴动血，温热病、阴虚火旺和血热妄行者忌服。孕妇及月经过多者慎用。

附子

别名 侧子、刁附、虎掌、漏篮子、黑附子、明附片、川附子、熟白附子。

来源 本品为毛茛科植物乌头（*Aconitum carmichaelii* Debx）的子根的加工品。

生境分布 生长于山地草坡或灌木丛中。分布于四川、湖北、湖南等省，也有栽培。

形态特征 多年生草本，高60~150厘米。主根纺锤形至倒卵形，中央的为母根，周围数个子根（附子）。中部多向一侧膨大，顶端有残存的茎基，长2~7.5厘米，直径1.5~4厘米。外表棕褐色，皱缩不平，有瘤状侧根及除去子根后的痕迹。叶片五角形，3全裂，中央裂片菱形，两侧裂片再2深裂。总状圆锥花序狭长，密生反曲的微柔毛；萼片5，蓝紫色（花瓣状），上裂片高盔形，侧萼片近圆形；花瓣退化，其中2枚变成蜜叶，紧贴盔片下有长爪，距部扭曲；雄蕊多数分离，心皮3~5，通常有微柔毛。种子有膜质翅。花期6~7月，果期7~8月。

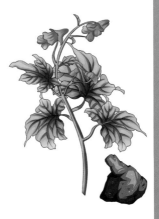

采收加工

6月下旬至8月上旬采挖，除去母根、须根及泥沙，习称"泥附子"，加工成下列品种：选择个大、均匀的泥附子，洗净，浸入食用胆巴的水溶液中，过夜，再加食盐，继续浸泡，每日取出晒晾，并逐渐延长晒晾时间，直到附子表面出现大量结晶盐粒（盐霜）、体质变硬为止，习称"盐附子"。取泥附子，按大小分别洗净，浸入食用胆巴的水溶液中数日，连同浸液煮至透心，捞出，水漂，纵切成约0.5厘米的厚片，再加水浸漂，用调色液使附片染成浓茶色，取出，蒸到出现油面、光泽后，烘至半干，再晒干或继续烘干，习称"黑附片"。选择大小均匀的泥附子，洗净，浸入食用胆巴的水溶液中数日，连同浸液煮至透心，捞出，剥去外皮，纵切成约0.3厘米的薄片，用水浸漂，取出，蒸透，晒至半干，以硫黄熏后晒干，习称"白附片"。

性味归经

辛、甘，大热；有毒。归心、肾、脾经。

功效主治

回阳救逆，补火助阳，散寒止痛。用于亡阴虚腹、肢冷脉微、阳痿、宫冷、心腹冷痛、虚寒吐泻、阴寒水肿、阳虚外感、寒湿痹痛。

用量用法 内服：3～15克，煎服，宜先煎0.5～1小时，至口尝无麻辣感为度。

单方验方 ①血栓闭塞性脉管炎：附子、大黄、丹参、细辛、赤芍、黄芪、肉桂、甘草、当归、海马、桃仁、金银花各适量。水煎服，并外敷芤芰膏。②风湿性关节炎、肌肉风湿病：附子、甘草、白术、桂枝配伍，如《伤寒论》甘草附子汤。③小儿长期腹泻：熟附子、伏龙肝、赤石脂、丁香、肉蔻、莲肉、黄芩等同用。④胃下垂：淡附片9～30克（先煎30分钟），炒白术9～15克，焦艾叶12～30克。水煎服，每日1剂，连服50日。

传统药膳

附子生姜炖狗肉

原料 • 熟附子10克，生姜100克，狗肉500克。

制法 • 先将狗肉洗净，切块；生姜切片，备用。先用砂锅加水煨炖狗肉，煮沸后加入生姜片、熟附子，加盐、生抽、料酒、五香八角、葱段等，共炖2小时左右，至狗肉熟烂即成。

用法 • 佐餐当菜食用。

功效 • 温阳散寒，温化寒痰。

适用 • 阳虚型老年慢性支气管炎，对兼见寒痰伏肺的老年慢性支气管炎患者尤为适宜。

附子酒

原料 • 生附子片30克，白酒250毫升。

制法 • 先将附片捣粗末，入白酒中浸泡，春冬5日，夏秋3日。

用法 • 每日2次，每次10～15毫升。

功效 • 壮阳，散寒，通络。

适用 • 偏风、半身不遂及大风冷、痰癖胀满等。

附子粟米粥

原料 • 炮附子12克，粟米30克，北枣10克。

制法 • 先将附子研为细末，与粟米、北枣共煮成稀粥。

用法 • 空腹温服，每日1次，连服几日。

功效 • 温阳散寒，补虚。

适用 • 翻胃呕逆、手足易冷、畏寒等。

温馨提示 本品辛热燥烈，凡阴虚阳亢者及孕妇忌用。反半夏、瓜蒌、贝母、白蔹、白及。因有毒，内服须经炮制。若内服过量，或煎煮方法不当，可引起中毒。

北沙参

别名 莱阳参、银沙参、海沙参、辽沙参。

来源 本品为伞形科植物珊瑚菜（*Glehnia littoralis* Fr Schmidt ex Miq）的干燥根。

生境分布 生长于海边沙滩，或为栽培。分布于山东、江苏、河北及辽宁等地，以山东莱阳胡城村产品最为著名。

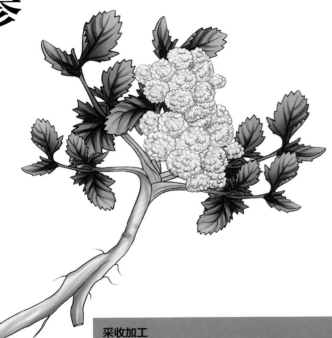

采收加工

夏、秋两季采挖根部，除去地上部分及须根，洗去泥沙，稍晾，置沸水中烫后，除去外皮，晒干或烘干即得。

性味归经

甘、微苦，微寒。归肺、胃经。

功效主治

养阴清肺，益胃生津。用于肺热燥咳、干咳少痰、劳嗽痰血、胃阴不足、热病津伤、咽干口渴。

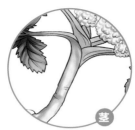
茎

叶

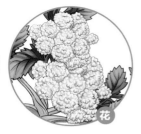
花

形态特征 多年生草本，高5～35厘米。主根细长圆柱形。茎大部分埋在沙中，一部分露出地面。叶基出，互生；叶柄长，基部鞘状；叶片卵圆形，3出式分裂至2回羽状分裂，最后裂片圆卵形，先端圆或渐尖，基部截形，边缘刺刻，质厚。复伞形花序顶生，具粗毛；伞梗10～20，长1～2厘米；无总苞，小总苞由数个线状披针形的小苞片组成；花白色，每1小伞形花序有花15～20；花萼5齿裂，狭三角状披针形，疏生粗毛；花瓣5，卵状披针形；雄蕊5，与花瓣互生；子房下位，花柱基部扁圆锥形。果实近圆球形，具茸毛，果棱有翅。花期5～7月，果期6～8月。

用量用法 内服：5～12克，煎服，鲜品用至20～30克。

单方验方 ①阴虚火炎、咳嗽无痰、骨蒸劳热、肌皮枯燥、口苦烦渴等：北沙参、麦冬、知母、川贝母、怀熟地黄、鳖甲、地骨皮各120克。或作丸，或作膏，每早服15克，白汤下。②一切阴虚火炎、似虚似实、逆气不降、消气不升、烦渴咳嗽、胀满不食：北沙参15克。水煎服。

传统药膳

北沙参粥

原料 • 北沙参15克，粳米50克。

制法 • 先将北沙参洗净后入锅，加入清水适量，煎至100～150毫升，然后去渣取汁，再加入粳米及清水400毫升，煮成粥即可。

用法 • 每日1剂，早餐食用。

功效 • 清热养阴，止咳化痰。

适用 • 燥热咳嗽或劳嗽咯血、哮喘、舌干口燥、食欲缺乏等。

温馨提示 本品性寒，风寒咳嗽、脾胃虚寒及寒饮喘咳者忌用。

生姜

别名 母姜、姜根、鲜姜。

来源 本品为姜科植物姜（*Zingiber officinale* Rosc）的新鲜根茎。

生境分布 生长于阳光充足、排水良好的沙质地。全国大部分地区有栽培。分布于四川、贵州等地。

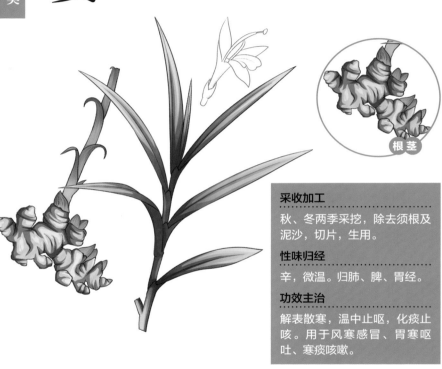

根茎

采收加工

秋、冬两季采挖，除去须根及泥沙，切片，生用。

性味归经

辛，微温。归肺、脾、胃经。

功效主治

解表散寒，温中止呕，化痰止咳。用于风寒感冒、胃寒呕吐、寒痰咳嗽。

形态特征 多年生草本，高40～100厘米。叶2列，线状披针形，光滑无毛。花茎自根茎生出，高约20厘米；穗状花序卵形至椭圆形；苞片淡绿色，卵圆形；花冠黄绿色，裂片披针形；唇瓣中央裂片长圆状倒卵形，较花冠裂片短，有淡紫色条纹及淡黄色斑点；雄蕊微紫色。蒴果。种子多数，黑色。花期8月。

用量用法 内服：3～10克，煎服，或捣汁服。外用：适量，可捣敷、擦、熨患处。

单方验方 ①牙痛：生姜1片。咬在痛牙处。②咽喉肿痛：热姜水加少许食盐。漱口，每日早、晚各1次。③口腔溃疡：生姜20克。捣汁，频频漱口吐出，每日2～3次。④斑秃：生姜适量切片，近火烤热擦患处，每日2次。⑤止呕：生姜片少许。放口中。⑥呃逆：鲜姜30克。取汁，蜂蜜30毫升，调服。⑦冻疮未破：生姜适量。切片，烤热后用其平面摩擦冻伤处。

传统药膳

生姜粥

原料 • 鲜生姜6～9克，粳米或糯米100～150克，大枣3枚。

制法 • 将生姜切为薄片或细粒，同米、大枣同煮为粥。

用法 • 早餐食用。

功效 • 暖脾胃，散风寒。

适用 • 脾胃虚寒、反胃羸弱、呕吐清水、腹痛泻泄、感受风寒、头痛鼻塞，以及慢性气管炎、肺寒喘咳等。

生姜白芥酒

原料 • 生姜30克，白芥子10克，烧酒适量。

制法 • 切细，捣烂绞汁，加烧酒调和为糊。

用法 • 以棉球蘸药糊，擦抹肺俞、大椎、膻中三个穴位，每穴擦抹10分钟，以局部灼热有痛感为度。或以纱布蘸药液敷于以上三个穴位1～3小时，痛则去掉，以不起泡为度。

功效 • 止咳平喘。

适用 • 支气管哮喘。

姜糖醋汁

原料 • 生姜50克，红糖、醋各100克。

制法 • 将生姜洗净，切成细丝，放锅中，加水200毫升，煮取汁100毫升，与红糖、醋同放锅内，再煎至糖溶化为度，取出晾凉，即可饮用。

用法 • 每日1剂，分3次服，连服5～7日。

功效 • 健脾胃，抗过敏。

适用 • 食物过敏引起的荨麻疹。

鲜姜萝卜汁

原料 • 白萝卜100克，生姜50克。

制法 • 将白萝卜、生姜分别洗净切碎，用洁净纱布包绞汁，混匀即成。

用法 • 每日2～3次，频频含咽。

功效 • 解毒利咽。

适用 • 急性喉炎、失音、喉痛等。

温馨提示 阴虚内热者忌服。

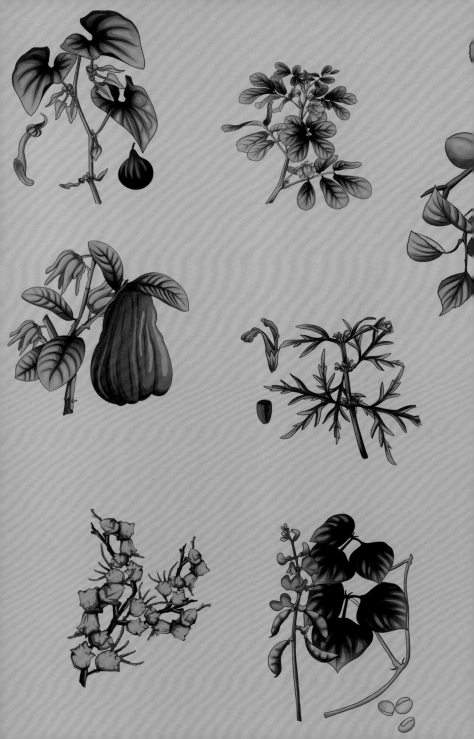

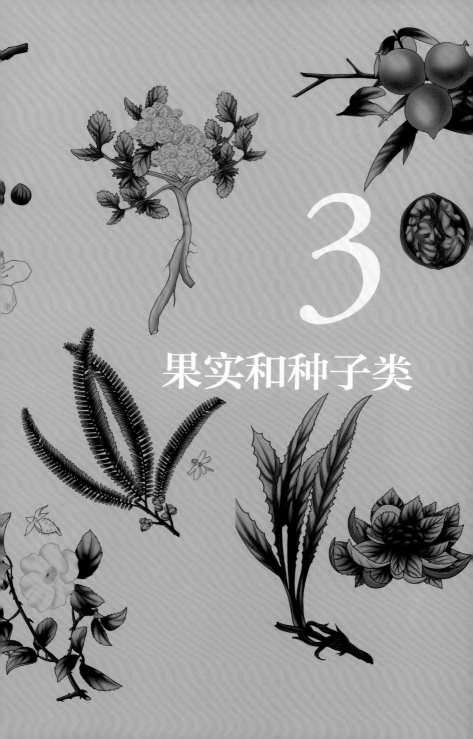

3

果实和种子类

八角茴香

别名 八角、大茴香、八月珠、五香八角。

来源 本品为木兰科植物八角茴香（*Illicium verum* Hook f）的干燥成熟果实。

生境分布 生长于阴湿、土壤疏松的山地。分布于广东、广西等地。

采收加工

秋、冬两季果实由绿变黄时采摘，置沸水中略烫后干燥或直接干燥。

性味归经

辛，温。归肝、肾、脾、胃经。

功效主治

温阳散寒，理气止痛。用于寒疝腹痛、肾虚腰痛、胃寒呕吐、脘腹冷痛。

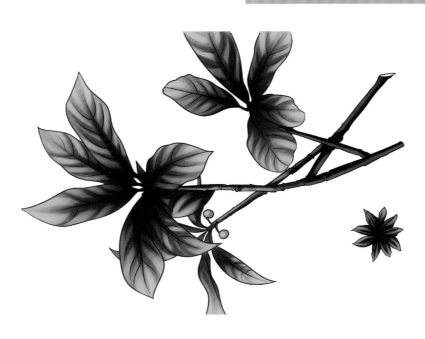

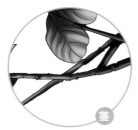

茎

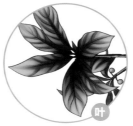

叶

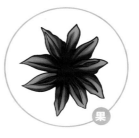

果

形态特征 常绿乔木，高达20米。树皮灰色至红褐色。叶互生或螺旋状排列，革质，椭圆形或椭圆状披针形，长6～12厘米，宽2～5厘米，上面深绿色，光亮无毛，有透明油点，下面淡绿色，被疏毛。花单生于叶腋，有花梗；萼片3，黄绿色；花瓣6～9，淡红色至深红色；雄蕊15～19；心皮8～9；胚珠倒生。聚合果星芒状。花期春、秋两季，果期秋季至翌年春季。

用量用法 内服：3～6克，煎服；或入丸、散。外用：适量，研末调敷。

单方验方 ①腰重刺胀：八角茴香10克。炒后研为末，饭前酒调服。②小肠气坠：八角茴香50克，花椒25克。炒后研为末，每次5克，酒下。③大小便闭、鼓胀气促：八角茴香7个，大麻仁25克。为末，生葱白7根，同研煎汤，调五苓散末服之，每日1剂。④风火牙痛：八角茴香适量。烧灰，乌头10克，熬水1茶杯服下。

传统药膳

大茴核桃仁

原料 ● 核桃1个，八角茴香1枚。

制法 ● 核桃取仁，八角茴香捣碎。

用法 ● 饭前共嚼烂如泥，吞下。每日3次。

适用 ● 乳腺增生。

大茴花椒枣饮

原料 ● 八角茴香、花椒各3克，大枣10枚。

制法 ● 水煎服。

用法 ● 每日1次或2次。

适用 ● 肩周炎。

温馨提示 阴虚火旺者慎服。

山茱萸

别名 药枣、茱萸肉、实枣儿。

来源 本品为山茱萸科植物山茱萸（*Cornus officinalis Sieb et Zucc*）的干燥成熟果肉。

生境分布 生长于山沟、溪旁或较湿润的山坡。分布于浙江、河南、安徽、陕西、山东、四川、山西等地。

采收加工

秋末冬初果皮变红时采收果实，用文火烘或置沸水中略烫后，及时除去果核，干燥。

性味归经

酸、涩，微温。归肝、肾经。

功效主治

补益肝肾，涩精固脱。用于眩晕耳鸣、腰膝酸痛、阳痿遗精、遗尿尿频、崩漏带下、大汗虚脱、内热消渴。

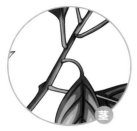 茎

 叶

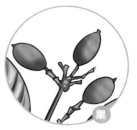 果

形态特征 落叶小乔木。单叶对生，卵形至椭圆形，稀卵状披针形，叶地生，长5～7厘米，全缘，脉腋间有黄褐色毛丛，侧脉5～8对，弧形，平行排列。伞形花序，具卵状苞片4，花先叶开放，黄色。核果长椭圆形，熟时樱红色。花期5～6月，果期8～10月。

用量用法 内服：6～12克，煎服。

单方验方 ①自汗、盗汗：山茱萸、黄芪、防风各9克。水煎服。②大汗不止、四肢发冷、脉搏微弱、体虚欲脱：山茱萸50～100克。水煎服。③肩周炎：山茱萸35克。水煎分2次服，每日1剂；病情好转后，剂量减为10～15克，煎汤或代茶泡服。④遗尿：山茱萸、茯苓、覆盆子各10克，附子3克，熟地黄12克。水煎服。

传统药膳

山茱萸二皮茶

原料 • 山茱萸肉20克，地骨皮、黄芪皮3克，红糖适量。

制法 • 将上述3味共研为粗末，置茶杯中用沸水冲泡闷15分钟，加红糖适量调味，代茶饮用；也可用水煎，取汁去渣。

用法 • 代茶频饮，每日1剂，连服5日。

功效 • 滋阴清热，生津止渴，补虚敛汗。

适用 • 阴虚型产后盗汗。

山茱萸酒

原料 • 山茱萸250克，白酒2500毫升。

制法 • 将山茱萸加工捣碎，放入酒坛中，倒入白酒，密封坛口，置于阴凉处，经常摇动，7日后即成。

用法 • 每日2次，每次10～20毫升。

功效 • 益肝补肾，敛汗涩精。

适用 • 肾虚、腰痛、遗精、体虚自汗、月经过多。

温馨提示 本品酸涩收敛，实邪、湿热证患者不宜用。

山楂

别名 酸枣、赤瓜实、棠梨子、山里红果。

来源 本品为蔷薇科植物山楂（*Crataegus pinnatifida* Bge）等的干燥成熟果实。

生境分布 生长于山谷或山地灌木丛中。分布于山西、河北、山东、辽宁、河南等地。

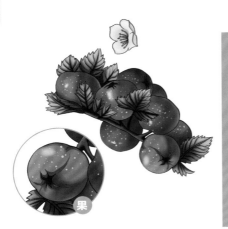
果

采收加工

秋季果实成熟时采收，切片，干燥。

性味归经

酸、甘，微温。归脾、胃、肝经。

功效主治

消食健胃，行气散瘀。用于肉食积滞、胃脘胀满、泻痢腹痛、瘀血经闭、产后瘀阻、心腹刺痛、疝气疼痛、高脂血症。焦山楂消食导滞作用增强，用于肉食积滞、泻痢不爽。

形态特征 落叶乔木，高达7米。小枝紫褐色，老枝灰褐色，枝有刺。单叶互生或多数簇生于短枝先端；叶片宽卵形或三角状卵形，叶片小，分裂较深。叶柄无毛。伞房花序，花白色，萼筒阔钟状。梨果近球形，深红色。花期5月，果期8～10月。

用量用法 内服：9～12克，大剂量可用至30克，煎服（生用消食散瘀；炒山楂收敛止泻）；或入丸、散。

单方验方 ①消化不良：焦山楂10克。研末加适量红糖，开水冲服，每日3次。②痢疾初起：山楂30克，红、白蔗糖各15克。水煎冲细茶5克饮服。③产后腹痛：山楂30克，香附15克。浓煎顿服，每日2次。④闭经：山楂60克，鸡内金、红花各10克，红糖30克。水煎服，每日1剂。⑤腹泻：山楂适量。炒焦研成细末，白糖水送服，每次10克，每日3次。⑥小儿脾虚久泻：鲜山楂、淮山药各等量。加白糖调匀蒸服。⑦消化不良：生山楂、炒麦芽各10克。水煎服，每日2次。

山楂香菇粥

原料 • 山楂15克，香菇10克，粳米50克，砂糖适量。

制法 • 将山楂、香菇加温水浸泡，水煎去渣，取浓汁，再加水适量，与粳米、砂糖适量煮成粥。

用法 • 早餐食用。

功效 • 健脾消食，活血化瘀，降脂。

适用 • 脾胃虚弱或兼血瘀型脂肪肝。

山楂炖兔肉

原料 • 净兔肉500克，山楂40克，糖色5克，料酒10毫升，姜、葱、盐、味精各适量。

做法 • 首先把洗净的兔肉切成块，然后放入砂锅内和山楂同煮至烂，再放入盐、料酒、葱、姜、味精、糖色烧至汁浓，盛于盘中即可。

用法 • 佐酒、佐餐食用。

功效 • 补益气血，开胃消食。

适用 • 老年体弱或久病恢复期。

山楂蜂蜜酒

原料 • 山楂500克，蜂蜜250毫升，白酒1800毫升。

制法 • 将山楂切成片，与蜂蜜一起放入酒坛中，倒入白酒，加盖密封坛口，每日摇晃2次，浸泡15日后即成。

用法 • 每日3次，每次饮服10～20毫升。

功效 • 软化血管，扩张冠状动脉，降低血脂。

适用 • 高脂血症。

山楂雪梨羹

原料 • 山楂500克，雪梨、藕、白糖各适量。

制法 • 将山楂洗净，去子，入锅，加水适量，置火上煮15分钟，用勺将其压成糊状，加入白糖溶化后倒入碗中，将雪梨与藕洗净，切成薄片，放入碗中即成。

用法 • 温热服食。

功效 • 清热平肝，消食和胃，降压降脂。

适用 • 热邪伤阴、津液亏少、胸中积热、食积不化、高血压病、脑动脉硬化等。

温馨提示 胃酸过多、胃溃疡患者慎用；脾胃虚弱无积滞者慎用。

千金子

别名 联步、小巴豆、千两金、续随子、菩萨豆。

来源 本品为大戟科植物续随子（*Euphorbia lathyris* L.）的干燥成熟种子。

生境分布 生长于向阳山坡，各地也有野生。分布于河南、浙江、河北、四川、辽宁、吉林等地。

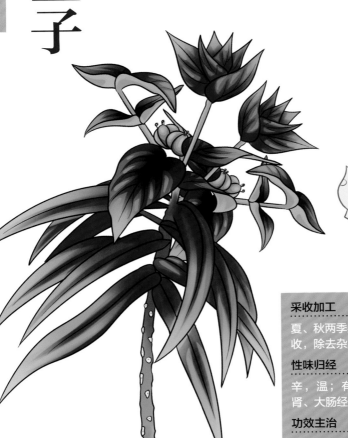

采收加工

夏、秋两季果实成熟时采收，除去杂质，干燥。

性味归经

辛，温；有毒。归肝、肾、大肠经。

功效主治

逐水消肿，破血消癥，外用疗癣蚀疣。用于水肿、痰饮、积滞胀满、二便不通、血瘀经闭；外治顽癣、赘疣。

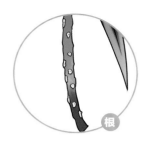

根

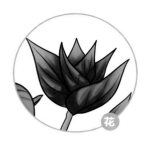

花

形态特征 二年生草本；高达1米，全株表面微被白粉，含白色乳汁；茎直立，粗壮，无毛，多分枝。单叶对生，茎下部叶较密且狭小，线状披针形，无柄；往上逐渐增大，茎上部叶具短柄，叶片广披针形，长5～15厘米，基部略呈心形而多少抱茎，全缘。花单性，成圆球形杯状聚伞花序，再排成聚伞花序；各小聚伞花序有卵状披针形苞片2，总苞杯状，4～5裂；裂片三角状披针形，腺体4，黄绿色，肉质，略成新月形；雄花多数，无花被，每花有雄蕊1，略长于总苞，花药黄白色；雌花1，子房三角形，3室，每室具一胚珠，花柱3裂。蒴果近球形。花期4～7月，果期7～8月。

用量用法 内服：1～2克，去壳，去油，多入丸、散服。外用：适量，捣烂敷患处。

单方验方 ①血瘀经闭：千金子3克，丹参、制香附各9克。水煎服。②疣赘：千金子适量。熟时破开，涂患处。③晚期血吸虫病腹水：取新鲜千金子适量。去壳捣泥装入胶囊，根据腹围大小决定用量，腹围较大者，每次6～9克，早晨空腹服用，每5日服药1次。④毒蛇咬伤：千金子20～30粒（小儿酌减）。捣烂，用米泔水调服，一般需用1～3次。

温馨提示 孕妇及体虚便溏者忌服。

川楝子

别名　楝实、金铃子、川楝实。

来源　本品为楝科植物川楝（*Melia toosendan* Sieb et Zucc）的干燥成熟果实。

生境分布　生长于丘陵、田边；有栽培。分布于四川、云南等地。

采收加工

冬季果实成熟时采收，除去杂质，干燥。

性味归经

苦，寒；有小毒。归肝、小肠、膀胱经。

功效主治

疏肝泄热，行气止痛，驱虫。用于肝郁化火、胸胁、脘腹胀痛、疝痛、虫积腹痛。

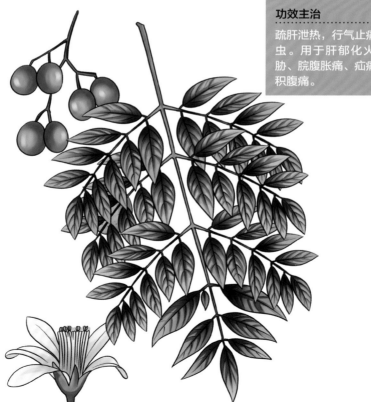

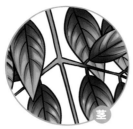

茎

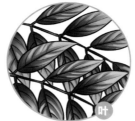

叶

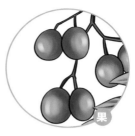

果

形态特征 落叶乔木，高可达10米。树皮灰褐色，有纵沟纹，幼嫩部分密被星状鳞片。叶互生，2～3回单数羽状复叶。夏季开紫色花，腋生圆锥状排列的聚伞花序。核果大，椭圆形或近圆形，长约3厘米，红色或栗棕色，有光泽，核坚硬木质，有棱，6～8室。种子3～5枚。花期3～4月，果期9～11月。

用量用法 内服：5～10克，煎服。外用：适量，研末调涂。

单方验方 ①慢性胃炎：川楝子、枳实、木香、白芍、柴胡、延胡索各10克，大血藤15克，甘草5克。水煎2次，每日1剂，早、晚分服。②头癣：川楝子30克。研成粉，与70克凡士林（或熟猪油）混匀，每日擦患处，早、晚各1次；搽药前，应用食盐水将患处洗净，有脓或痂者应清除。③胆道蛔虫（偏热型）：川楝子、槟榔各15克，乌梅30克，花椒10克，栀子20克，黄连、黄柏各9克。水煎服。

传统药膳

茴香汤

原料 • 炒茴香500克，川楝子、陈皮各250克，炒甘草120克，炒盐适量。

制法 • 将以上原料合研成细末。

用法 • 用滚开水冲调约5克，每日晨起空腹食用。

功效 • 温肾散寒，理气止痛。

适用 • 寒气下流而引起的疝气、小腹胀痛等症。

温馨提示 本品有毒，不宜过量或持续服用。脾胃虚寒者慎用。

女贞子

别名 女贞实、冬青子、鼠梓子、白蜡树子。

来源 本品为木犀科植物女贞（*Ligustrum lucidum* Ait）的干燥成熟果实。

生境分布 生长于湿润、背风、向阳的地方，尤适合深厚、肥沃、腐殖质含量高的土壤中。分布于江苏、浙江、湖南、福建、广西等地。

采收加工

冬季果实成熟时采收，除去枝叶，稍蒸或置沸水中略烫后，干燥；或直接干燥。

性味归经

甘、苦，凉。归肝、肾经。

功效主治

滋补肝肾，明目乌发。用于眩晕耳鸣、腰膝酸软、须发早白、目暗不明、内热消渴、骨蒸潮热。

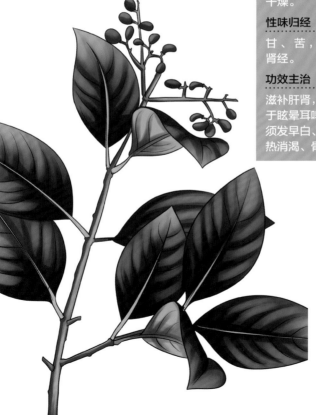

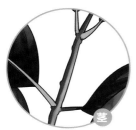

茎

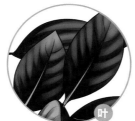

叶

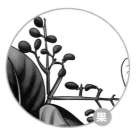

果

形态特征 常绿乔木，树皮光滑不裂。叶对生，叶片卵圆形或长卵状披针形，全缘，无毛，革质，背面密被细小的透明腺点。圆锥花序顶生，花白色，花萼钟状，花冠裂片长方形。浆果状核果，成熟时蓝黑色，内有种子1～2枚。花期6～7月，果期8～12月。

用量用法 内服：6～12克，煎服；或入丸、散。

单方验方 ①肾虚腰酸：女贞子9克，桑椹、墨旱莲、枸杞子各12克。水煎服，每日1剂。②肝虚视物模糊：女贞子、枸杞子、生地黄、菊花、刺蒺藜各10克。水煎服，每日1剂。③便秘：女贞子、黄芪各20克，桔梗9克，甘草、桂枝各6克，白芍、当归各15克，大枣12枚，生姜3片，饴糖适量。每日1剂，水煎服，10日为1个疗程，一般服药1～2个疗程。④神经衰弱：女贞子、桑椹、鳢肠各25克。水煎服。

传统药膳

女贞枸杞粥

原料 • 女贞子15克，枸杞子10克，粳米100克。

制法 • 先将女贞子洗净，装入纱袋内，系好；枸杞子洗净，去杂；粳米淘洗干净。将粳米和纱布药袋同放锅内，加入清水，置旺火上煮沸数滚后，加入枸杞子，改用小火煮至米烂粥熟为止，除去药袋，加入白糖稍煮沸即可。

用法 • 每日1次，早餐食用。

功效 • 滋补肝肾，清热明目。

适用 • 胆石症伴有肝肾不足者。

温馨提示 脾胃虚寒泄泻及阳虚者忌服。

小茴香

别名 谷茴香、土茴香、野茴香、茴香子。

来源 本品为伞形科植物茴香（*Foeniculum vulgare* Mill）的干燥成熟果实。

生境分布 各地有栽培。分布于山西、内蒙古、甘肃、辽宁等地。

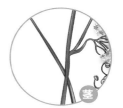

茎

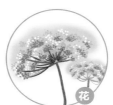

花

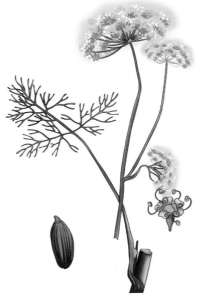

采收加工

秋季果实初熟时采割植株，晒干，打下果实，除去杂质。

性味归经

辛，温。归肝、肾、脾、胃经。

功效主治

散寒止痛，理气和胃。用于寒疝腹痛、睾丸偏坠、痛经、睾丸鞘膜积液。

形态特征 多年生草本，高1~2米，全株有香气。茎直立，有纵棱。叶互生，3~4回羽状全裂，裂片丝状线形；叶柄基部鞘状抱茎。复伞形花序顶生；花小，黄色。双悬果，每分果有5纵棱。花期6~7月，果期10月。

用量用法 内服：3～6克，煎服。外用：适量。

单方验方 ①疝气、小腹冷痛、胀满：小茴香、胡椒各15克。酒糊为丸，每次3克，温酒送下。②肝胃气滞、脘腹胁下胀痛：小茴香30克，枳壳15克。微炒研末，每次6克，温开水送下。③痛经：小茴香、当归、川芎、香附各10克，淡吴茱萸3克，姜半夏、炒白芍各12克，党参、延胡索各15克，炙甘草8克。加水煎成400毫升，温服，每日2次。④睾丸鞘膜积液：小茴香15～18克，川楝子（炒香）15克，橘核12～15克，猪苓18克，乌药、海藻（另包，用水洗去盐分）各12克，青皮、赤芍各10克，蜜枣4枚。加水煎成400毫升，每日2次。

传统药膳

小茴香大蒜蒸黑鱼

原料 ● 小茴香15克，大蒜30克，黑鱼1条（300克），绍酒、姜、葱、大蒜、盐、酱油、白糖各适量。

制法 ● 把小茴香洗净；黑鱼宰杀后，去鳃及内脏；大蒜去皮，切片；姜切片，葱切段。把黑鱼放入蒸盆内，注入清水300毫升，加入小茴香、绍酒、姜、葱、大蒜、盐、酱油、白糖。把蒸盆放入蒸笼内，用大火蒸30分钟即成。

用法 ● 每日2次，每次吃黑鱼50克。

功效 ● 温化利水。

适用 ● 肝病水肿患者食用。

茴香猪肝

原料 ● 猪肝250克，小茴香5克。

制法 ● 将小茴香用新纱布包袋，与猪肝同煮，使用小火煮沸20分钟，去茴香袋，再加酒、糖、酱油各适量，继用小火煮10分钟后，待温取肝切片。

用法 ● 分2次佐餐食用，连服7～15日。

功效 ● 养血，补肝，温中。

适用 ● 慢性肝炎虚寒症、肝区隐痛、脘痞纳差、喜温畏寒、大便不实、舌淡苔白、脉沉等。

温馨提示 阴虚火旺者慎服。

马兜铃

别名 兜苓、臭铃铛、都淋藤、水马香果。

来源 本品为马兜铃科植物北马兜铃（*Aristolochia contorta* Bge）等的干燥成熟果实。

生境分布 生长于郊野林缘、路边、灌木丛中散生。分布于黑龙江、吉林、河北等地。

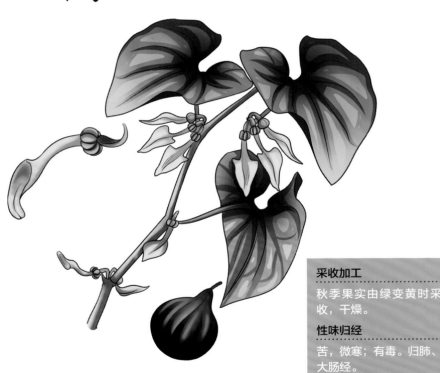

采收加工

秋季果实由绿变黄时采收，干燥。

性味归经

苦，微寒；有毒。归肺、大肠经。

功效主治

清肺降气，止咳平喘，清肠消痔。用于肺热喘咳、痰中带血、肠热痔血、痔肿痛。

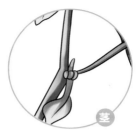 茎

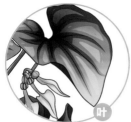 叶

 果

形态特征 多年生缠绕草本，基部木质化，全株无毛。根细长，在土下延伸，到处生苗。叶三角状椭圆形至卵状披针形或卵形，顶端短尖或钝，基部两侧有圆形的耳片。花单生于叶腋；花柄长约1厘米，花被管状或喇叭状，略弯斜，基部膨大成球形，中部收缩成管状，缘部卵状披针形，上部暗紫色，下部绿色。花期7~8月，果期9月。

用量用法 内服：3~9克，煎服。外用：适量，煎汤熏洗。一般生用，肺虚久咳炙用。

单方验方 ①肺热咳嗽、咳痰壅盛：马兜铃、甘草各6克，杏仁、黄芩、桑白皮、陈皮各10克。水煎服。②肠热、痔肿痛、出血：马兜铃6克，白术、生地黄各12克，甘草3克。水煎服，并以马兜铃适量，水煎熏洗患处。③心痛：大马兜铃1个。灯上烧存性，为末，温酒服。④咳嗽气喘、咳痰不爽、痰中带血：马兜铃、牛蒡子各6克，苦杏仁、阿胶（烊化冲对）各9克，糯米12克，甘草3克。水煎服。

温馨提示 本品含马兜铃酸，可引起肾脏损害等不良反应；儿童及老人慎用；孕妇、婴幼儿及肾功能不全者禁用。

莲子

别名 莲肉、莲实、藕实、莲米、泽芝、莲蓬子、水芝丹。

来源 本品为睡莲科植物莲（*Nelumbo nucifera* Gaertn.）的干燥成熟种子。

生境分布 生长于池塘、湿润的田野中。分布于湖南、湖北、福建、江苏、浙江、江西等地，多为栽培。

形态特征 多年生水生草本，根茎肥厚横走，叶片圆盾形，全缘，稍呈波状，上面暗绿色，光滑，具白粉，下面淡绿色，叶柄着生于叶背中央，圆柱形，中空。花梗与叶柄等高或略高；花大，单一，顶生，粉红色或白色，芳香。坚果椭圆形或卵形，果皮坚硬、革质，内有种子1枚，俗称莲子。花期7～8月，果期9～10月。

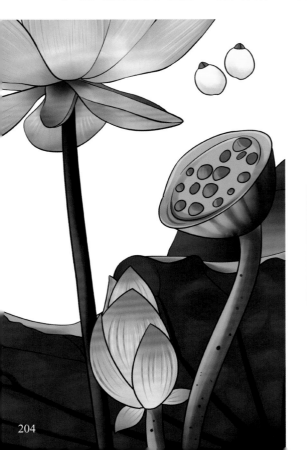

采收加工

秋季果实成熟时采割莲房，取出果实，除去果皮，干燥。

性味归经

甘、涩，平。归脾、肾、心经。

功效主治

补脾止泻，益肾涩精，养心安神。用于脾虚久泻、遗精、带下、心悸失眠。

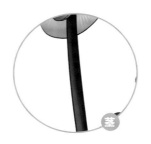

茎

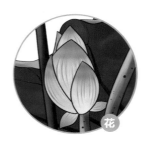

花

用量用法 内服：6～15克，煎服。

单方验方 ①反胃：莲子适量。为末，入少许豆蔻末，用米汤趁热调服。②产后胃寒咳逆、呕吐不食：莲子、白茯苓各50克，丁香25克。研为末，每次10克，不拘时，用姜汤或米饮调下，每日3次。③小便白浊、梦遗泄精：

莲子、龙骨（五色者）、益智仁各等份。研为细末，每次10克，空心用清米饮调下。④病后胃弱、消化不良：莲子、粳米各炒200克，茯苓100克。共为末，砂糖调和，每次50克，白汤送下。⑤久痢不止：老莲子（去心）100克。研末，每次3克，陈米汤调下。

传统药膳

桂圆莲子粥

原料 • 龙眼肉（桂圆肉）、莲子各15～30克，大枣5～10克，糯米30～60克，白糖适量。

制法 • 先将龙眼肉用清水略冲洗，莲子去皮心，大枣去核，与糯米同煮，烧开后，改用中火熬煮30～40分钟即可，食时加糖适量。

用法 • 早餐食用。

功效 • 益心安神，养心扶中。

适用 • 心脾两虚、贫血体弱、心悸怔忡、健忘、少气、面黄肌瘦、大便溏软等。

莲子猪肚

原料 • 猪肚1个，莲子50粒，香油、盐、葱、生姜、蒜各适量。

制法 • 猪肚洗净，内装水发莲子（去心），用线缝合，放入锅内，加清水，炖熟透，捞出晾凉。将猪肚切成细丝，同莲子放入盘中。将香油、盐、葱、生姜、蒜调料与猪肚丝拌匀即成。

用法 • 可单服，也可佐餐。

功效 • 健脾益胃，补虚益气。

适用 • 食少、消瘦、泄泻、水肿等。

温馨提示 中满痞胀及大便燥结者忌食。

莨菪子

别名　天仙子。

来源　本品为茄科植物莨菪（*Hyoscyamus niger* L.）的干燥成熟种子。

生境分布　生长在海拔1700～2600米的山坡、林旁和路边。分布于华北、东北、西北诸省（区），主要分布于河南、河北、辽宁省。

采收加工

夏、秋两季果实成熟、果皮变黄色时割取全株或果枝，曝晒，打下种子，筛去枝梗、果皮，晒干。

性味归经

苦、辛，温；有大毒。归心、胃、肝经。

功效主治

解痉止痛，平喘，安神。用于胃脘挛痛、喘咳、癫狂风痫。

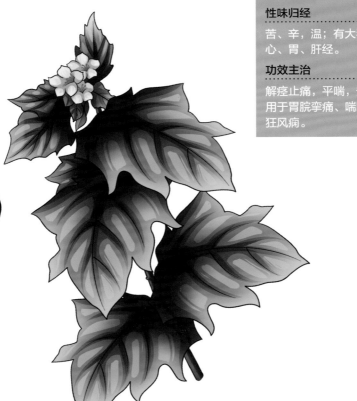

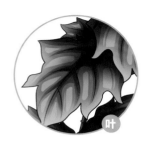

叶

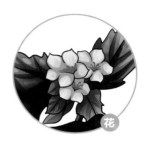

花

形态特征 二年生草本植物，高15～70厘米，有特殊臭味，全株被黏性腺毛。根粗壮，肉质，茎直立或斜上伸。密被柔毛。单叶互生，叶片长卵形或卵状长圆形，顶端渐尖，基部抱茎，茎下部的叶具柄。花淡黄绿色，基部带紫色，花萼筒状钟形，花冠钟形，花药深紫色，子房略呈椭圆形。蒴果包藏于宿存萼内。种子多数，近圆盘形，淡黄棕色。

用量用法 内服：0.06～0.6克，研末服。外用：适量，煎水外洗或研末调敷。

单方验方 ①恶疮似癞者：烧天仙子末适量。调敷。②风痹厥痛：天仙子15克（炒），大草乌头、甘草各25克，五灵脂50克。研为细末，糊丸，梧桐子大，以螺青为衣，每服10丸，男以菖蒲酒下，女以芫花汤下。③积冷痃癖、不思饮食、四肢羸困：天仙子1.5克（水淘去浮者），大枣49枚。上药以水3000毫升相和，煮至水尽，取枣去皮核，每于饭前吃1枚，也可用粥饮下，觉热即止。④石痈坚如石，不作脓者：醋和天仙子末适量。敷头上。⑤赤白痢、脐腹疼痛、肠滑后重：天仙子50克，大黄25克。上捣罗为散，每服5克，饭前以米汤调下。

传统药膳

天仙饼

原料 • 天仙子（去土，炒）30克，飞罗面（微炒）60克。

制法 • 将上2味研为细末，汤和作饼，每个6克左右，临睡湿纸裹，慢火煨熟，去纸。

用法 • 米饮嚼下。

功效 • 益气敛汗。

适用 • 盗汗。

温馨提示 本品大毒，内服宜慎重，不能过量或持续服用。心脏病、心动过速、青光眼患者及孕妇禁用。

木瓜

别名 酸木瓜、铁脚梨、秋木瓜、皱皮木瓜、贴梗海棠。

来源 本品为蔷薇科植物贴梗海棠 [*Chaenomeles speciosa*（Sweet）Nakai] 的干燥近成熟果实。

生境分布 生长于山坡地、田边地角、房前屋后。分布于山东、河南、陕西、安徽、江苏、湖北、四川、浙江、江西、广东、广西等地。

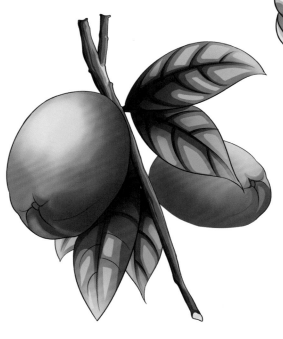

采收加工

夏、秋两季果实绿黄时采收，置沸水中烫至外皮灰白色，对半纵剖，晒干。

性味归经

酸，温。归肝、脾经。

功效主治

舒筋活络，和胃化湿。用于湿痹拘挛、腰膝关节酸重疼痛、吐泻转筋、脚气水肿。

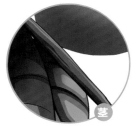

茎

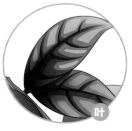

叶

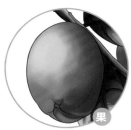

果

形态特征 落叶灌木，高达2米，小枝无毛，有刺。叶片卵形至椭圆形，边缘有尖锐重锯齿；托叶大，肾形或半圆形，有重锯齿。花3～5朵簇生于二年生枝上，先叶开放，绯红色、稀淡红色或白色；萼筒钟状，基部合生，无毛。梨果球形或长圆形，木质，黄色或带黄绿色，干后果皮皱缩。花期3～5月，果期9～10月。

用量用法 内服：6～9克，煎服。

单方验方 ①消化不良：木瓜10克，麦谷芽各15克，木香3克。水煎服。②产后体虚、乳汁不足：鲜木瓜250克。切块，猪蹄500克，加水适量，炖熟，再将鲜木瓜放入汤中，炖至烂熟，食用即可。③脚气：干木瓜1个，明矾50克。煎水，乘热熏洗。④荨麻疹：木瓜18克。水煎，分2次服，每日1剂。⑤银屑病：木瓜片100克，蜂蜜300毫升，生姜2克。加水适量共煮沸，改文火再煮10分钟，吃瓜喝汤。

传统药膳

木瓜牛奶

原料 • 木瓜100克（1／4个），鸡蛋黄1个，白砂糖35克，牛奶220毫升，冰块100克。

制法 • 将木瓜去皮、去子后，切成小块。木瓜、鸡蛋黄、白砂糖、牛奶一起放入粉碎机中，一边粉碎，一边倒入冰块，约1分钟即成。

用法 • 上、下午分别服用。

功效 • 清热利湿，益气健脾。

适用 • 湿热下注型直肠脱垂，对伴体质虚弱者尤为适宜。

菖蒲木瓜酒

原料 • 鲜石菖蒲、鲜木瓜、九月菊各28克，桑寄生50克，小茴香10克，白酒2500毫升。

制法 • 将以上原料研碎，放入酒坛中，倒入白酒，密封坛口，浸泡7日后滤出药渣即成。

用法 • 每日1次，每次饮服15～20毫升。

功效 • 清心补肾。

适用 • 耳鸣、眩晕、消化不良、行走无力等。

温馨提示 本品味酸收敛，凡表证未解、痢疾初期或胃酸过多者不宜用。

木蝴蝶

别名 玉蝴蝶、干层纸、云故纸、干张纸、白玉纸。

来源 本品为紫葳科植物木蝴蝶 [*Oroxylum indicum* （ L.) Vent] 的干燥成熟种子。

生境分布 生长于山坡、溪边、山谷及灌木丛中。分布于云南、广西、贵州等地。均为野生。

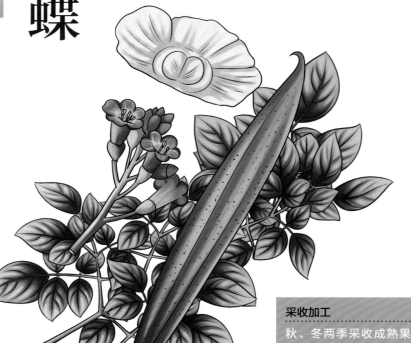

采收加工

秋、冬两季采收成熟果实，曝晒至果实开裂，取出种子，晒干。

性味归经

苦、甘、凉。归肺、肝、胃经。

功效主治

清肺利咽，疏肝和胃。用于肺热咳嗽、喉痹、音哑、肝胃气痛。

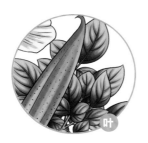

叶

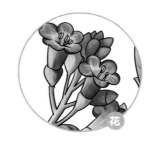

花

形态特征 大乔木。叶对生，2～3回羽状复叶，着生于茎的近顶端；小叶多数，卵形，全缘。总状花序顶生，长约25厘米。花大，紫红色，两性。花萼肉质，钟状。蒴果长披针形，扁平，木质。种子扁圆形，边缘具白色透明的膜质翅。花期7～8月，果期10～12月。

用量用法 内服：1～3克，煎服；或研末。外用：适量，敷贴。

单方验方 ①久咳音哑：木蝴蝶、桔梗、甘草各6克。水煎服。②胁痛、胃脘疼痛：木蝴蝶2克。研粉，好酒调服。③慢性咽喉炎：木蝴蝶3克，金银花、菊花、沙参、麦冬各9克。煎水当茶饮。④久咳音哑：木蝴蝶6克，玄参9克，冰糖适量。水煎服。⑤干咳、声哑、咽喉肿痛：木蝴蝶、甘草各6克，胖大海9克，蝉蜕3克，冰糖适量。水煎服。

传统药膳

木蝴蝶茶

原料 • 木蝴蝶10克，薄荷3克，玄参10克，麦冬10克，蜂蜜20毫升。

制法 • 将木蝴蝶、薄荷、玄参、麦冬入锅，加水小火煮15分钟，去药渣，兑入蜂蜜。

用法 • 稍温服用。

功效 • 消炎去火。

适用 • 虚火上炎、咽部有灼热感的患者。

温馨提示 本品苦寒，脾胃虚弱者慎用。

木鳖子

别名　木蟹、木鳖瓜、土木鳖、藤桐子、漏苓子、鸭屎瓜子。

来源　本品为葫芦科植物木鳖 [*Momordica cochinchinensis* (Lour) Spreng] 的干燥成熟种子。

生境分布　生长于林缘、山坡、土层较深厚的地方，多为野生，也有栽培。分布于广西、四川等地。

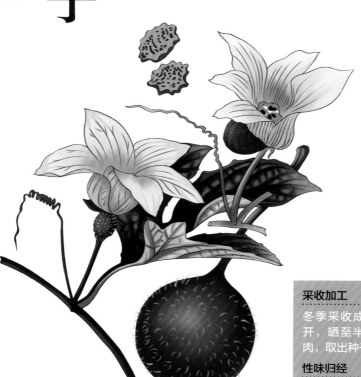

采收加工

冬季采收成熟果实，剖开，晒至半干，除去果肉，取出种子，干燥。

性味归经

苦、微甘，凉；有毒。归肝、脾、胃经。

功效主治

散结消肿，攻毒疗疮。用于疮疡肿毒、乳痈、瘰疬、痔瘘、干癣、秃疮。

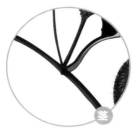

茎

花

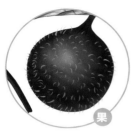

果

形态特征 多年生草质藤本。叶互生，圆形至阔卵形，长7～14厘米，通常3浅裂或深裂，裂片略呈卵形或长卵形，全缘或具微齿，基部近心形，先端急尖，上面光滑，下面密生小乳突，3出掌状网脉；叶柄长5～10厘米，具纵棱，在中部或近叶片处具2～5腺体。花单性，雌雄同株，单生叶腋，花梗细长，每花具1片大型苞片，黄绿色；雄花：萼片5，革质，粗糙，卵状披针形，基部连合，花瓣5，浅黄色，基部连合，雄蕊5，愈合成3体；雌花：萼片线状披针形，花冠与雄花相似，子房下位。瓠果椭圆形，成熟后红色，肉质，外被软质刺针，种子略呈扁圆形或近椭圆形，边缘四周具不规则的突起，呈龟板状，灰棕色。花期6～8月，果期9～11月。

用量用法 内服：0.9～1.2克，煎服。外用：适量，研末，用油或醋调涂患处。

单方验方 ①痔疮：木鳖子、荆芥、朴硝各等份。上药煎汤，放入瓶内，熏后，汤温洗之。②血管瘤：鲜木鳖子适量。去壳研如泥，以醋调敷患处，每日3～5次。

传统药膳

煨甘遂猪肾

原料 • 木鳖子2枚，甘遂5克，猪腰1个。

制法 • 将甘遂、木鳖子（去壳）为细末；猪腰去膜，切片。以药末1克拌和猪腰片，湿纸包裹，煨熟。

用法 • 空腹食之，米饮送下。每日1次，得畅泻后，喝粥2～3日调养。

功效 • 逐水利尿，退肿。

适用 • 水肿。

温馨提示 孕妇慎用。

五味子

别名 玄及、会及、山花椒、乌梅子、软枣子。

来源 本品为木兰科植物南五味子［*Schisandra chinensis*（Turcz）Baill］等的干燥成熟果实。

生境分布 生长于半阴湿的山沟、灌木丛中。分布于辽宁、黑龙江、吉林等地。

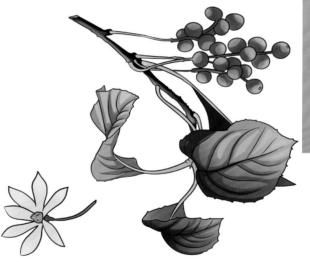

采收加工

秋季果实成熟时采摘，晒干或蒸后晒干，除去果梗及杂质。

性味归经

酸、甘，温。归肺、心、肾经。

功效主治

收敛固涩，益气生津，补肾宁心。用于久嗽虚喘、梦遗滑精、遗尿尿频、心悸失眠、自汗盗汗。

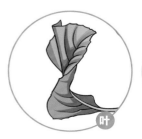

叶

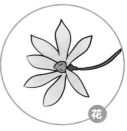

花

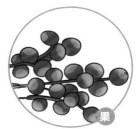

果

形态特征 落叶木质藤本，长达8米。茎皮灰褐色，皮孔明显，小枝褐色，稍具棱角。叶互生，柄细长；叶片薄而带膜质，卵形、阔倒卵形以至阔椭圆形，长5～11厘米，宽3～7厘米，先端尖，基部楔形、阔楔形至圆形，边缘有小齿牙，上面绿色，下面淡黄色，有芳香。花单性，雌雄异株；雄花具长梗，花被6～9，椭圆形，雄蕊5，基部合生；雌花花被6～9，雌蕊多数，螺旋状排列在花托上，子房倒梨形，无花柱，受粉后花托逐渐延长成穗状。浆果球形，直径5～7毫米，成熟时呈深红色，内含种子1～2枚。花期5～7月，果期8～9月。

用量用法 内服：2～6克，煎服；或研末服，每次1～3克。

单方验方 ①肾虚遗精、滑精、虚羸少气：五味子250克。加水适量，煎熬取汁，浓缩成稀膏，加适量蜂蜜，以小火煎沸，待冷备用。每次服1～2匙，空腹时沸水冲服。②失眠：五味子6克，丹参15克，远志3克。水煎服，午休及晚上睡前各服1次。③耳源性眩晕：五味子、山药、当归、枣仁各10克，桂圆肉15克。水煎2次，取汁40毫升，分早、晚2次服。

传统药膳

五味子参枣茶

原料 ● 五味子30克，人参9克，大枣10枚，红糖适量。

制法 ● 将以上几味药加水共煮。取药汁加红糖适量。

用法 ● 代茶频饮，每日1剂。

功效 ● 益气固脱。

适用 ● 血虚气脱型产后血晕。

五味子核桃酒

原料 ● 五味子250克，核桃仁100克，白酒2500毫升。

制法 ● 将五味子同核桃仁一同放入酒坛，倒入白酒，密封坛口，每日摇晃3次，浸泡15日后即成。

用法 ● 每日3次，每次10毫升。

功效 ● 敛肺滋肾，涩精安神。

适用 ● 健忘、失眠、头晕、心悸、倦怠乏力、烦躁等。

温馨提示 本品酸涩收敛，凡新病、实邪者不宜用。

车前子

别名 车前实、虾蟆衣子、凤眼前仁、猪耳朵穗子。

来源 本品为车前科植物车前（*Plantago asiatica* L.）等的干燥成熟种子。

生境分布 生长于山野、路旁、沟旁及河边。分布于全国各地。

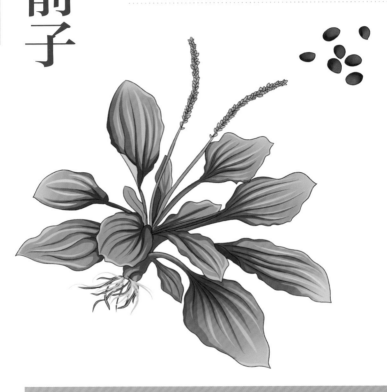

采收加工

夏、秋两季种子成熟时采收果穗，晒干，搓出种子，除去杂质。

性味归经

甘，微寒。归肝、肾、肺、小肠经。

功效主治

清热利尿，渗湿止泻，通淋，明目，祛痰。用于水肿胀满、热淋涩痛、暑湿泄泻、目赤肿痛、痰热咳嗽。

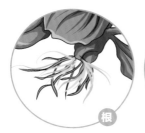

根

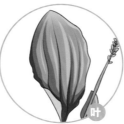

叶

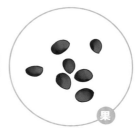

果

形态特征 多年生草木。叶丛生，直立或展开，方卵形或宽卵形，长4～12厘米，宽4～9厘米，全缘或有不规则波状浅齿，弧形脉。花茎长20～45厘米，顶生穗状花序。蒴果卵状圆锥形，周裂。花期6～9月，果期10月。

用量用法 9～15克，入煎剂宜包煎。

单方验方 ①尿血、尿痛（热性病引起的）：车前子适量。晒干为末，每次10克，车前叶煎汤下。②阴下痒痛：车前子适量。煮汁频洗。③风热目暗、涩痛：车前子、黄连各50克。为末，饭后用温酒服5克，每日2次。④白带多、腹泻：车前子30克。用纱布包裹煎煮半小时后取出，再加粳米60克，茯苓粉30克同煮成粥，食用即可。⑤寒湿泻：车前子20克，藿香、炮姜各10克。水煎服。

传统药膳

车前子粥

原料 • 车前子60克，青粱米100克。

制法 • 先将车前子绵裹煮汁，入青粱米煮粥食。

用法 • 不拘多少，适量。

功效 • 益气，清热，利小便，明目。

适用 • 老人淋病、身体热甚等。

温馨提示 内伤劳倦、阳气下陷、肾虚精滑、内无湿热者慎服。

牛蒡子

别名 恶实、牛子、大力子、鼠黏子。

来源 本品为菊科植物牛蒡（*Arctium lappa* L.）的干燥成熟果实。

生境分布 生长于沟谷林边、荒山草地中；有栽培。分布于吉林、辽宁、黑龙江、浙江等地。

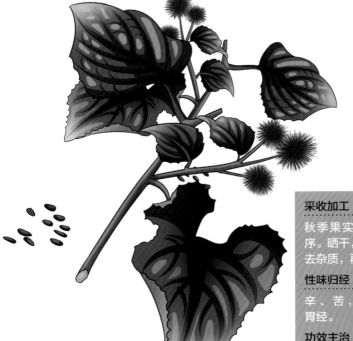

采收加工

秋季果实成熟时采收果序。晒干，打下果实，除去杂质，再晒干。

性味归经

辛、苦，寒。归肺、胃经。

功效主治

疏散风热，宣肺透疹，解毒利咽。用于风热感冒、咳嗽痰多、麻疹、风疹、咽喉肿痛、腮腺炎、丹毒、痈肿疮毒。

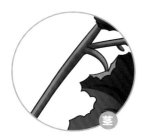

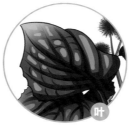

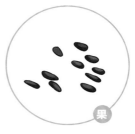

形态特征 二年生草本，高1～2米，上部多分枝，带紫褐色，有纵条棱。根粗壮，肉质，圆锥形。基生叶大型，丛生，有长柄。茎生叶互生，有柄，叶片广卵形或心形，长30～50厘米，宽20～40厘米，边缘微波状或有细齿，基部心形，下面密布白色短柔毛。茎上部的叶逐渐变小。头状花序簇生于茎顶或排列成伞房状，花序梗长3～7厘米，表面有浅沟，密生细毛；总苞球形，苞片多数，覆瓦状排列，披针形或线状披针形，先端延长成尖状，末端钩曲。花小，淡红色或红紫色，全为管状花，两性，聚药雄蕊5；子房下位，顶端圆盘状，着生短刚毛状冠毛，花柱细长，柱头2裂。瘦果长圆形，具纵棱，灰褐色，冠毛短刺状，淡黄棕色。花期6～7月，果期7～8月。

用量用法 内服：6～12克，煎服。

单方验方 ①咽喉肿痛：牛蒡子、板蓝根、桔梗、薄荷、甘草各适量。水煎服。②麻疹不透：牛蒡子、葛根各6克，蝉蜕、荆芥各3克。水煎服。③痔疮：牛蒡根、漏芦根各适量。嫩猪大肠煮服。④急性中耳炎：鲜牛蒡根适量。捣烂榨汁滴耳，每日数次。

传统药膳

牛蒡酒

原料 牛蒡子15克，茵芋1.5克，茯苓、干姜各7.5克，川椒、大麻子、杜若各5克，石斛、枸杞子、牛膝、大豆、侧子各10克。

制法 上几味细锉，以生绢袋盛，纳瓷瓶中，以好酒1000毫升浸，密封7日后开瓶即用。

用法 每于食前温烫10毫升，饮用。

功效 祛风除湿。

适用 风湿气着于腰间，疼痛、坐卧不安等。

温馨提示 本品性寒滑肠，便溏者慎用。

乌梅

别名 梅实、酸梅、杏梅、熏梅、合汉梅、干枝梅。

来源 本品为蔷薇科植物梅［*Prunus mume*（Sieb）Sieb et Zucc］的干燥近成熟果实。

生境分布 以栽培为主。分布于四川、浙江、福建、广东、湖南、贵州等地。

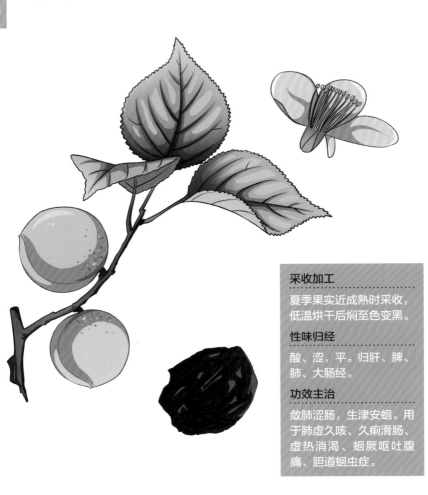

采收加工

夏季果实近成熟时采收，低温烘干后焖至色变黑。

性味归经

酸、涩，平。归肝、脾、肺、大肠经。

功效主治

敛肺涩肠，生津安蛔。用于肺虚久咳、久痢滑肠、虚热消渴、蛔厥呕吐腹痛、胆道蛔虫症。

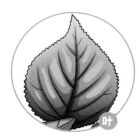
叶

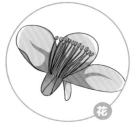
花

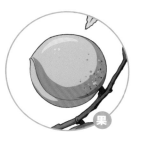
果

形态特征 落叶小乔木或灌木。叶互生，托叶1对，早落，叶片阔卵形或卵形，先端尾状渐尖。花单生或2朵簇生枝上，先叶开放，白色或红色，花梗极短；花萼5；子房密被柔毛。核果球形，成熟时黄色。花期1~2月，果期5月。

用量用法 内服：6~12克，煎服。大剂量可用至30克。外用：适量。

单方验方 ①蛔虫病：乌梅若干。去核捣烂，每次6~9克，每日2次。②水气满急：乌梅、大枣各3枚。水4000毫升，煮2000毫升，纳蜜和匀，含咽之。③久泻久痢：乌梅15~20克，粳米100克，冰糖适量。将乌梅煎取浓汁去渣，入粳米煮粥，粥熟后加冰糖适量，稍煮即可，每日2次，温热食用。

传统药膳

大枣乌梅冰糖汤

原料 • 乌梅、大枣各20克，冰糖适量。

制法 • 将大枣、乌梅洗干净，入砂锅加水适量，小火煎取浓汁，兑入冰糖溶化即成。

用法 • 每日2次，温热服食。

功效 • 滋阴益气敛汗。

适用 • 阴津亏虚所致的烦热口渴、气短神疲、盗汗不止等。

乌梅粥

原料 • 乌梅15~20克，粳米100克，冰糖适量。

制法 • 将乌梅煎取浓汁，去渣，入粳米煮粥，粥熟后加冰糖适量，稍煮即可。

用法 • 每日2次，温热食用。

功效 • 生津止渴，敛肺止咳，涩肠止泻。

适用 • 久泻、久痢等。

温馨提示 急性泻痢和感冒咳嗽者禁用。表邪、实热积滞者不宜用。

火麻仁

别名 火麻、麻仁、大麻仁、线麻子。

来源 本品为桑科植物大麻（*Cannabis sativa* L.）的干燥成熟果实。

生境分布 生长于土层深厚、疏松肥沃、排水良好的沙质土壤或黏质土壤。分布于东北、华北、华东、中南等地。

采收加工
秋季果实成熟时采收，除去杂质，晒干。

性味归经
甘，平。归脾、胃、大肠经。

功效主治
润肠通便。用于血虚津亏、肠燥便秘。

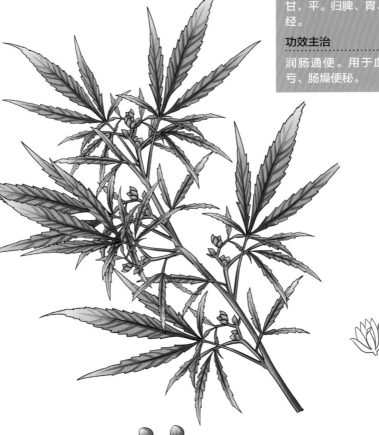

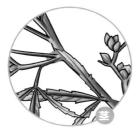

茎

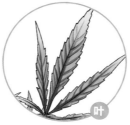

叶

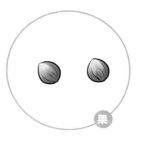

果

形态特征 一年生直立草本，高1～3米。掌状叶互生或下部对生，全裂，裂片3～11，披针形至条状披针形，下面密被灰白色毡毛。花单性，雌雄异株；雄花序为疏散的圆锥花序，黄绿色，花被片5；雌花簇生于叶腋，绿色，每朵花外面有一卵形苞片。瘦果卵圆形，质硬，灰褐色，有细网状纹，为宿存的黄褐色苞片所包裹。花、果期因产地不同而异。

用量用法 内服：10～15克，打碎入煎，或捣取汁煮粥。

单方验方 ①大便不通：火麻仁适量，研末，同米煮粥食用。②烫伤：火麻仁、黄柏、黄栀子各适量。共研末，调猪油涂。③跌打损伤：火麻仁200克。煅炭，兑黄酒服。④大便秘结：火麻仁、大黄、枳实、白芍各50克，杏仁、厚朴各15克。共研细粉，炼蜜为丸，每服9克，每日1～2次。⑤妇女产后头晕、多汗、大便秘结：火麻仁15克，紫苏子10克，粳米适量。前2者加水研磨，取汁与粳米煮粥食，每日2次。

传统药膳

四物火麻仁蜜饮

原料 • 当归、熟地黄各15克，生地黄12克，火麻仁30克，蜂蜜30毫升。

制法 • 将当归、生地黄、熟地黄、火麻仁洗净，同入锅中，加适量水煎煮2次，每次30分钟，合并滤液，待药汁转温后，调入蜂蜜。搅匀即成，对大便干燥者尤为适宜。

用法 • 上、下午分别服用。

功效 • 养血，润肠，通便。

适用 • 血亏肠燥型肛裂。

温馨提示 火麻仁大量食入，可引起中毒。

巴豆

别名 巴果、巴米、刚子、江子、老阳子、双眼龙、猛子仁。

来源 本品为大戟科常绿乔木植物巴豆（*Croton tiglium* L.）的干燥成熟果实。

生境分布 多为栽培植物；野生于山谷、溪边、旷野，有时也见于密林中。分布于四川、云南、贵州等地。

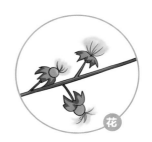

叶 花

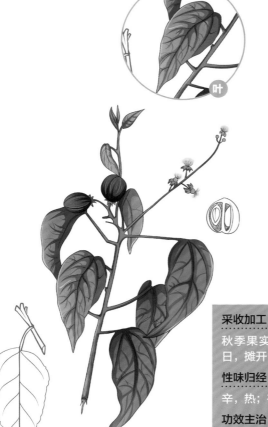

采收加工

秋季果实成熟时采收，堆置2~3日，摊开，干燥。

性味归经

辛，热；有大毒。归胃、大肠经。

功效主治

外用蚀疮。用于恶疮疥癣、疣痣。

形态特征 常绿小乔木。叶互生，卵形至矩圆状卵形，顶端渐尖，两面被稀疏的星状毛，近叶柄处有2腺体。花小，成顶生的总状花序，雄花生上，雌花在下。蒴果类圆形，3室，每室内含1枚种子。花期6～7月，果期7～9月。

用量用法 外用：适量，研末搽患处，或捣烂以纱布包擦患处。

单方验方 ①泻痢：巴豆仁6克（炒焦研泥）。蜂蜡等量熔化约制80丸，每丸重0.15克（内含巴豆0.075克），成人每次4丸，每日3次，空腹服用；8～15岁每服2丸；5～7岁每服1丸；1～4岁服半丸；6个月以上每服1/3丸；6个月以下每服1/4丸；未满1个月忌服。②急性梗阻性、化脓性胆管炎：巴豆仁适量。切成米粒的1/2～1/3大小颗粒，不去油，备用，每次用温开水送服150～200毫克，可在12小时内给药3～4次，次日酌情用1～2次。③胆绞痛：巴豆仁适量。切碎置胶囊内每次服100毫克，小儿酌减，每3～4小时用药1次，至畅泻为度，每24小时不超过400毫克，以服巴豆通下后，胆绞痛减轻为有效。④骨髓炎骨结核多发性脓肿：巴豆仁60克（纱布包好），猪脚1对。置大瓦钵内，加水3000毫升，炖至猪脚熟烂，去巴豆仁和骨，不加盐，每日分2次空腹服，如未愈，每隔1周再服1剂，可连服10～20剂。⑤癫痫：巴豆霜5克，杏仁20克，赤石脂、代赭石各50克。共为细末，蜜丸如小豆粒大小，成人每服3粒，每日3次，饭后服，如无不良反应可增至5粒。

传统药膳

烤鲤鱼

原料 • 大鲤鱼1条（250克以上），巴豆40粒。

制法 • 将鱼洗净，从鱼脊割开两刀，将巴豆下在两刀处合住，用纸包裹，慢火烧熟。

用法 • 去豆食鱼，米汤下。

功效 • 补虚，泻下。

适用 • 腹胀。

温馨提示 孕妇禁用；不宜与牵牛子同用。生品不做内服。

龙眼肉

别名 蜜脾、龙眼、益智、比目、桂圆肉、龙眼干。

来源 本品为无患子科植物龙眼（*Dimocarpus longan* Lour）的假种皮。

生境分布 生长于低山丘陵台地半常绿雨林。分布于广西、福建、广东、四川及台湾等地。

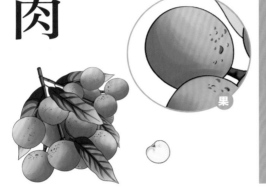

果

采收加工

夏、秋两季采收成熟果实，干燥，除去壳、核，晒至干爽不黏。

性味归经

甘、温。归心、脾经。

功效主治

补益心脾，养血安神。用于气血不足、心悸怔忡、健忘失眠、血虚萎黄。

形态特征 常绿乔木，高达10米以上。幼枝被锈色柔毛。双数羽状复叶，互生，长15～20厘米；小叶2～5对，通常互生，革质，椭圆形至卵状披针形，长6～15厘米。先端短尖或钝，基部偏斜，全缘或波浪形，暗绿色，嫩时褐色，下面通常粉绿色。花两性，或单性花与两性花共存；为顶生或腋生的圆锥花序；花小，黄白色，直径4～5毫米，被锈色星状小柔毛；花萼5深裂，裂片卵形；花瓣5，匙形，内面有毛；雄蕊通常8；子房2～3室，柱头2裂。核果球形，直径1.5～2厘米，外皮黄褐色，粗糙，假种皮白色肉质，内有黑褐色种子1枚。花期3～4月，果期7～9月。

用量用法 9～15克。

单方验方 ①虚弱衰老：龙眼肉30克。加白糖少许，一同蒸至稠膏状，分2次用沸水冲服。②贫血、神经衰弱、心悸怔忡、自汗盗汗：龙眼肉4～6枚，莲子、芡实各适量。加水炖汤于睡前服。③脾虚泄泻：龙眼干14粒，生姜3片。煎汤服。④思虑过度、劳伤心脾、虚烦不眠：龙眼干、芡实各15克，粳米60克，莲子10克。加水煮粥，并加白糖少许煮食。

龙眼饭

原料 • 龙眼肉10克，大枣7枚，粳米（大米也可）260克，白糖20克。

制法 • 将龙眼肉、大枣、粳米一起洗净入锅，加白糖，再加适量水，煮熟。

用法 • 每日中、晚餐作主食食用。

功效 • 补气血，有益心脾。

适用 • 心血不足、心悸、健忘、梦少甚至不做梦及脾虚泄泻或产后气血亏虚等。

栗子龙眼粥

原料 • 栗子10个，龙眼肉15克，粳米50克。

制法 • 栗子去外壳、内皮、切碎，粳米洗净，与栗子、龙眼肉加水适量同熬粥，粥成加白糖拌匀食用即可。

用法 • 每日1次。

功效 • 补心益肾，宁心安神。

适用 • 心肾不交之失眠症。

龙眼肉粥

原料 • 龙眼肉、粳米各100克。

制法 • 将上2味清洗干净，加适量水一同煮粥。

用法 • 任意食用。

功效 • 益心脾，安心神。

适用 • 心悸、失眠、健忘、贫血等。

龙眼枸杞茶

原料 • 龙眼肉、枸杞子各10克。

制法 • 首先分别把龙眼肉和枸杞子清洗干净，然后放入杯中，用沸水冲泡10分钟后饮用即可。

用法 • 代茶饮用，可反复冲泡2~3次，最后将龙眼、枸杞子嚼食。

功效 • 补血益肝，宁心安神。

适用 • 血虚心悸、目眩、失眠等。

龙眼莲子粥

原料 • 桂圆肉、莲子各15~30克，大枣5~10克，糯米30~60克，白糖适量。

制法 • 先将桂圆肉用清水略冲洗，莲子去皮心，大枣去核，与糯米同煮，烧开后，改用中火熬煮30~40分钟即可，食时加糖适量。

用法 • 早餐食用。

功效 • 益心安神，养心扶中。

适用 • 心脾两虚、贫血体弱、心悸怔忡、健忘、少气、面黄肌瘦、大便溏软等。

温馨提示 湿阻中满及有停饮者不宜用。

白果

别名 灵眼、银杏核、公孙树子、鸭脚树子。

来源 本品为银杏科植物银杏（*Ginkgo biloba* L.）的干燥成熟种子。

生境分布 生长于海拔500～1000米的酸性土壤，排水良好地带的天然林中。全国各地均有栽培，分布于广西、四川、河南、山东等地。以广西产者品质最优。

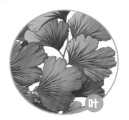
叶

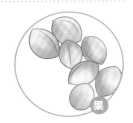
果

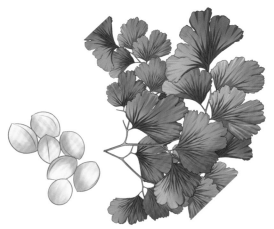

采收加工

秋季种子成熟时采收，除去肉质外种皮，洗净，稍蒸或略煮后，烘干。

性味归经

甘、苦、涩，平；有毒。归肺、肾经。

功效主治

敛肺定喘，止带缩尿。用于痰多喘咳、带下白浊、尿频遗尿。

形态特征 落叶乔木，高至数丈。叶扁圆，鸭脚形，叶脉平行，至秋则变黄色而脱落。夏季开花。结果如杏桃状，生时青色，熟呈淡黄色，核有2棱或3棱，中有绿白色仁肉，霜降后采集。其树质肌理白腻，为雕刻的绝好材料。

用量用法 内服：5～10克，捣碎煎服，或入丸、散。入煎剂可生用，制散剂或嚼食宜煨熟用。

单方验方 ①内耳性眩晕：白果仁60克，干姜12克。焙干共研细末，分成8份，每份9克，每日早、晚于饭后以大枣12克、黄芪20克，煎水送服1份。②支气管哮喘：炒白果（打碎）、炙桑白皮各12克，炙麻黄、全瓜蒌、旋覆花（包煎）各10克，炒杏仁9克，地龙30克，防风、全蝎、制僵蚕各15克。水煎服，每日1剂。③胸膜炎恢复期：白果、黄精、木瓜、紫草各9克，青黛3克，草豆蔻6克，水煎服。④慢性支气管炎：白果、乌梅、黄芩、五味子各0.52克，天冬、贝母各0.64克，麻黄、防风各0.4克。用法：成人每次3片，每日3次，口服，10日为1个疗程，连用3个疗程。⑤阴道炎：白果、焦栀子、醋柴胡各10克，苍术、茯苓、芡实、车前子、鸡冠花各15克，龙胆草、山药各12克，薏苡仁30克。水煎服，每日1剂，15剂为1个疗程。⑥头痛：带壳生白果60克。捣裂放入砂锅内，加水500毫升，小火煎至300毫升，取药液于1日内分2次服完，每剂可连煎3次，连服3日。

传统药膳

四仁鸡子汤

原料 • 白果仁、甜杏仁各100克，胡桃仁、花生仁各200克，鸡蛋30个。

制法 • 将上述4仁共捣碎，每次20克，加水300毫升，煮沸一小会儿后打入鸡蛋1个，调入冰糖适量。

用法 • 晨起服用。

功效 • 扶正固本，补肾润肺，纳气平喘。

适用 • 肺肾气虚、咳嗽时作、面㿠少华、声低气促等。

白果排骨汤

原料 • 白果30克，猪排骨500克，盐、味精、黄酒、姜、葱、高汤各适量。

制法 • 剥去白果的壳，去掉其红衣；将猪排骨洗净，用刀剁成小块，投入沸水锅中焯去血水，捞出，沥干水待用；姜切成片，葱切末。砂锅置火上，加入高汤，放进排骨块，用大火烧开，撇去浮沫，加进姜片、黄酒、白果，改用小火炖至排骨肉烂，加盐、味精再炖片刻，撒上葱末即可。

用法 • 佐餐食用。

功效 • 止咳平喘。

适用 • 阴虚久咳。

温馨提示 生食有毒。

白扁豆

别名 眉豆、树豆、藤豆、沿篱豆、蛾眉豆、火镰扁豆。

来源 本品为豆科植物扁豆（*Dolichos lablab* L.）的干燥成熟种子。

生境分布 均为栽培品。主产于湖南、安徽、河南等地。

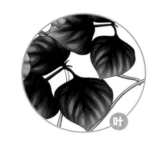

叶

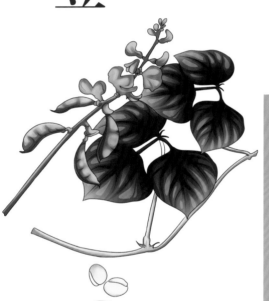

采收加工

秋、冬两季采收成熟果实，晒干，取出种子，再晒干。

性味归经

甘，微温。归脾、胃经。

功效主治

健脾化湿，和中消暑。用于脾胃虚弱、食欲缺乏、大便溏泻、白带过多、暑湿吐泻、胸闷、脘腹胀痛。炒白扁豆健脾化湿。用于脾虚泄泻、白带过多。

形态特征 一年生缠绕草本。3出复叶，先生小叶菱状广卵形，侧生小叶斜菱状广卵形，长6～11厘米，宽4.5～10.5厘米，顶端短尖或渐尖，两面沿叶脉处有白色短柔毛。总状花序腋生，花2～4朵丛生于花序轴的节上。花冠白色或紫红色；子房有绢毛，基部有腺体，花柱近顶端有白色髯毛。花期6～8月，果期9月。

用量用法 内服：9~15克，煎服；或入丸、散。

单方验方 ①脾虚水肿：炒扁豆30克，茯苓15克。研为细末，每次3克，加红糖适量，用沸水冲调服。②妇女脾虚带下：扁豆子60克（或嫩扁豆荚果120克）。以油、盐煸炒后，加水煮熟食，每日2次，连食1周。③呕吐腹泻、小便不利：扁豆30克，香薷15克，加水煎汤，分2次服。

传统药膳

扁豆山药糯米粥

原料 ● 白扁豆15克，糯米60克，淮山药30克。

制法 ● 以上3味洗净放在砂锅里，加水500毫升，用小火煮熟。

用法 ● 每日2次，温热服食，连服5~7日。

功效 ● 健脾化湿。

适用 ● 脾虚型、湿毒型带下等。

扁豆山药粥

原料 ● 白扁豆、山药各60克，大米50克。

制法 ● 将白扁豆、山药、大米淘洗干净，然后同煮成粥。

用法 ● 可经常服食，小儿量减半。

功效 ● 健脾益胃，消暑止泻。

适用 ● 脾虚胃弱、呕逆泄泻、食欲缺乏、食积痞块、小儿疳积、消渴等。

扁豆薏苡仁粥

原料 ● 白扁豆、薏苡仁各60克。

制法 ● 将以上2味加水煮成粥。

用法 ● 每日2次。

功效 ● 健脾，清暑，利湿。

适用 ● 预防中暑。

扁豆粳米粥

原料 ● 白扁豆15克，粳米50克，人参5~10克。

制法 ● 先煮白扁豆，将熟，入米煮粥；同时单煎人参取汁，粥熟时，将参汁加入调匀即可。

用法 ● 每日2次，空腹服食。

功效 ● 益精补肺，健脾止泄。

适用 ● 久泄不止、脾胃虚弱或小儿吐泻等。

温馨提示 多食能壅气，伤寒邪热炽者勿服。患疟者忌用。因含毒性蛋白质，生用有毒，加热毒性大减。故生用研末宜慎服。

肉豆蔻

别名 肉叩、肉扣、肉蔻、肉果、玉果。

来源 本品为肉豆蔻科高大乔木植物肉豆蔻（*Myristica fragrans* Houtt）的干燥种仁。

生境分布 在热带地区广为栽培。分布于马来西亚、印度尼西亚；我国广东、广西、云南等省（区）也有栽培。

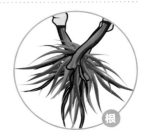

根

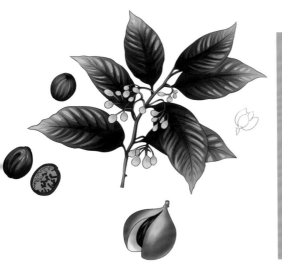

采收加工

每年4～6月及11～12月各采1次。早晨摘取成熟果实，剖开果皮，剥去假种皮，再敲脱壳状的种皮，取出种仁用石灰乳浸1日后，小火焙干。

性味归经

辛，温。归脾、胃、大肠经。

功效主治

温中行气，涩肠止泻。用于脾胃虚寒、久泻不止、脘腹胀痛、食少呕吐。

形态特征 高大乔木，全株无毛。叶互生，革质，叶柄长4～10毫米，叶片椭圆状披针形或椭圆形，长5～15厘米，先端尾状，基部急尖，全缘，上面暗绿色，下面常粉绿色并有红棕色的叶脉。花单性，雌雄异株，总状花序腋生，具苞片。浆果肉质，梨形或近于圆球形，黄棕色，成熟时纵裂成2瓣，露出绯红色肉质的假种皮，内含种子1枚，种皮壳状，木质坚硬。

用量用法 内服：3～10克，煎服；或入散剂，1.5～3克。

单方验方 ①脾虚泄泻、肠鸣不食：肉豆蔻1枚。挖小孔，入乳香3小块在内，以面裹煨，面熟为度，去面，碾为细末，每次5克，米饮送下，小儿0.25克。②五更泄泻：肉豆蔻10克，吴茱萸、五味子各6克，补骨脂8克。水煎服。

肉豆蔻粥

原料 肉豆蔻1枚，粳米100克。

制法 先将肉豆蔻研末，粳米如常法作稀粥，粥熟后入肉豆蔻末，搅匀即可。

用法 温热顿服。

功效 温中健脾。

适用 伤寒后、脾胃虚冷、呕逆不下食等。

肉豆蔻莲子粥

原料 莲子60克，肉豆蔻5克，米、盐各少许。

制法 莲子用开水烫过，备用。米洗净后加水、肉豆蔻、莲子一同用小火煮，煮至粥状，加盐即可。

用法 早餐食用。

功效 温中健胃，行气止痛。

适用 食欲缺乏、脾胃虚寒、胃寒呕吐、虚寒性胃痛等。

肉豆蔻蒸鱼

原料 肉豆蔻6克，白术8克，干姜、姜片、花椒、党参各10克，鲜草鱼1条（约600克），胡椒面1克，葱节15克，红油50毫升，黄酒10毫升，猪网油半张，盐、味精各适量。

制法 将中药洗净，烘干研成末。草鱼去鳞除鳃及内脏，洗净，用刀在鱼两边斜划几道花纹，将绍酒、盐、味精、胡椒面、中药末调匀，抹满鱼身内外，待几分钟后抹上红油，把姜片、葱丝分放在鱼身上，用猪网油包好，放于盘中入笼蒸约40分钟，去掉猪网油、姜、葱即成。

用法 佐餐食用。

功效 补气温中，行气止痛，涩肠止泻。

适用 脾胃虚寒食少乏力、胃脘冷痛、腹痛久泻等。

温馨提示 凡湿热泻痢者忌用。

决明子

别名 决明、羊明、草决明、还瞳子、羊角豆、假绿豆。

来源 本品为豆科植物决明（*Cassia obtusifolia* L.）等的干燥成熟种子。

生境分布 生长于村边、路旁和旷野等处。分布于安徽、江苏、浙江、广东、广西、四川等地。

叶

采收加工

秋季采收成熟果实，晒干，打下种子，除去杂质。

性味归经

甘、苦、咸，微寒。归肝、大肠经。

功效主治

清热明目，润肠通便。用于目赤涩痛、羞明多泪、头痛眩晕、目暗不明、大便秘结。

形态特征 决明：一年生半灌木状草本；高1～2米，上部多分枝，全体被短柔毛。双数羽状复叶互生，有小叶2～4对，在下面两小叶之间的叶轴上有长形暗红色腺体；小叶片倒卵形或倒卵状短圆形，长1.5～6.5厘米，宽1～3厘米，先端圆形，有小突尖，基部楔形，两侧不对称，全缘。幼时两面疏生柔毛。花成对腋生，小花梗长1～2.3厘米；萼片5，分离；花瓣5，黄色，倒卵形，长约12毫米，具短爪，最上瓣先端有凹陷，基部渐窄；发育雄蕊7，3枚退化。子房细长弯曲，柱头头状。荚果4棱，柱状，略扁，稍弯曲，长15～24厘米，果柄长2～4厘米。种子多数，菱状方形，淡褐色或绿棕色，有光泽，两侧面各有一条线形的宽0.3～0.5毫米的浅色斜凹纹。花期6～8月，果期9～10月。

小决明：与决明形态相似，但植株较小，通常不超过130厘米。下面两对小叶间各有1个腺体；小花梗、果实及果柄均较短；种子较小，两侧各有1条宽1.5～2毫米的绿黄棕色带。具臭气。

用量用法 内服：9～15克，煎服。

①急性结膜炎：决明子、菊花、蝉蜕、青葙子各15克。水煎服。②夜盲症：决明子、枸杞子各9克，猪肝适量。水煎，食猪肝服汤。③习惯性便秘：决明子、郁李仁各18克。沸水冲泡代茶饮。④外感风寒头痛：决明子50克。用火炒后研成细粉，然后用凉开水调和，擦在头部两侧太阳穴处。

传统药膳

决明子茶

原料 • 决明子15克。

制法 • 先将决明子炒黄，加适量水煎。

用法 • 代茶频饮。

功效 • 清肝，利水，通便。

适用 • 高血压。

苍术决明煮鸡肝

原料 • 苍术、决明子各10克，鸡肝5具，油、盐各适量。

制法 • 先将苍术、决明子水煎，取汁与鸡肝、油、盐蒸熟。

用法 • 每食适量，每日2次，宜常食。

功效 • 养肝健脾，消食除积。

适用 • 小儿疳积。

决明菊花粥

原料 • 决明子、白菊花、白糖各15克，粳米100克。

制法 • 将决明子入锅内炒，出香气起锅，冷后与白菊花煎取汁，去渣，澄清去沉淀。粳米淘洗干净，入锅加药汁煮成粥，加白糖食之。

用法 • 每日1次。

功效 • 清肝明目，润肠通便。

适用 • 风热目赤肿痛、流泪、头痛头晕、大便秘结及肝炎、高血压、高脂血症等。

决明子大米粥

原料 • 决明子10克，大米60克。

制法 • 将决明子炒香后水煮取汁，加入大米煮成粥即可。

用法 • 早餐食用。

功效 • 滋阴明目，润肠通便，降压降脂。

适用 • 有高血压、高脂血症的便秘者。

桃仁决明茶

原料 • 决明子12克，桃仁10克，蜂蜜适量。

制法 • 将上2味药以适量水煎，加蜂蜜冲服。

用法 • 代茶频饮。

功效 • 破瘀行血，润肠通便，清肝益肾，活血降压。

适用 • 高血压、脑血栓形成有热象者。

温馨提示 气虚便溏者慎用。

苍耳子

别名　苍耳实、野茄子、苍耳仁、刺儿棵、胡苍子、疔疮草、黏黏葵。

来源　本品为菊科植物苍耳（*Xanthium sibiricum* Patr）的干燥成熟带总苞的果实。

生境分布　生长于荒地、山坡等干燥向阳处。分布于全国各地。

采收加工

9～10月割取地上部分，打下果实，晒干，去刺，生用或炒用。

性味归经

辛、苦，温；有毒。归肺经。

功效主治

散风寒，祛风湿，通鼻窍。用于风寒头痛、鼻塞流涕、风疹瘙痒、湿痹拘挛。

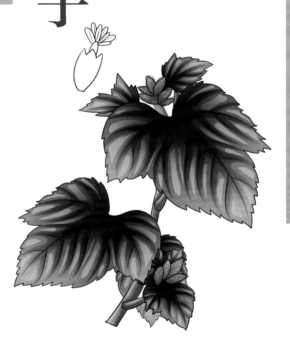

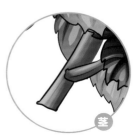

茎

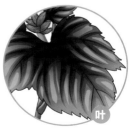

叶

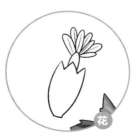

花

形态特征 一年生草本，高30～90厘米，全体密被白色短毛。茎直立。单叶互生，具长柄；叶片三角状卵形或心形，通常3浅裂，两面均有短毛。头状花序顶生或腋生。瘦果，纺锤形，包在有刺的总苞内。花期7～8月，果期9～10月。

用量用法 内服：3～10克，煎服或入丸、散剂。

单方验方 ①腹水：苍耳子灰、葶苈子末各等份。每次10克，水下，每日2次。②鼻窦炎，流涕：苍耳子适量。炒研为末，每日汤点服1次，每次10克。③鼻窦炎引起的头痛：苍耳子15克。炒黄，水煎当茶饮。④顽固性牙痛：苍耳子6克。焙黄去壳，研末，与1个鸡蛋和匀，不放油盐，炒熟食之，每日1次，连服3剂。⑤各种鼻炎、鼻窦炎：苍耳子适量。小火炒至微黄，水煎或加水蒸，口服。

传统药膳

苍耳子粥

原料 • 苍耳子10克，粳米50克。

制法 • 先煮苍耳子，取汁去渣，再入米煮粥。

用法 • 早餐食用。

功效 • 散风除湿。

适用 • 因风湿上扰引起的头痛、鼻渊，或因湿热下注引起的老年痔疮以及风湿阻痹之肢体作痛或皮肤瘙痒等。

苍耳白芷茶

原料 • 苍耳子10克，白芷5克，绿茶2克。

制法 • 将苍耳子、白芷分别拣杂，洗净；白芷切成片，与苍耳子、绿茶同放入砂锅，加水浸泡片刻，煎煮20分钟，用洁净纱布过滤，取汁即成。

用法 • 早、晚各服1次。

功效 • 清火祛风。

适用 • 慢性鼻炎患者。对风寒型单纯性慢性鼻炎尤为适宜。

温馨提示 血虚头痛不宜服用。过量服用易致中毒。

芡实

别名 肇实、鸡头米、鸡头苞、鸡头莲、刺莲藕。

来源 本品为睡莲科一年生水生草本植物芡（*Euryale ferox* Salisb）的干燥成熟种仁。

生境分布 生长于池沼湖泊中。主产湖南、江苏、安徽、山东等地。

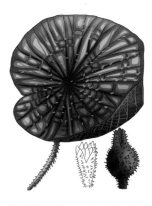

采收加工

秋末冬初采收成熟果实，除去果皮，取出种子，洗净，再除去硬壳（外种皮），晒干。

性味归经

甘、涩，平。归脾、肾经。

功效主治

益肾固精，补脾止泻，除湿止带。用于遗精滑精、遗尿尿频、脾虚久泻、白浊、带下。

形态特征 一年生水生草本，具白色须根及不明显的茎。初生叶沉水，箭形；后生叶浮于水面，叶柄长，圆柱形中空，表面生多数刺，叶片椭圆状肾形或圆状盾形，直径65～130厘米，表面深绿色，有蜡被，具多数隆起，叶脉分歧点有尖刺，背面深紫色，叶脉凸起，有茸毛。花单生；花梗粗长，多刺，伸出水面；萼片4，直立，披针形，肉质，外面绿色，有刺，内面带紫色；花瓣多数，分3轮排列，带紫色；雄蕊多数；子房半下位，8室，无花柱，柱头红色。浆果球形，海绵质，污紫红色，外被刺，上有宿存萼片。种子球形，黑色，坚硬，具假种皮。花期6～9月，果期7～10月。

用量用法 内服：9～15克，煎服。

单方验方 ①白浊：芡实、茯苓各适量。为蜜丸服。②尿频：芡实、桑螵蛸、益智仁各适量。水煎服。③白带症：芡实、桑螵蛸各30克，白芷20克。共为细末，以醋调敷脐部，每日1换，连用1周。④肾炎：芡实、生龙骨、生牡蛎各50克。水煎服，可消除肾炎蛋白尿。⑤慢性肠炎对于脾虚不运、久泻不止者：芡实、党参、白术、茯苓各适量。水煎服。

芡实鸡蛋羹

原料 • 鸡蛋2个，芡实3克，骨头汤2碗，鸡肉或猪肉末适量，油、葱花、盐、醋、酱油、香油各适量。

制法 • 将鸡蛋打在碗里，用力搅散，以筷子挑不起丝为度。把芡实放入骨头汤里熬至1碗，趁热倒入调好的鸡蛋碗内，加盐拌匀，然后放入蒸锅内蒸熟。蒸时注意不要太老，成形即可。锅内放油烧至七成热，把肉末放入锅内速炒，接着放入葱花、盐、醋、酱油、香油，随后出锅，倒入蒸好的蛋羹内。

用法 • 每日1次，早餐食用。

功效 • 滋阴养血，补脾止泄。

适用 • 脾虚泄泻。

芡实烧鸭

原料 • 芡实120克，鸭子1只，盐、味精、酱油、料酒、葱段、姜片、胡椒粉各适量。

制法 • 将鸭子宰杀治净，入沸水中焯一下待用；芡实去杂质，洗净。将芡实装入鸭腹内，入锅注入适量清水煮沸，撇去浮沫，加入盐、味精、料酒、酱油、葱段、姜片，改用小火烧至鸭肉烂熟，撒入胡椒粉出锅即成。

用法 • 佐餐食用。

功效 • 滋补五脏，清虚劳热，补血行水，养胃生津，补肾固精，健脾止泻，祛湿止带。

适用 • 糖尿病、脾虚水肿、肾虚遗精等。

桂花芡实羹

原料 • 芡实250克，白糖350克，蜜桂花1克。

制法 • 将芡实去净渣壳，淘净，放入锅内，掺清水约900毫升，烧开后撇净浮沫，待芡实熟时，加入白糖溶化，注入汤碗内，撒入桂花即成。

用法 • 每食适量。

功效 • 健脾止泻，固肾涩精。

适用 • 脾肾气虚运代力弱、泄泻、遗精、早泄、白带、小便频多等。

芡实糯米粥

原料 • 鲜芡实100克（干品50克），糯米适量。

制法 • 将芡实、糯米清洗干净，加适量清水共煮粥。

用法 • 每日2～3次。

功效 • 健脾调中，固肾清热。

适用 • 尿频失禁。

温馨提示 芡实为滋补敛涩之品，故大小便不利者不宜用。

连翘

别名 空壳、空翘、落翘、黄花条、旱莲子。

来源 本品为木犀科植物连翘［*Forsythia suspensa*（Thunb）Vahl］的干燥果实。

生境分布 生长于山野荒坡或栽培。分布于山西、河南、陕西等地。

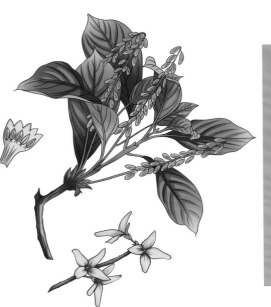

采收加工

秋季果实初熟尚带绿色时采收，除去杂质，蒸熟，晒干，习称"青翘"；果实熟透时采收，晒干，除去杂质。

性味归经

苦，微寒。归肺、心、小肠经。

功效主治

清热解毒，消肿散结，疏散风热。用于痈疽、瘰疬、乳痈、丹毒、风热感冒、温病初起、温热入营、高热烦渴、神昏发斑、热淋涩痛。

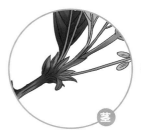

茎

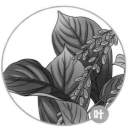

叶

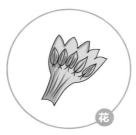

花

形态特征 落叶灌木，高2~3米。茎丛生，小枝通常下垂，褐色，略呈四棱状，皮孔明显，中空。单叶对生或3小叶丛生，卵形或长圆状卵形，长3~10厘米，宽2~4厘米，无毛，先端锐尖或钝，基部圆形，边缘有不整齐锯齿。花先叶开放。一至数朵，腋生，金黄色，长约2.5厘米。花萼合生，与花冠筒约等长，上部4深裂；花冠基部联合成管状，上部4裂，雄蕊2，着生花冠基部，不超出花冠，子房卵圆形，花柱细长，柱头2裂。蒴果狭卵形，稍扁，木质，长约1.5厘米，成熟时2瓣裂。种子多数，棕色、扁平，一侧有薄翅。花期3~5月，果期7~8月。

用量用法 内服：6~15克，煎服。

单方验方 ①急、慢性阑尾炎：连翘15克，黄芩、栀子各12克，金银花18克。水煎服。②舌破生疮：连翘25克，黄柏15克，甘草10克。水煎含漱。③麻疹：连翘6克，牛蒡子5克，绿茶1克。研末，沸水冲泡。④风热感冒：连翘、金银花各10克，薄荷6克。水煎服。⑤乳腺炎：连翘、蒲公英、川贝母各6克。水煎服。

传统药膳

连翘菊花猪腰汤

原料 • 金银花、连翘、茯苓皮、大腹皮、冬瓜皮、白茅根、茜草各9克，大、小蓟各12克，猪腰1个。

制法 • 将金银花等药水煎取汁。猪腰对剖两半，片去腰膜，切片，用药汁煮熟即成。

用法 • 每日1~2次淡服。

功效 • 清热解毒，利尿消肿，凉血止血。

适用 • 急性肾炎尿血、水肿等。

金翘大青叶茶

原料 • 大青叶、金银花、芦根、连翘、甘草各9克。

制法 • 用以上5味药加水煎汤，去渣取汁。

用法 • 代茶饮用，每日1剂，连用3~5日。

功效 • 清热解毒，除烦生津。

适用 • 小儿流行性乙型脑炎。

温馨提示 脾胃虚寒及气虚脓清者不宜用。

吴茱萸

别名 茶辣、曲药子、食茱萸、伏辣子、臭泡子。

来源 本品为芸香科植物吴茱萸［*Evodia rutaecarpa*（Juss）Benth］的干燥近成熟果实。

生境分布 生长于温暖地带路旁、山地或疏林下。分布于长江流域以南各地。多为栽培。

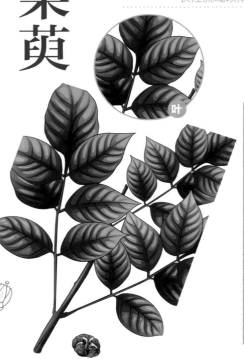

叶

采收加工

8～11月果实尚未开裂时，剪下果枝，晒干或低温干燥，除去枝、叶、果梗等杂质。

性味归经

辛、苦，热；有小毒。归肝、脾、胃、肾经。

功效主治

散寒止痛，降逆止呕，助阳止泻。用于厥阴头痛、寒疝腹痛、寒湿脚气、经行腹痛、脘腹胀痛、呕吐吞酸、五更泄泻；外治口疮、高血压。

形态特征 灌木或小乔木，全株具臭气，幼枝、叶轴及花序轴均被锈色长柔毛。叶对生，单数羽状复叶，小叶5～9，椭圆形至卵形，全缘或有微小钝锯齿，两面均密被长柔毛，有粗大腺点。花单性，雌雄异株；聚伞状圆锥花序顶生，花白色，5数。蓇葖果，成熟时紫红色，表面有粗大的腺点；每心皮具种子1枚。果实略呈扁球形，直径2～5毫米。花期6～8月，果期9～10月。基部有花萼及短果柄，果柄蜜生茸毛。

用量用法 内服：2～5克，煎服。

单方验方 ①呕吐、吞酸：吴茱萸6克，黄连2克。水煎少量频服。②头痛（以下午及夜间剧烈）：吴茱萸16克，生姜31克。将吴茱萸研末，生姜捣烂，共炒热，喷一口白酒在药上，包于足心涌泉穴处。③腹泻：吴茱萸适量。研细粉，用白酒调成糊状，稍加热后敷于脐部，纱布包裹，胶布固定，每日更换1次。④口舌生疮、高血压：吴茱萸10克。研末醋敷足心。

传统药膳

吴茱萸粥

原料 • 吴茱萸2克，粳米50克，生姜2片，葱白2茎。

制法 • 将吴茱萸研为细末，用粳米先煮粥，待米熟后下吴茱萸末及生姜、葱白，同煮为粥。

用法 • 每日2次，早、晚温热服。

功效 • 补脾暖胃，温中散寒，止痛止吐。

适用 • 虚寒型痛经及脘腹冷痛、呕逆吐酸等。

吴萸肠

原料 • 猪大肠1条，吴茱萸末适量。

制法 • 将猪大肠去脂膜，洗净，填吴茱萸适量，缚定蒸熟，捣丸梧子大。

用法 • 每服50丸，食前米饮下，连服数日。

功效 • 温中健脾，祛寒止泄。

适用 • 脏寒泄泻、倦怠食减等。

干姜萸方

原料 • 干姜、吴茱萸各30克。

制法 • 上药共研细末，半瓶备用。

用法 • 每次取药末6克，温开水送下。

功效 • 健胃消食。

适用 • 消化不良，症见伤食吐酸水。

温馨提示 辛热燥烈之品，易损气动火，不宜多用久服，阴虚有热者忌用。吴茱萸、黄连、生姜均有止呕之功，然吴茱萸治肝火犯胃之呕酸，黄连治胃中实热之呕苦，生姜治胃寒上逆之呕水，三者各有不同。

余甘子

别名 油甘、牛甘、余甘果、余柑子、油柑子、油甘果、油甘子。

来源 本品系藏族习用药材。为大戟科植物余甘子（*Phyllanthus emblica* L.）的干燥成熟果实。

生境分布 一般在年均温度20℃左右生长良好，0℃左右即有受冻现象。我国野生种主要分布在云南、广西、福建、海南、台湾、四川、贵州等省，江西、湖南、浙江等省部分地区也有分布。

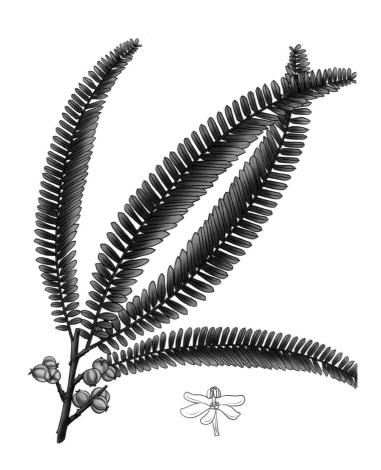

采收加工

冬季至次春果实成熟时采收，除去杂质，干燥。

性味归经

甘、酸、涩，凉。归肺、胃经。

功效主治

清热凉血，消食健胃，生津止咳。用于血热血瘀、消化不良、腹胀、咳嗽、喉痛、口干。

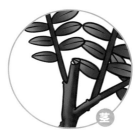
茎

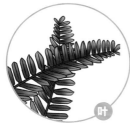
叶

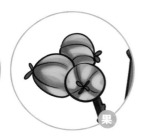
果

形态特征 落叶小乔木式灌木。小枝被锈色短柔毛。叶互生，2列，条状长圆形，革质，全缘。花小，黄色，有短梗，簇生于下部的叶腋。蒴果肉质，扁球形。种子稍带红色。花期3～4月，果期9～11月。

用量用法 内服：3～9克，多入丸、散服。

单方验方 ①感冒发热、咳嗽、咽喉痛、口干烦渴，维生素C缺乏症：鲜余甘子果10～30个。水煎服。②白喉：余甘子500克，玄参、甘草各50克。冷开水泡至起霜花，取霜用绵纸铺开，晒干后加马尾龙胆粉6克，冰片0.5克，炒白果仁粉15克，吹喉用。③哮喘：余甘子20个。先煮猪心肺，去浮沫再加橄榄煮熟，连汤吃。④河豚鱼中毒：余甘子适量。生吃吞汁，并可治鱼骨哽喉。

传统药膳

蜜饯余甘子

原料 ● 余甘子、蜂蜜各适量。

制法 ● 新鲜余甘子洗净晾干，放入蜂蜜中浸渍7日后即可用。

用法 ● 每次食10～15枚。

功效 ● 生津利咽，消痰止咳。

适用 ● 肺燥咳嗽、咽喉炎等。

佛手

别名 手柑、香橼、五指柑。

来源 本品为芸香科植物佛手（*Citrus medicn* L var *sarcodactylis* Swingle）的干燥果实。

生境分布 生长于果园或庭院中。分布于广东、四川及福建；次产于广西、云南、浙江及江西等地。

采收加工

秋季果实尚未变黄或变黄时采收，纵切成薄片，晒干或低温干燥。

性味归经

辛、苦、酸，温。归肝、脾、肺经。

功效主治

疏肝理气，和胃止痛，燥湿化痰。用于肝胃气滞、胸胁胀痛、胃脘痞满、食少呕吐、咳嗽痰多。

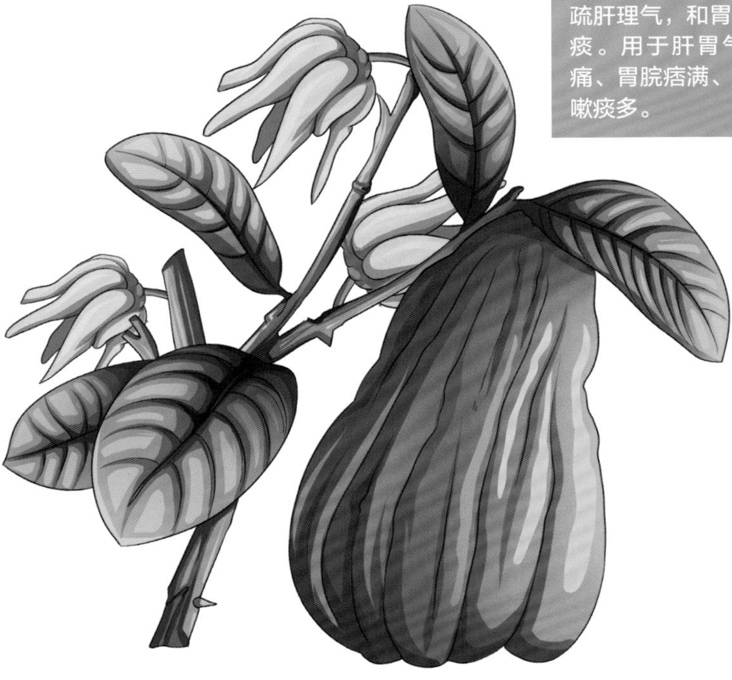

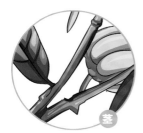
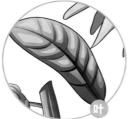
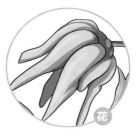

茎　叶　花

形态特征 常绿小乔木或灌木。老枝灰绿色，幼枝略带紫红色，有短而硬的刺。单叶互生；叶柄短；叶片革质，长椭圆形或倒卵状长圆形。花单生，簇生或为总状花序；花萼杯状；花瓣5，内面白色，外面紫色。柑果卵形或长圆形，先端分裂如拳状，或张开似指尖，其裂数代表心皮数，表面橙黄色，粗糙，果肉淡黄色。种子数枚，卵形，先端尖，有时不完全发育。花期4～5月，果期10～12月。

用量用法 内服：3～10克，煎服。

单方验方 ①白带过多：佛手20克，猪小肠适量。共炖，食肉饮汤。②老年胃弱、消化不良：佛手30克，粳米100克。共煮粥，早、晚分食。③恶心呕吐：佛手15克，生姜3克，陈皮9克。水煎服。④哮喘：佛手15克，姜皮3克，广藿香9克。水煎服。⑤肝郁气滞、胸胁胀痛、饮食减少：佛手10克，玫瑰花5克。沸水浸泡饮。⑥肝气郁结、胃腹疼痛：佛手10克，川楝子6克，青皮9克。水煎服。

传统药膳

佛手延胡索山楂茶

原料 ● 延胡索、佛手各6克，山楂10克。

制法 ● 将以上3味药水煎，取汁。

用法 ● 代茶频饮，每日1剂。

功效 ● 行血逐瘀。

适用 ● 血瘀气闭型产后血晕。

温馨提示 阴虚有火、无气滞症状者慎服。

补骨脂

别名 骨脂、故子、故纸、故脂子、破故脂、破故纸、破骨子。

来源 本品为豆科植物补骨脂（*Psoralea corylifolia* L.）的干燥成熟果实。

生境分布 生长于山坡、溪边、田边。主要分布于河南、四川两省，陕西、山西、江西、安徽、广东、贵州等地也有分布。

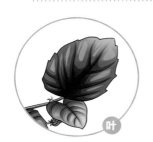

叶

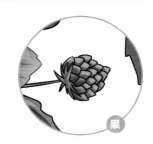

果

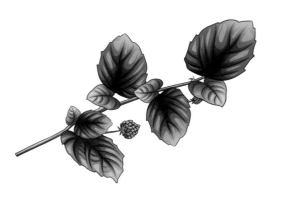

采收加工

秋季果实成熟时采收，晒干。

性味归经

辛、苦，温。归肾、脾经。

功效主治

温肾助阳，纳气平喘，温脾止泻；外用消风祛斑。用于肾阳不足、阳痿遗精、遗尿尿频、腰膝冷痛、肾虚作喘、五更泄泻；外用治白癜风、斑秃。

形态特征 一年生草本，高60~150厘米，全株有白色毛及黑褐色腺点，茎直立。叶互生，多为单叶，仅枝端的叶有时侧生1枚小叶；叶片阔卵形至三角状卵形，先端钝或圆，基部圆或心形，边缘有不整齐的锯齿。花多数，密集成近头状的总状花序，腋生；花冠蝶形，淡紫色或白色。荚果近椭圆形，果皮黑色，与种子黏贴。花期7~8月，果期9~10月。

用量用法 内服：6~10克，煎服；或入丸、散。外用：适量，20%~30%酊剂搽患处。

单方验方 ①肾虚遗精：补骨脂、青盐各等份。研末，每次6克，每日2次。②五更（黎明）泄泻：补骨脂12克，五味子、肉豆蔻各10克，吴茱萸、生姜各5克，大枣5枚。水煎服，每日1剂。③阳痿：补骨脂50克，杜仲、核桃仁各30克。共研细末，每次9克，每日2次。④白癜风：补骨脂、白鲜皮、刺蒺藜、生地黄各15克，白芷、菟丝子、赤芍、防风各10克，僵蚕6克，红花6～10克，丹参15～20克。水煎服，每日或隔日1剂。

传统药膳

补骨脂白果煮猪腰

原料 • 补骨脂10克，白果20克，猪腰子2个，鸡精、料酒、姜、葱、盐各适量。

制法 • 将白果去壳，浸泡软，去心；补骨脂洗净，去杂质；猪腰子一切两半，除去白色臊腺，切成腰花；姜切片，葱切段。将白果、补骨脂、猪腰子、姜、葱、料酒同放炖锅内，加入清水，置大火烧沸，再用小火煮50分钟，加入盐、鸡精即成。

用法 • 每日1次，每次吃猪腰1个。

功效 • 敛肺补肾，纳气平喘。

适用 • 喘促日久、动则喘甚、气不得续、汗出肢冷、面浮胫肿等。

菟丝补骨瘦肉汤

原料 • 补骨脂10克，猪瘦肉60克，菟丝子15克，大枣4枚，调料适量。

制法 • 补骨脂、菟丝子、红枣（去核）洗净；猪瘦肉洗净、切件。把全部用料放入锅内，加清水适量，大火煮沸后，小火煲1小时，调味供用。

用法 • 佐餐食用。

功效 • 补肾延寿，美发养颜。

适用 • 早衰发白属肾阳虚者，症见未老先衰、须发花白、形态虚弱、头晕耳鸣、腰膝酸软、小便频数，或小便余沥、遗精早泄、皮肤色斑等。

温馨提示 本品温燥，伤阴助火，故阴虚火旺、大便秘结者不宜使用。外用治白癜风，在局部用药后，应照射日光5～10分钟，弱光可照20分钟，紫外线可照2～5分钟，之后洗去药液，以防起疱。可连续使用数个月。如发生红斑、水疱应暂停用药，待恢复后可继续使用。

青果

别名 橄榄、甘榄、余甘子、干青果、青橄榄。

来源 本品为橄榄科植物橄榄（*Canarrium album* Raeusch）的干燥成熟果实。

生境分布 生长于低海拔的杂木林中；多为栽培。分布于广东、广西、福建、云南、四川等地。

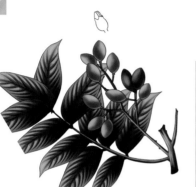

叶

果

采收加工

秋季果实成熟时采收，干燥。

性味归经

甘、酸，平。归肺、胃经。

功效主治

清热解毒，利咽，生津。用于咽喉肿痛、咳嗽痰黏、烦热口渴、鱼蟹中毒。

形态特征 常绿乔木，高10～20米。有胶黏性芳香的树脂。树皮淡灰色，平滑；幼枝、叶柄及叶轮均被极短的柔毛，有皮孔。奇数羽状复叶互生，长15～30厘米；小叶11～15，长圆状披针形，长6～15厘米，宽2.5～5厘米，先端渐尖，基部偏斜，全缘，秃净，网脉两面均明显，下面网脉上有小窝点，略粗糙。圆锥花序顶生或腋生，与叶等长或略短；萼杯状，3浅裂，稀5裂；花瓣3～5，白色，芳香，长约为花萼的2倍；雄蕊6，插生于环状花盘外侧；雌蕊1，子房上位。核果卵形，长约3厘米，初时黄绿色，后变黄白色，两端锐尖。花期5～7月，果期8～10月。

用量用法 5～10克。

单方验方 ①肺、胃热毒壅盛、咽喉肿痛：鲜青果15克，鲜萝卜250克。切碎或切片，加水煎汤服。②癫痫：青果500克，郁金25克。加水煎取浓汁，放入白矾（研末）25克，混匀再煎，约得500毫升，每次20毫升，早、晚分服，温开水送下。③呕逆腹泻：青果适量。绞汁，煎浓汤服。④咽喉肿痛：青果适量。嚼含。⑤饮酒过度：青果适量。绞汁或熬膏服。

青果利咽饮

原料 • 青果、元参各6克，桔梗3克，甘草1.5克。

制法 • 水煎取药汁。

用法 • 代茶频饮。

功效 • 清咽利喉。

适用 • 急性咽炎，特别是咽痛多痰者。

青果饮料

原料 • 青果300克，柠檬汁、白糖各适量。

制法 • 青果洗净，切成薄片；净锅内放清水、白糖、柠檬汁、青果片，烧沸，起锅即成。

用法 • 直接饮用。

功效 • 生津止渴，清热解毒，清凉除烦。

青果梨羹

原料 • 青果250克，梨块300克，白糖、水豆粉各适量。

制法 • 梨块切成指甲片；青果洗净，削去皮，切成指甲片；净锅内放清水、白糖烧沸，放入梨片、青果片、水豆粉，收汁成羹汤浓度，起锅即成。

用法 • 随时食用。

功效 • 生津止渴，润燥化痰，清热解毒。

青果玉竹百合汤

原料 • 青果230克，干百合15克，玉竹9克，白糖适量。

制法 • 青果洗净，削去皮，切成指甲片；净锅内放清水、干百合、玉竹，炖至熟烂，拣去玉竹，加入白糖、青果片，烧沸，起锅即成。

用法 • 温服食用。

功效 • 清热解毒，生津止渴，滋阴润肺，利咽止咳。

青果拌麒麟菜

原料 • 青果200克，干麒麟菜25克，葱丝10克，香油、白糖、醋、川盐、味精各适量。

制法 • 干麒麟菜洗净，用开水泡数小时，捞起，切成丝；青果洗净，削去皮，切成丝，盛入盘中，加入麒麟菜丝、川盐、白糖、醋、味精、香油，拌匀即成。

用法 • 佐餐食。

功效 • 清热化痰，解毒，开胃。

温馨提示 生吃、煮饮，都可消酒毒，解河豚毒。

苦杏仁

别名 杏仁、北杏、杏子、光北杏、木落子、光中杏。

来源 本品为蔷薇科植物山杏（*Prunus armeniaca* L var *ansu* Maxim）的干燥成熟种子。

生境分布 多栽培于低山地或丘陵山地。分布于三北地区（华北、东北、西北），以内蒙古、吉林、辽宁、河北、山西、陕西为多。

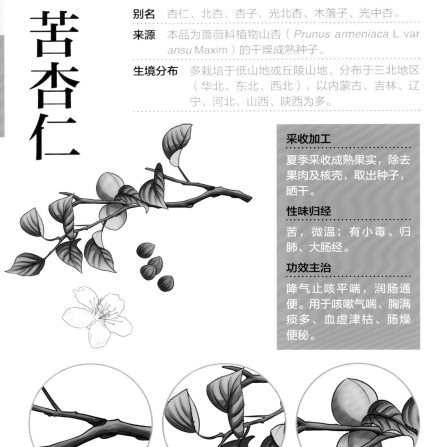

采收加工

夏季采收成熟果实，除去果肉及核壳，取出种子，晒干。

性味归经

苦，微温；有小毒。归肺、大肠经。

功效主治

降气止咳平喘，润肠通便。用于咳嗽气喘、胸满痰多、血虚津枯、肠燥便秘。

茎　叶　果

形态特征 落叶乔木，高达10米。叶互生，广卵形或卵圆形，先端短尖或渐尖，基部阔楔形或截形，边缘具细锯齿或不明显的重锯齿；叶柄多带红色，近基部有2腺体。花单生，先叶开放，几无花梗；萼筒钟状，带暗红色，萼片5，裂片比萼筒稍短，花后反折；花瓣白色或粉红色。核果近圆形，果肉薄，核坚硬，扁心形，沿腹缝有沟。种子味苦。花期3～4月，果期5～6月。

用量用法 内服：5～10克，生品入煎剂宜后下。

单方验方 ①伤风咳嗽：苦杏仁10克，生姜3片，白萝卜1个。水煎服。②久喘：苦杏仁10克，萝卜1个，猪肺1具。用水炖至烂熟吃。③胃痛：苦杏仁10粒，胡椒、大枣各7粒。捣碎，再用黄酒送服。

④便秘：生苦杏仁去皮尖20～30粒。捣烂，加入10毫升蜂蜜食用。⑤风寒咳嗽：苦杏仁6～10克，生姜3片，白萝卜100克。加水400毫升，文火煎至100毫升，每日1剂，分早、晚服。

传统药膳

半边莲杏仁饮

原料 ● 半边莲100克，苦杏仁15克。

制法 ● 将半边莲拣杂洗净，晾干后切碎（或切成碎小段），备用；苦杏仁洗净，放入清水中浸泡，泡涨后去皮尖，与半边莲同放入砂锅，加水适量，煎煮30分钟，用洁净纱布过滤，收取滤汁即成。

用法 ● 分2次服用，早、晚各1次。

功效 ● 清热解毒，防癌抗癌。

适用 ● 各类型肺癌及胃癌、子宫颈癌等癌症。

杏仁粥

原料 ● 杏仁10克，粳米50克，冰糖适量。

制法 ● 杏仁去皮，用水煎后去渣留汁，放粳米、冰糖适量加水煮粥。

用法 ● 每日分两次温热食用。

功效 ● 宣肺化痰，止咳平喘。

适用 ● 慢性支气管炎、肺气肿、咳嗽痰多、气喘者。

杏仁水鱼汤

原料 ● 水鱼1只（约500克），杏仁10克。

制法 ● 水鱼宰杀，用水洗净，斩块，和杏仁同放入锅内，加清水适量，武火煮后，文火煮2小时，调味即可。

用法 ● 随量饮汤食肉。

功效 ● 滋阴降火，化痰止咳。

适用 ● 肺结核症见午后潮热、咳嗽咯血、咽干口燥、腰酸耳鸣患者。

杏仁雪梨汤

原料 ● 杏仁10克，雪梨1个。

制法 ● 将杏仁和雪梨放入锅内，隔水炖1小时，然后以冰糖调味。

用法 ● 食雪梨饮汤。

功效 ● 清热润肺，化痰平喘。

适用 ● 季节性体燥干咳或口干咽燥者，也适用于秋冬燥结便秘者。

温馨提示 阴虚咳喘及大便溏泻者忌用。内服不宜过量，以免中毒，婴儿慎用。

郁李仁

别名 郁子、山梅子、小李仁、郁里仁、李仁肉。

来源 本品为蔷薇科植物欧李（*Prunus humilis* Bge）等的干燥成熟种子。

生境分布 生长于荒山坡或沙丘边。分布于黑龙江、吉林、辽宁、内蒙古、河北、山东等地。

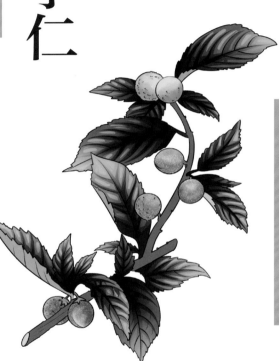

采收加工

夏、秋两季采收成熟果实，除去果肉及核壳，取出种子，干燥。

性味归经

辛、苦、甘，平。归脾、大肠、小肠经。

功效主治

润燥滑肠，下气利水。用于津枯肠燥、食积气滞、腹胀便秘、水肿、脚气、小便不利。

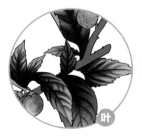

叶

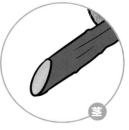

茎

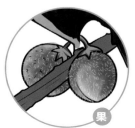

果

形态特征 欧李：落叶灌木，高1～1.5米，树皮灰褐色，多分枝，小枝被柔毛。叶互生，叶柄短，叶片长圆形或椭圆状披针形，长2.5～5厘米，宽约2厘米，先端尖，基部楔形，边缘有浅细锯齿，下面沿主脉散生短柔毛；托叶线形，边缘有腺齿，早落。花与叶同时开放，单生或2朵并生，花梗有稀疏短柔毛，花萼钟状，萼片5，花后反折；花瓣5，白色或粉红色；倒卵形，长4～6毫米；雄蕊多数，花丝线形，雌蕊1，子房近球形，1室。核果近球形，直径约1.5厘米，熟时鲜红色，味酸甜。核近球形，顶端微尖，表面有1～3条沟。种子卵形稍扁。花期4～5月，果期5～6月。

郁李：与上种相似，唯小枝纤细，无毛。叶卵形或宽卵形，先端长尾状，基部圆形，边缘有锐重锯齿。核果暗红色，直径约1厘米。长柄扁桃：本种与上种形态相似，但灌木较矮小，高仅1～2米；叶片先端常不分裂，边缘具不整齐粗锯齿；核宽卵形，先端具小突尖头，表面平滑或稍有皱纹。花期5月，果期7～8月。

用量用法 内服：6～10克，打碎入煎。

单方验方 ①风热气秘：郁李仁、酒陈皮、京三棱各30克。共捣为散，每次6克，水煎空腹服。②肺气虚弱：郁李仁30粒。研末，生梨汁调和成糊状，敷内关穴，胶布固定，每12小时更换1次。③疣：郁李仁、鸡子白各10克。研涂患处。④大便秘结：郁李仁、柏子仁、火麻仁各12克，桃仁9克。水煎服。

传统药膳

郁李仁粥

原料 • 郁李仁15克，大米50克。

制法 • 将郁李仁捣烂，置水中搅匀，滤去渣取其汁，亦可将郁李仁加500毫升水煎煮取汁，以药汁同淘洗净的大米煮粥。

用法 • 每日早、晚温热服食。

功效 • 润燥滑肠。

适用 • 老年人便秘。

温馨提示 孕妇慎用。

罗汉果

别名 拉汗果、金不换、假苦瓜、光果木鳖。

来源 本品为葫芦科植物罗汉果（*Momordica grosvenori* Swingle）的干燥果实。

生境分布 生长于海拔300～500米的山区；有栽培。分布于广西、江西、广东等地。

采收加工

秋季果实由嫩绿变深绿色时采收，晾数日后，低温干燥。

性味归经

甘，凉。归肺、大肠经。

功效主治

清热润肺，利咽开音，滑肠通便。用于肺火燥咳、咽痛失音、肠燥便秘。

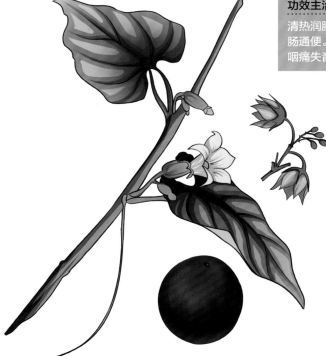

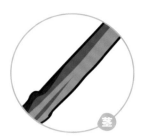

茎

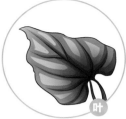

叶

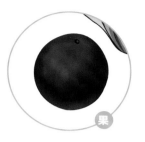

果

形态特征 一年生草质藤本，长2～5米。根块状，茎纤细，具纵棱，暗紫色，被白色或黄色柔毛。卷须2分叉。叶互生，叶柄长2～7厘米，稍扭曲，被短柔毛；叶片心状卵形，膜质，先端急尖或渐尖，基部耳状心形，全缘，两面均被白色柔毛，背面尚有红棕色腺毛。花单性，雌雄异株；雄花腋生，数朵排成总状花序，长达12厘米，花萼漏斗状，被柔毛。种子淡黄色，扁长圆形，边缘具不规则缺刻，中央稍凹。花期2～5月，果期7～9月。

用量用法 内服：9～15克，煎服；或泡水服用。

单方验方 ①咽喉炎：罗汉果1个，胖大海3枚。泡开水，徐徐咽下。②百日咳：罗汉果1个，柿饼15克。水煎服。③颈部淋巴结炎、百日咳：罗汉果1个，猪肺100克（切小块）。同煮汤食用。④急性扁桃体炎：罗汉果1个，岗梅根30克，桔梗10克，甘草6克。水煎服，每日1～2次。⑤喉痛失音：罗汉果1个。切片，水煎，待冷后，频频饮服。

传统药膳

罗汉果柿饼饮

原料 • 罗汉果1/2个，柿饼2～3个，冰糖适量。

制法 • 将罗汉果、柿饼分别洗净，一同入锅，加1000毫升水煎至600毫升，去渣，加冰糖调味即成。

用法 • 每日1剂，分3次服用。

功效 • 清肺热，祛痰止咳。

适用 • 小儿百日咳。

温馨提示 脾胃虚寒者忌服。

使君子

别名　留球子、索子果、君子仁、五棱子。

来源　本品为使君子科植物使君子（*Quisqualis indica* L.）的干燥成熟果实。

生境分布　生长于山坡、平地、路旁等向阳灌木丛中，亦有栽培。分布于四川、福建、广东、广西等地。

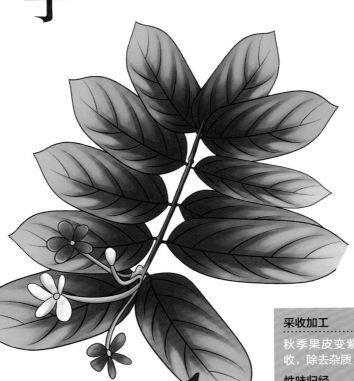

采收加工

秋季果皮变紫黑色时采收，除去杂质，干燥。

性味归经

甘，温。归脾、胃经。

功效主治

杀虫消积。用于蛔虫、蛲虫病、虫积腹痛、小儿疳积。

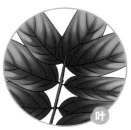

叶

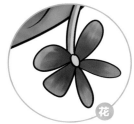

花

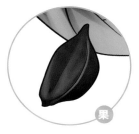

果

形态特征 落叶性藤本灌木，幼时各部有锈色短柔毛。叶对生，长椭圆形至椭圆状披针形，长5～15厘米，宽2～6厘米，叶成熟后两面的毛逐渐脱落；叶柄下部有关节，叶落后关节下部宿存，坚硬如刺。穗状花顶生，花芳香，两性；萼筒延长成管状。果实橄榄状，有5棱。花期5～9月，果期6～10月。

用量用法 使君子9～12克，捣碎入煎剂；使君子仁6～9克，多入丸、散用或单用，作1～2次分服。小儿每岁1～1.5粒，炒香嚼服，每日总量不超过20粒。

单方验方 ①肠道蛔虫：使君子仁适量。文火炒黄嚼服，每日每岁2～3粒，早晨空腹服用，连用2～3日。②小儿蛲虫：使君子仁适量。研细，百部等量研粉，每次3克，空腹时服。③小儿虫积、腹痛：使君子适量。炒熟去壳，小儿按年龄每岁1粒，10岁以上用10粒，早晨空腹1次嚼食，连用7日。④胆道蛔虫、腹痛：使君子7～10粒。研粉，乌梅、川椒各3克，水煎送服，每日2～3次。

传统药膳

驱蛔糊

原料● 使君子、香榧子、黑芝麻各适量。

制法● 将使君子磨粉，香榧子炒熟磨粉，黑芝麻炒熟轧粉，混匀，取上药6～10克。沸水冲搅成糊状。

用法● 清晨空腹服，连服2日。

功效● 驱蛔杀虫，润下补虚。

适用● 蛔虫病症。

温馨提示 大量服用可致呃逆、眩晕、呕吐、腹泻等反应。若与热茶同服，也能引起呃逆、腹泻，故服用时当忌饮茶。若致呃逆，一般停药后即可缓解，必要时对证处理，或口服丁香水液、口嚼生甘草等。

金樱子

别名 刺榆子、野石榴、山石榴、刺梨子。

来源 本品为蔷薇科植物金樱子（*Rosa laevigata Michx*）的干燥成熟果实。

生境分布 生长于向阳多石山坡灌木丛中。分布于江苏、安徽、浙江、江西、福建、湖南、广东、广西等地。

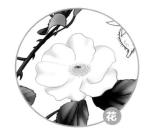

花

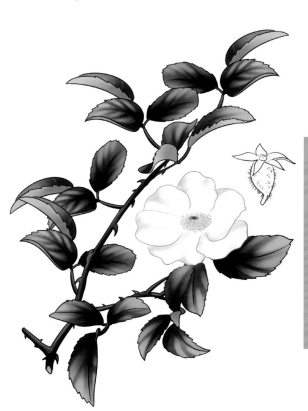

采收加工

10～11月果实成熟变红时采收，干燥，除去毛刺。

性味归经

酸、甘、涩，平。归肾、膀胱、大肠经。

功效主治

固精缩尿，涩肠止泻。用于遗精滑精、遗尿尿频、崩漏带下、久泻久痢。

形态特征 常绿攀缘状灌木。茎红褐色，有钩状皮刺。3出复叶互生，小叶椭圆状卵形至卵状披针形，先端尖，边缘有细锐锯齿，下面沿中脉有刺，托叶线状披针形。花单生于侧枝顶端；萼片卵状披针形，被腺毛，花瓣白色，倒广卵形。蔷薇果熟时红色，梨形，外有刚毛，内有多数瘦果。花期5月，果期9～10月。

用量用法 内服：6～12克，煎汤、熬膏或为丸服。

单方验方 ①刀伤出血：金樱叶、兰麻叶等量。晒干，研细末，用瓶密贮，外敷止血。②慢性痢疾、肠结核：金樱子、金樱花、罂粟壳各3克。醋炒，共研细末，蜜丸如梧桐子大，每次3克，每日3次。③盗汗：金樱子根干品30克，猪瘦肉100克。放入砂锅内文火炖30分钟，待肉烂饮汤吃肉，每晚睡前1小时服1次，连服3～4日。④早泄腰痛：小公鸡1只。开膛去杂，纳入金樱子、锁阳、党参、山药各20克，五味子15克。共炖4小时，食肉喝汤。⑤子宫脱垂：金樱子根60克。水煎服，每日2次。

传统药膳

金樱子粥

原料 金樱子30克，粳米100克。

制法 金樱子放入砂锅内，倒入200毫升水，置小火上煮至100毫升，去渣取汁，放入粳米，再添水600毫升煮粥。

用法 每日1次，早餐食用。

功效 收涩，固精，止泻。

适用 滑精、遗精、遗尿、小便频数、脾虚久泻及妇女带下、子宫脱垂等。

金樱子煮鸡蛋

原料 金樱子30克，鸡蛋1枚。

制法 将金樱子去刺、仁，加水煮鸡蛋，蛋熟候温取出。

用法 吃蛋喝汤，连服3～7剂。

功效 涩肠，止泻，补虚。

适用 久痢脱肛。

金樱子根煮瘦肉

原料 金樱子根60克，五味子9克，猪瘦肉90克。

制法 将肉切小块，与前2药共煮，肉熟烂为度。

用法 每晚顿服1剂，连服3～5日。

功效 固精，益气，补虚。

适用 遗精。

温馨提示 本品功专收敛，故有实邪者不宜用。

草豆蔻

别名 豆蔻、偶子、草蔻、草果、草蔻仁。

来源 本品为姜科植物草豆蔻（*Alpinia katsumadai Hayata*）的干燥近成熟种子。

生境分布 生长于林缘、灌木丛或山坡草丛中。分布于广东、福建、台湾、海南、广西等地。

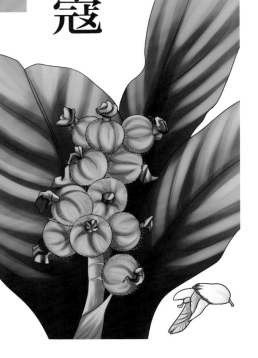

采收加工

夏、秋两季采收，晒至九成干，或用水略烫，晒至半干，除去果皮，取出种子团，晒干。

性味归经

辛，温。归脾、胃经。

功效主治

燥湿行气，温中止呕。用于寒湿内阻、脘腹胀满冷痛、嗳气呕逆、不思饮食。

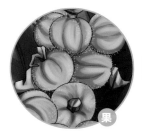

果

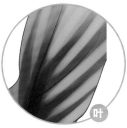

叶

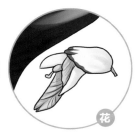

花

形态特征 多年生草本；高1~2米。叶2列；叶舌卵形，革质，长3~8厘米，密被粗柔毛；叶柄长不超过2厘米；叶片狭椭圆形至披针形，长30~55厘米，宽6~9厘米，先端渐尖；基部楔形，全缘；下面被茸毛。总状花序顶生，总花梗密被黄白色长硬毛；花疏生，花梗长约3毫米，被柔毛；小苞片阔而大，紧包着花芽，外被粗毛，花后苞片脱落；花萼筒状，白色，长1.5~2厘米，先端有不等3钝齿，外被疏长柔毛，宿存；花冠白色，先端3裂，裂片为长圆形或长椭圆形，上方裂片较大，长约3.5厘米，宽约1.5厘米；唇瓣阔卵形，先端3个浅圆裂片，白色，前部具红色或红黑色条纹，后部具淡紫色红色斑点；雄蕊1，花丝扁平，长约1.2厘米；子房下位，密被淡黄色绢状毛，上有二棒状附属体，花柱细长，柱头锥状。蒴果圆球形，不开裂，直径约3.5厘米，外被粗毛，花萼宿存，熟时黄色。种子团呈类圆球形或长圆形，略呈钝三棱状，长1.5~2.5厘米，直径1.5~2毫米。花期4~6月，果期5~8月。

用量用法 内服：3~6克，煎服，宜后下。

单方验方 ①心腹胀满：草豆蔻50克。去皮为末，每次2克，以木瓜生姜汤调服。②慢性胃炎：草豆蔻适量。炒黄研末，每次3克，每日3次。③中暑受热、恶心呕吐、腹痛泄泻、胸中满闷、晕车晕船、水土不服：草豆蔻、砂仁、青果、肉桂、槟榔、橘皮、茯苓、小茴香各30克，甘草250克，木香45克，红花、丁香各15克，薄荷冰27克，冰片9克，麝香0.3克。糊丸，每次10粒，温开水送服；平时每次2~3粒，含化。

传统药膳

银黛汤

原料 ● 青黛3克，银杏4~6克，木瓜、草豆蔻、百合、乌梅各6~9克。

制法 ● 水煎取药汁。

用法 ● 每日1剂，分2次服用。3~5日为1个疗程，一般1~2个疗程可治愈。

功效 ● 宣肺降逆，健脾和胃，清热养阴。

适用 ● 支气管肺炎。

温馨提示 阴虚血少者忌服。

茺蔚子

别名 小胡麻、苦草子、益母草子、三角胡麻。

来源 本品为唇形科植物益母草（*Leonurus japonicus* Houtt）的干燥成熟果实。

生境分布 生长于山野荒地、田埂、草地等。全国大部地区均产。

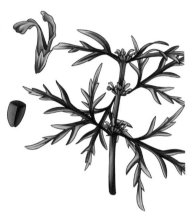

采收加工

秋季果实成熟时采割地上部分，晒干，打下果实，除去杂质。

性味归经

辛，苦，微寒。归心包、肝经。

功效主治

活血调经，清肝明目。用于月经不调、经闭痛经、目赤翳障、头晕胀痛。

形态特征 一年生或二年生草本，高60～100厘米。茎直立，四棱形，被微毛。叶对生；叶形多种；叶柄长0.5～8厘米。一年生植物，基生叶具长柄，叶片略呈圆形，直径4～8厘米，5～9浅裂，裂片具2～3钝齿，基部心形；茎中部叶有短柄，3全裂，裂片近披针形，中央裂片常再3裂，两侧裂片再1～2裂，最终片宽度通常在3毫米以上，先端渐尖，边缘疏生锯齿或近全缘；最上部叶不分裂，线形，近无柄，上面绿色，被糙伏毛，下面淡绿色，被疏柔毛及腺点。轮伞花序腋生，具花8～15；小苞片针刺状，无花梗；花萼钟形，外面贴生微柔毛，先端5齿裂，具刺尖，下方2齿比上方2齿长，宿存；花冠唇形，淡红色或紫红色，长9～12毫米，外面被柔毛，上唇与下唇几等长，上唇长圆形，全缘，边缘具纤毛，下唇3裂，中央裂片较大，倒心形；雄蕊4，二强，着生在花冠内面近中部，花丝疏被鳞状毛，花药2室；雌蕊1，子房4裂，花柱丝状，略长于雄蕊，柱头2裂。小坚果褐色，三棱形，先端较宽而平截，基部楔形，长2～2.5毫米，直径约1.5毫米。花期6～9月，果期7～10月。

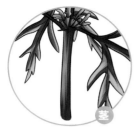 茎

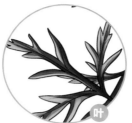 叶

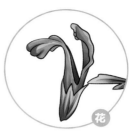 花

用量用法 内服：5～10克，煎服。

单方验方 ①妇女经脉不调，胎产血瘀气滞：茺蔚子、白芍、香附、当归各10克，川芎5克，熟地黄15克。水煎服。②高血压：茺蔚子、决明子各20克，黄芩、菊花各15克，夏枯草25克。水煎服。③甲状腺功能亢进：茺蔚子、白蒺藜、生牡蛎、杭白芍、枸杞子、海藻、元参、昆布、生地黄各等份。共研细末，炼蜜为丸，每丸10克，口服，每次1丸，每日2～3次。④子宫脱垂：茺蔚子、枳壳各15克。水浓煎为100毫升，加糖适量，每日服100毫升，30日为1个疗程。

传统药膳

五子下水汤

原料 ● 茺蔚子、覆盆子、车前子、菟丝子各10克，鸡内脏（含鸡肺、鸡心、鸡肝）适量。

制法 ● 将鸡内脏洗净，切片备用；姜、葱切丝。将药材放入纱布包中，扎紧，放入药锅；加水，煮沸后转为文火炖20分钟。转中火，放入鸡内脏、葱丝、姜丝等，待汤沸后加入盐调味即可。

用法 ● 吃鸡内脏，喝汤。

功效 ● 温肾固精清热。

温馨提示 瞳孔散大者慎用。

胡椒

别名 浮椒、玉椒、味履支。

来源 本品为胡椒科植物胡椒（*Piper nigrum* L.）的干燥近成熟果实或成熟果实。

生境分布 生长于荫蔽的树林中。分布于海南、广东、广西、云南等地。

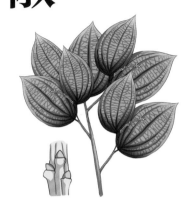

采收加工

秋末至次春果实呈暗绿色时采收，晒干，为黑胡椒；果实变红时采收，水浸，擦去果肉，晒干，为白胡椒。

性味归经

辛，热。归胃、大肠经。

功效主治

温中止痛，下气消痰。用于腹痛泄泻、食欲缺乏、癫痫痰多。

形态特征 常绿藤本。茎长达5米许，多节，节处略膨大，幼枝略带肉质。叶互生，叶柄长1.5~3厘米，上面有浅槽；叶革质，阔卵形或卵状长椭圆形，长8~16厘米，宽4~7厘米，先端尖，基部近圆形，全缘，上面深绿色，下面苍绿色，基出脉5~7，在下面隆起。花单性，雌雄异株，成为杂性，成穗状花序，侧生茎节上；总花梗与叶柄等长，花穗长约10厘米；每花有一盾状或杯状苞片，陷入花轴内，通常具侧生的小苞片；无花被；雄蕊2，花丝短，花药2室；雌蕊子房圆形，1室，无花柱，柱头3~5，有毛。浆果球形，直径4~5毫米，稠密排列，果穗圆柱状，幼时绿色，熟时红黄色，种子小。花期4~10月，果期10月至次年4月。

用量用法 内服：0.6~1.5克，研粉吞服。外用：适量。

单方验方 ①阴囊湿疹：胡椒10粒。研成粉，加水2000毫升，煮沸，外洗患处，每日2次。②反胃呕吐：胡椒1克（末），生姜30克。煎服，每日3次。③风虫牙痛：胡椒、荜茇各等份。为末，蜡丸，麻子大，每次1丸，塞蛀孔中。④冻伤：胡椒10%，白酒90%。把胡椒浸于白酒内，7日后过滤使用，搽于冻伤处，每日1次。

胡椒大枣茶

原料 • 胡椒7粒，大枣3枚。

制法 • 将2味药放入砂锅内，加水500毫升，煎沸15分钟，取汁代茶饮用

用法 • 每日1剂，分2次服。

功效 • 祛寒，养血，健胃。

适用 • 虚寒性胃痛。

麝香药油

原料 • 麝香0.65克，白胡椒10克，香油120毫升。

制法 • 将香油倒入锅内，以小火烧至油沸，放入白胡椒炸至微黄色，然后将油倒入放有麝香的瓷罐内，密封，药油即成。

用法 • 以药棉球蘸药油少许涂敷患处，然后盖上纱布，用胶布固定。每日换1次，7～10日为1个疗程。

功效 • 消炎杀菌，通脉止痛。

适用 • 脉管炎。

半夏胡椒丸

原料 • 半夏（汤洗数次）、胡椒各等份，姜汁适量。

制法 • 半夏、胡椒共研细末，姜汁为丸，如梧桐子大。

用法 • 每服3～5丸，姜汤送服。

功效 • 止呕和胃。

适用 • 反胃呕吐、不思饮食。

醋渍胡椒丸

原料 • 胡椒、米醋各适量。

制法 • 醋浸胡椒，晒干，再浸，再晒，如此反复数次。然后研为细末，以醋为丸，梧桐子大。

用法 • 每服10丸。

功效 • 和胃止呕。

适用 • 呕吐反胃。

陈茶胡椒方

原料 • 陈茶叶1撮，胡椒10粒，盐适量。

制法 • 胡椒捣烂，与陈茶叶一起用沸水冲泡，调入盐即成。

用法 • 饮服，每日1～2次。

功效 • 温中散寒。

适用 • 虚寒性消化不良。

黑胡椒散

原料 • 黑胡椒粉适量。

制法 • 将黑胡椒研成粉，备用。

用法 • 敷于脐部，然后用伤湿止痛膏固定，每日换药1次。7日为1个疗程，一般用药1～3个疗程。

功效 • 温肾止遗。

适用 • 非器质性的小儿遗尿。

枳壳

别名 香橙、酸橙、枸头橙。

来源 本品为芸香科植物枸橘、酸橙（*Citrus aurantium* L.）的近成熟果实。

生境分布 我国长江流域及其以南各省区均有栽培。常见的栽培品种有：朱栾（小红橙）、枸头橙、江津酸橙等。主要分布在江苏、浙江、江西、福建、台湾、湖北、湖南、广东、广西、四川、贵州、云南等地。

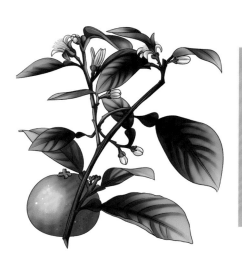

采收加工

7～8月间采收，从中部横切成两半，阴干、风干或微火烘干。

性味归经

苦、辛、酸，微寒。归脾、胃经。

功效主治

理气宽中，行滞消胀。用于胸胁气滞、胀满疼痛、食积不化、痰饮内停、脏器下垂。

形态特征 酸橙：常绿小乔木。枝三棱形，有长刺。叶互生，叶柄有狭长形或狭长倒心形的叶翼，长8～15毫米，宽3～6毫米；叶片革质，倒卵状椭圆形或卵状长圆形，长3.5～10厘米，宽1.5～5厘米，先端短而钝，渐尖或微凹，基部楔形或圆形，全缘或微波状，具半透明油点。花单生或数朵簇生于叶腋及当年生枝条的顶端，白色，芳香；花萼杯状，5裂；花瓣5，长圆形；雄蕊20以上；子房上位，雌蕊短于雄蕊，柱头头状。柑果近球形，熟时橙黄色，味酸。花期4～5月，果期6～11月。

用量用法 内服：3～10克，煎服；或入丸、散。外用：煎水洗或炒热熨。

单方验方 ①子宫脱垂：枳壳500克；加水1500毫升，煎至500毫升，每日2次，每次25毫升，10日为1个疗程，年老体弱者加升麻、白术各75克同煎；对于轻度子宫脱垂可用枳壳90克，水煎剂分2份，1份内服，1份外搽脱出部位，每日1剂，8日为1个疗程。②胃溃疡：枳壳、延胡索、龙胆草各10克，炒白术、海螵蛸各15克，甘草6克。水煎服，每日1剂。③浅表性胃炎伴胃下垂：枳壳、党参、黄芪各30克，白术、紫河车各20克，白芍15

克，当归、木香（后入）、黄连各10克，陈皮、炙甘草各6克。水煎服，每日1剂，15日为1个疗程。④小儿外感咳嗽：枳壳、紫苏子、杏仁、半夏、金沸草、焦楂曲各10克。水煎2次，煎成200~250毫升药液，少量分次频服，每日1剂。⑤溃疡病：枳壳、海螵蛸各12克，白芷、延胡索、甘草、白及各10克，痢特灵3.3克。中药共为细末后加入痢特灵粉混匀，装入胶囊，每次6粒，每日3次，饭后服，2个月为1个疗程。

传统药膳

枳壳酒

原料 • 枳壳（刮取上面青末）90克。

制法 • 上药以微火炒去湿气，用酒1000毫升浸之。其药瓶常令近火，微暖，令药味得出，7日后可用。

用法 • 每日2次，每次10毫升。

功效 • 祛风止痉。

适用 • 头风、口偏眼斜。

枳壳砂仁炖猪肚

原料 • 枳壳9克，砂仁3克，赤小豆30克，猪肚1只，绍酒、盐、姜、葱各10克，蒜15克。

制法 • 把枳壳润透，切丝；砂仁

烘干打成粉；赤小豆洗净，去杂质；猪肚洗净，姜、蒜切片，葱切段。把赤小豆、枳壳、砂仁粉，放入猪肚内，然后放炖锅内；加入姜、葱、盐、蒜，注入清水1500毫升，把炖锅置大火上烧沸，再用小火炖煮1小时即成。

用法 • 每日1次，每次吃猪肚50克。

功效 • 补虚损，健脾胃，止胀满。

适用 • 肝硬化腹水、脘腹胀满、疲乏无力、气短消瘦等。

温馨提示 脾胃虚弱者及孕妇慎服。

枳实

别名 臭橙、香橙、枸头橙。

来源 本品为芸香科植物酸橙（*Citrus aurantium* L.）及其栽培变种等的干燥幼果。

生境分布 生长于丘陵、低山地带和江河湖泊的沿岸。分布于江苏、江西、福建、四川等地。

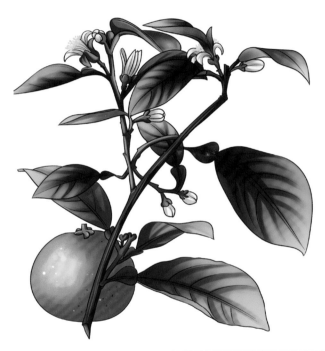

采收加工

5~6月收集自落的果实，除去杂质，自中部横切为两半，晒干或低温干燥，较小者直接晒干或低温干燥。

性味归经

苦、辛、酸，微寒。归脾、胃经。

功效主治

破气消积，化痰散痞。用于积滞内停、痞满胀痛、泻痢后重、大便不通、痰滞气阻、胸痹、结胸、胃下垂、脱肛、子宫脱垂。

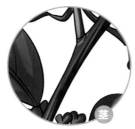
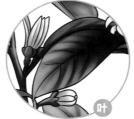
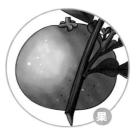

茎　叶　果

形态特征 小乔木。茎枝三棱形，有刺。单数复叶互生，叶片革质，卵形或倒卵形，具半透明油点。果圆形而稍扁，橙黄色，果皮粗糙。花期4～5月，果期11月。

用量用法 内服：3～10克，大量可用至30克，煎服。炒后性较平和。

单方验方 ①肠麻痹：枳实、厚朴、砂仁、木香、柴胡各10克。水煎服，每日1～2剂。②便秘：枳实6～10克。水煎服。③胃病：枳实、白及各15克。水煎服，外加呋喃唑酮1片，每日3次。

传统药膳

枳实粥

原料 • 枳实10克，大米100克。

制法 • 将枳实择净，放入锅中，加清水适量，浸泡5～10分钟后，水煎取汁，加大米煮为稀粥即成。

用法 • 每日1剂，连续2～3日。

功效 • 行气消痰，散结消痞。

适用 • 脾胃气滞、痰湿水饮所致的脘腹满闷、饮食不消、心下坚痞、咳嗽胸痛、热结便秘及胃下垂等。

油焖枳实萝卜

原料 • 枳实10克，白萝卜、虾米、猪油、葱、姜丝、盐各适量。

制法 • 先将枳实水煎，取汁备用。将萝卜切块，用猪油煸炒，加虾米浇上药汁，爆至极烂，加葱、姜丝、盐调味即可。

用法 • 佐餐食。

功效 • 顺气行滞。

适用 • 气滞型便秘。

温馨提示 孕妇慎用。

柏子仁

别名 柏仁、柏子、柏实、柏子仁、侧柏仁、柏子仁霜。

来源 本品为柏科植物侧柏［*Platycladus orientalis*（L.）Franco］的干燥成熟种仁。

生境分布 生长于山地阳坡、半阳坡，以及轻盐碱地和沙地。全国大部分地区有产。主要分布于山东、河南、河北、江苏等省。

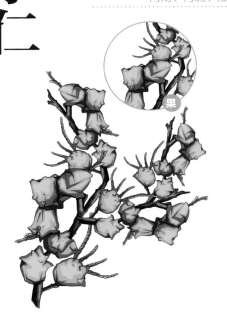

果

采收加工
秋、冬两季采收成熟种子，晒干，除去种皮，收集种仁。

性味归经
甘，平。归心、肾、大肠经。

功效主治
养心安神，润肠通便，止汗。用于阴血不足、虚烦失眠、心悸怔忡、肠燥便秘、阴虚盗汗。

形态特征 常绿乔木，高达20米，胸径可达1米。树皮薄，浅灰褐色，纵裂成条片。小枝扁平，直展，排成一平面。叶鳞形，交互对生，长1～3毫米，先端微钝，位于小枝，上下两面之叶露出部分倒卵状菱形或斜方形，两侧的叶舌覆盖上下之叶的基部两侧，呈龙骨状，叶背中部均有腺槽。雌雄同株；球花单生于短枝顶端；雄球花黄色，卵圆形，长约2毫米。球果当年成熟，卵圆形，长1.5～2厘米，熟前肉质，蓝绿色，被白粉；熟后木质，张开，红褐色；种鳞4对，扁平，背部近先端有反曲的尖头，中部种鳞各有种子1～2枚。种子卵圆形或长卵形，长4～6毫米，灰褐色或紫褐色，无翅或有棱脊，种脐大而明显。花期3～4月，球果9～11月成熟。

用量用法 内服：3~10克，煎服。

单方验方 ①口舌生疮：新鲜柏子30克。洗净，用开水冲泡当茶饮服，直至液汁色淡为止，此为1日量，可连服数日。②变异性心绞痛：服柏子养心丸。每次2丸，每日3次。③梦游症：柏子仁、酸枣仁各10克，柴胡、白芍、当归各8克，龙齿、石菖蒲各6克，合欢皮、首乌藤各12克。水煎服，每日1剂。④神经官能症：柏子仁、酸枣仁、茯神各15克，远志10克，紫贝齿、益智仁、枸杞子各25克，鳖甲、龟甲、党参各20克。每日1剂，水煎服。

传统药膳

柏子仁粥

原料 • 柏子仁10~15克，粳米30~60克，蜂蜜适量。

制法 • 先将柏子仁去净皮壳、杂质，稍捣烂，同粳米煮粥，待粥成时，兑入蜂蜜适量，稍煮一二沸即可。

用法 • 每日2次。

功效 • 养心安神，补血养心，益肝宁神。

适用 • 心血不足、心神失养之心悸、失眠、健忘及阴血不足、肠燥便秘等。

柏子仁茶

原料 • 柏子仁15克。

制法 • 沸水冲泡。

用法 • 每日1剂，代茶频饮。

功效 • 安神养心。

适用 • 面色少华而心悸、失眠、多梦、健忘及血亏肠燥大便不畅者。

柏子仁炖猪心

原料 • 柏子仁15克，葱花5克，猪心1个。

制法 • 首先将猪心清洗干净，横向切成厚片，然后在热水中焯一下，滤去血腥和内脏的涩味，之后把猪心片直接放入到煮沸的砂锅中，再把柏子仁放在砂锅中沸煮，之后微火煮20分钟左右，炖至猪心软烂以后，加适量盐、酱油、料酒和葱花。

用法 • 佐餐食。

功效 • 养心安神，润肠通便。

适用 • 治疗因心血不足所致的心悸不宁、失眠多梦。

温馨提示 柏子仁易走油变化，不宜曝晒。便溏及痰多者不宜用。

枸杞子

别名 西枸杞、枸杞豆、枸杞果、山枸杞、枸杞红实。

来源 本品为茄科植物宁夏枸杞（*Lycium barbarum* L.）的干燥成熟果实。

生境分布 生长于山坡、田野向阳干燥处。分布于宁夏、甘肃、青海、内蒙古、新疆等地。

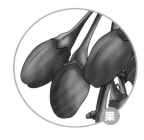

果

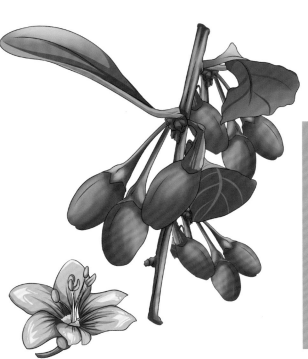

采收加工

夏、秋两季果实呈红色时采收，热风烘干，除去果梗；或晾至皮皱后，晒干，除去果梗。

性味归经

甘，平。归肝、肾经。

功效主治

滋补肝肾，益精明目。用于虚劳精亏、腰膝酸痛、眩晕耳鸣、内热消渴、血虚萎黄、目昏不明。

形态特征 灌木或小乔木状。主枝数条，粗壮，果枝细长，先端通常弯曲下盘，外皮淡灰黄色，刺状枝短而细，生长于叶腋。叶互生或丛生于短枝上。叶片披针形或卵状长圆形，花腋生，花冠漏斗状，粉红色或深紫红色。果实熟时鲜红色，种子多数。花期5~10月，果期6~10月。

用量用法 内服：6~12克，大剂量可用至30克，煎服；或入丸、散、酒剂。

单方验方 ①疗肿：枸杞子15克。烘脆研末，加凡士林50克，制成软膏，外涂患处，每日1次。②妊娠呕吐：枸杞子、黄芩各50克。置于带盖大瓷杯内，用沸水冲泡，频频饮服。③男性不育症：枸杞子15克。每晚嚼服，连服1个月为1个疗程，待精液常规检查正常后再服1个疗程，服药期间应戒房事。④肥胖症：枸杞子15克。用沸水冲泡当茶饮服，早、晚各1次。⑤老年人夜间口干：枸杞子30克。每晚嚼服，10个月为1个疗程。

传统药膳

枸杞叶猪肝汤

原料 • 鲜枸杞叶200克，猪肝200~400克，盐适量。

制法 • 将上味药清洗干净，加适量水煮熟，调味即可。

用法 • 佐餐食用。

功效 • 清热解毒，养肝明目。

适用 • 风热目赤、双眼涩痛流泪、视力减退及夜盲等。

枸杞酒

原料 • 枸杞子120克，白酒1000毫升。

制法 • 将枸杞子洗净晾干，与白酒共置入容器中，密封浸泡7日以上即可饮用。

用法 • 每日早、晚各1次，每次20毫升。

功效 • 滋肾润肺，补肝明目。

适用 • 肝肾阴亏或精血不足所致的头昏目眩、视物不明、目暗多泪、五心烦热、遗精、失眠多梦、腰膝酸痛、舌红少津等。

温馨提示 外有表邪、内有实热、脾胃湿盛肠滑者忌用。

砂仁

别名　春砂仁、缩砂仁、缩砂蜜。

来源　本品为姜科植物阳春砂 *Amomum villosum* Lour 的干燥成熟果实。

生境分布　生长于气候温暖、潮湿、富含腐殖质的山沟林下阴湿处。分布于广东、广西、云南和福建等地。

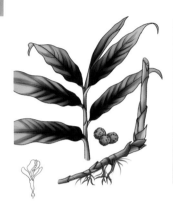

采收加工

夏、秋间果实成熟时采收，晒干或低温干燥。

性味归经

辛，温。归脾、胃、肾经。

功效主治

化湿开胃，温脾止泻，理气安胎。用于湿浊中阻、脘痞不饥、脾胃虚寒、呕吐泄泻、妊娠恶阻、胎动不安。

形态特征　多年生草本，高达1.5米或更高，茎直立。叶2列，叶片披针形，长20～35厘米，宽2～5厘米，上面无毛，下面被微毛；叶鞘开放，抱茎，叶舌短小。花茎由根茎上抽出；穗状花序成球形，有1枚长椭圆形苞片，小苞片成管状，萼管状，花冠管细长，白色，裂片长圆形，先端兜状，唇状倒卵状，中部有淡黄色及红色斑点，外卷；雌蕊花柱细长，先端嵌生药室之中，柱头漏斗状，高于花药。蒴果近球形，不开裂，直径约1.5厘米，具软刺，熟时棕红色。花期3～6月，果期6～9月。

用量用法　3～6克，入煎剂宜后下。

单方验方　①胎动不安：砂仁5克，紫苏梗9克，莲子60克。先将莲子以净水浸泡半天，再入锅中加水煮炖至九成熟时加入紫苏梗、砂仁，用文火煮至莲子熟透即可，吃莲子喝汤，每日1剂，连用5～7日。②妊娠呕吐：砂仁适量。研为细末，每次6克，姜汁少许，沸汤服。③水肿：砂仁、蝼蛄各等份。焙燥研细末，每次3克，以温黄酒和水各半送服，每日2次。

砂仁粥

原料 • 砂仁细末3～5克，粳米100克。

制法 • 先将粳米煮粥，待粥煮成后调入砂仁末，再煮一二沸即可。

用法 • 早餐食用。

功效 • 暖脾胃，助消化，调中气。

适用 • 消化不良、脘腹肿满、食欲缺乏、气逆呕吐、脾胃虚寒性腹痛泻痢等。

砂仁肚条

原料 • 砂仁10克，猪肚1000克，胡椒末、花椒、葱白、生姜各适量。

制法 • 将砂仁洗净后入锅煮八成熟，捞出沥干水分，猪肚洗净入锅煮熟后出锅切丝，再将2者入锅同炒5分钟，入调料拌匀即可。

用法 • 佐餐食用。

功效 • 温中化湿，行气止痛。

适用 • 脘腹冷痛、胀闷不舒、不思饮食、呕吐泄泻等。

砂仁蒸猪腰

原料 • 砂仁3克，猪肾1个，油、盐少许。

制法 • 砂仁研末，猪肾洗净切片，以砂仁拌匀，加油、盐少许

调味，上笼蒸熟食用。

用法 • 直接食用。

功效 • 益气和中，和肾醒脾。

适用 • 治疗小儿脾虚久泻引起的脱肛。

砂仁藕粉

原料 • 砂仁1.5克，木香1克，白糖、藕粉各适量。

制法 • 前2味研面与后2味混合冲服。

用法 • 每食适量。

功效 • 调和脾胃。

适用 • 气阻中焦、脾胃失和之呕吐、胃痛、噎膈、痛经和妊娠呕吐等。

豆蔻砂仁荷叶饮

原料 • 白豆蔻、砂仁各2克，荷叶半张。

制法 • 将荷叶洗净，切碎，与洗净的白豆蔻、砂仁同放入砂锅，加足量水，大火煮沸，改用小火煨煮20分钟，用洁净纱布过滤，取汁。

用法 • 代茶，每日分2次服用。服食时视需要可温服。

功效 • 行气开胃，缓解噎膈。

适用 • 食管癌。

牵牛子

别名 黑丑、白丑、黑牵牛、白牵牛、喇叭花。

来源 本品为旋花科植物裂叶牵牛［*Pharbitis nil*（L.）*Choisy*］的干燥成熟种子。

生境分布 生长于山野灌木丛中、村边、路旁；多栽培。全国各地有分布。

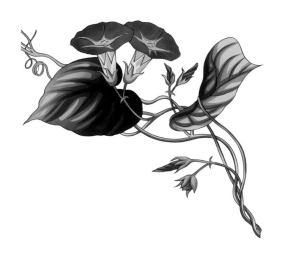

采收加工

秋末果实成熟、果壳未开裂时采割植株，晒干，打下种子，除去杂质。

性味归经

苦、寒；有毒。归肺、肾、大肠经。

功效主治

泻水通便，消痰涤饮，杀虫攻积。用于水肿胀满、二便不通、痰饮积聚、气逆喘咳、虫积腹痛、蛔虫、绦虫病。

形态特征 裂叶牵牛：一年生缠绕性草质藤本。全株密被粗硬毛。叶互生，近卵状心形，叶片3裂，具长柄。花序有花1~3，总花梗稍短于叶柄，腋生；萼片5，狭披针形，中上部细长而尖，基部扩大，被硬毛；花冠漏斗状，白色、蓝紫色或紫红色，顶端5浅裂。蒴果球形，3室，每室含2枚种子。花期6~9月，果期7~9月。

圆叶牵牛：与上种区别为茎叶被密毛；叶阔心形，常不裂，总花梗比叶柄长。萼片卵状披针形，先端短尖。种子呈三棱状卵形，似橘瓣状，长4~8毫米，表面黑灰色（黑丑）或淡黄白色（白丑），背面正中有纵直凹沟，两侧凸起部凹凸不平，腹面棱线下端有类圆形浅色的种脐。花期7~8月，果期9~10月。

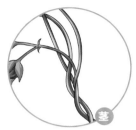
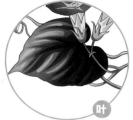
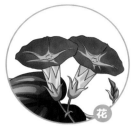

茎　　　　　　叶　　　　　　花

用量用法 内服：3 ~ 9克，煎服，或入丸、散服，每次1.5 ~ 3克。

单方验方 ①水肿：牵牛子适量。研为末，每次2克，每日1次，以小便利为度。②肠道寄生虫：牵牛子100克（炒，研为末），槟榔50克，使君子肉50个（微炒）。均为末，每次10克，砂糖调下，小儿减半。③水气积块：牵牛子500克。炒研细，黄酒冲服，每次3克，每日3次。④气滞腹痛、食积腹痛：炒牵牛子60克。研细末，红糖水冲服，每次2克，每日3次。⑤燥热实秘：牵牛子15克，大黄30克。共为细末，蜂蜜水送服10克。

传统药膳

牵牛子粥

原料 牵牛子10克，大米50克，生姜3片。

制法 将牵牛子择净，水煎取汁，加大米煮为稀粥，待熟时调入姜末，再煮一二沸即成；或将牵牛子1 ~ 2克研为细末，待粥沸后，与生姜同调入粥中，煮至粥熟服食。

用法 每日1剂，连续3 ~ 5日。

功效 泻下逐水，消积通便，杀虫止痛。

适用 水肿胀满、大便秘结、虫积腹痛等。

牵牛猪腰子

原料 黑白牵牛末10克，小茴香100粒，川椒50粒，猪腰子1具。

制法 将猪腰子切开，入茴香、川椒、牵牛末，扎定，用纸包煨熟。

用法 空心食之，酒下，取出恶物效。

功效 温中下气，泻水止痛。

适用 肾气作痛。

温馨提示 孕妇禁用。不宜与巴豆同用。

鸦胆子

别名 老鸦胆、雅旦子、苦榛子、鸭蛋子、小苦楝、苦参子。

来源 本品为苦木科植物鸦胆子 [*Brucea javanica*（L.）Merr] 的干燥成熟果实。

生境分布 生长于灌木丛、草地及路旁向阳处。分布于广东、广西、福建、云南、贵州等地。

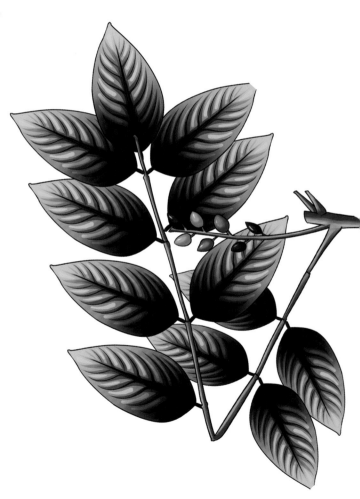

采收加工

秋季果实成熟时采收，除去杂质，晒干。

性味归经

苦，寒；有小毒。归大肠、肝经。

功效主治

清热解毒，截疟，止痢；外用腐蚀赘疣。用于痢疾、疟疾；外治赘疣、鸡眼。

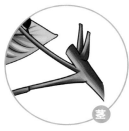
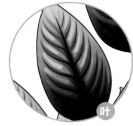
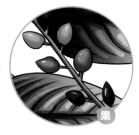

茎　　　　叶　　　　果

形态特征 落叶灌木或小乔木，高2～3米，全株被黄色柔毛。羽状复叶互生，卵状披针形，边缘有粗齿，两面被柔毛。花单性异株，圆锥状聚伞花序腋生，花极小，暗紫色。核果椭圆形，黑色。花期3～8月，果期4～9月。

用量用法 内服：0.5～2克，用龙眼肉包裹或装入胶囊吞服。

单方验方 ①阿米巴痢疾：鸦胆子仁适量。用龙眼肉包裹吞服（或装胶囊中），每次15～30粒，每日3次，服时切勿咬碎。②疣：鸦胆子适量。去皮，杵为末，以烧酒和涂患处。③阴道炎：鸦胆子仁40粒。打碎，加水煎成40毫升，灌注阴道，每日1次。④疟疾：鸦胆子仁适量。每次10粒（分装胶囊或用桂圆肉包裹），每日3次吞服，第3日后用量减半，连服5日。

温馨提示 对胃肠及肝肾均有损害，不宜多用久服。

香橼

别名 枸橼、香圆、钩缘子、香泡树、香橼柑。

来源 本品为芸香科植物枸橼（*Citrus medica* L.）等的干燥成熟果实。

生境分布 生长于沙壤土、比较湿润的环境。长江流域及其以南地区均有分布，广东、广西栽培较多。

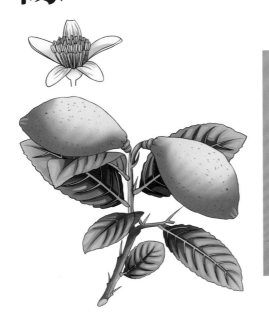

采收加工

秋季果实成熟时采收，趁鲜切片，晒干或低温干燥。

性味归经

辛、苦、酸，温。归肝、脾、肺经。

功效主治

疏肝理气，宽中，化痰。用于肝胃气滞、胸胁胀痛、脘腹痞满、呕吐噫气、痰多咳嗽。

形态特征 常绿小乔木，高2米左右。枝具短而硬的刺，嫩枝幼时紫红色，叶大，互生，革质；叶片长圆形或长椭圆形，长8～15厘米，宽3.5～6.5厘米，先端钝或钝短尖，基部阔楔形，边缘有锯齿；叶柄短而无翼，无节或节不明显。短总状花序，顶生及腋生，花3～10朵丛生，有两性花及雄花之分，萼片5，合生如浅杯状，上端5浅裂；花瓣5，肉质，白色，外面淡紫色；雄蕊约30；雌蕊1，子房上部渐狭，花柱有时宿存。柑果长椭圆形或卵圆形，果顶有乳状突起，长径10～25厘米，横径5～10厘米，熟时柠檬黄色，果皮粗厚而芳香，瓤囊细小，12～16瓣，果汁黄色，味极酸而苦；种子10枚左右，卵圆形，子叶白色。花期4月，果期8～9月。

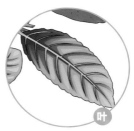
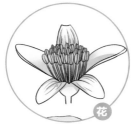
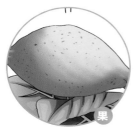

叶　花　果

用量用法 内服：3～10克，煎服。

单方验方 ①喘咳痰多：鲜香橼50克。切碎，放在有盖的碗中，加入等量的麦芽糖隔水蒸数小时，以香橼稀烂为度，每次1匙，早、晚各1次。②肝痛、胃气痛：鲜香橼12～15克（干品6克）。开水冲泡代茶饮。③胃痛胸闷、消化不良：陈香橼（焙干）、花椒、小茴香各12克。共研细末，每次3克，每日2次，温开水送服。④痰饮咳嗽、胸膈不利：香橼、法半夏各10克，茯苓15克，生姜3片。水煎服，每日2～3次。⑤肝胃不和、脘胁胀痛、呕吐嗳气、食少：香橼、香附、陈皮各10克。水煎服，每日2～3次。

传统药膳

香橼酒

原料 ● 鲜香橼100克，蜂蜜50毫升，60°白酒200毫升。

制法 ● 将香橼洗净，切碎，炒，加水500毫升放锅内煮烂，加蜂蜜、白酒煮沸后停火，同入细口瓶中，密闭贮存，1个月后取用。

用法 ● 每日2次，每次10毫升。

功效 ● 止咳。

适用 ● 久咳。

鸡内金香橼皮汤

原料 ● 鸡内金15克，香橼皮10克。

制法 ● 将鸡内金炒成焦黄，然后研为细末，备用。

用法 ● 以香橼皮煎汤，送服鸡内金末。

功效 ● 健脾消滞，理气降逆。

适用 ● 呕吐。

温馨提示 阴虚血燥者及气虚孕妇慎服。

胖大海

别名 大海榄、大海子、大洞果、安南子。

来源 本品为梧桐科植物胖大海（*Sterculia lychnophora* Hance）的干燥成熟种子。

生境分布 生长于热带地区。产于泰国、柬埔寨、马来西亚等国，我国海南、广西有引种。

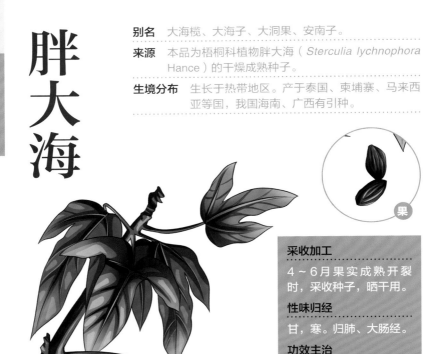

果

采收加工

4～6月果实成熟开裂时，采收种子，晒干用。

性味归经

甘，寒。归肺、大肠经。

功效主治

清热润肺，利咽开音，润肠通便。用于肺热声哑、干咳无痰、咽喉干痛、热结便闭、头痛目赤。

形态特征 落叶乔木，高可达40米。单叶互生，叶片革质，卵形或椭圆状披针形，通常3裂，全缘，光滑无毛。圆锥花序顶生或腋生，花杂性同株；花萼钟状，深裂。果1～5，着生于果梗，呈船形，长可达24厘米。种子棱形或倒卵形，深褐色。

用量用法 2～3枚，沸水泡服或煎服。

单方验方 ①肺热咳嗽、咽痛音哑：胖大海2个，桔梗10克，甘草6克。煎汤饮。②肠道燥热、大便秘结：胖大海4个，蜂蜜适量。沸水浸泡饮。③急性扁桃体炎：胖大海4～8枚。放入碗内，开水冲泡，闷盖半小时左右，慢慢服完；间隔4小时，如法再泡服1次。④急性咽炎：胖大海2枚，金银花1.5克，玄参3克，生甘草2克。每日1包，代茶饮。

天龙饮

原料 ● 鲜橘皮2克，胖大海2枚，海带3克。

制法 ● 将以上3味用开水200毫升泡饮。

用法 ● 每日1剂，分2次服用。

功效 ● 化痰，止咳，利咽。

适用 ● 慢性咽炎。

鹅不食草野菊汤

原料 ● 鹅不食草30克，野菊花15～30克，胖大海、白僵蚕各10克，陈皮15克。

制法 ● 水煎取药汁。

用法 ● 每日1剂，分2次服用。

功效 ● 清热解毒。

适用 ● 喉癌。

胖大海麦冬饮

原料 ● 胖大海3枚，麦冬6克，白糖适量。

制法 ● 用沸水泡沏胖大海和麦冬，取汁加白糖，继续用沸水泡沏二味，再饮再沏。

用法 ● 代茶频饮，每日1剂。

功效 ● 清热润喉，解毒生津，扶正抗癌。

适用 ● 喉癌之干咳声哑、咽喉肿痛。

胖大海茶

原料 ● 胖大海1～2枚，生甘草1～2片。

制法 ● 将胖大海与生甘草置于杯中，沸水冲泡。

用法 ● 代茶饮，每日1剂。若有便秘，可加入少许蜂蜜；若咳嗽有痰，可加桔梗3克；若咽喉疼痛，可加入金莲花3克；若声音嘶哑，可加入玉蝴蝶3克。

功效 ● 清热润喉。

适用 ● 咽喉肿痛。

胖大海糖水

原料 ● 胖大海1～2枚，冰糖或白糖、红糖各适量。

制法 ● 沸水冲泡。

用法 ● 代茶饮。

适用 ● 各种腹泻。

胖大海合剂

原料 ● 胖大海1枚，麦冬5粒，金莲花3朵，生甘草1片。

制法 ● 沸水冲泡。

用法 ● 代茶饮。

功效 ● 生津，清咽，润肺。

适用 ● 慢性咽炎、咽痛、咽干、痒等。

温馨提示 有感冒者禁用。

急性子

别名 透骨草、凤仙花、指甲花。

来源 本品为凤仙花科植物凤仙花（*Impatiens balsamina* L.）的干燥成熟种子。

生境分布 全国各地均有栽培。分布于江苏、浙江、河北、安徽。

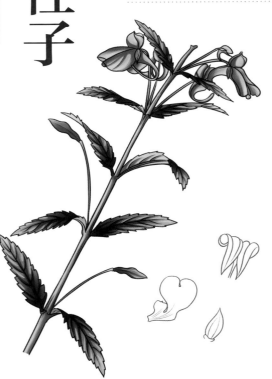

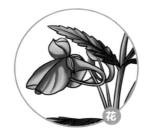

花

采收加工

夏、秋两季果实成熟后采收，除去果皮后晒干。

性味归经

微苦、辛，温；有小毒。归肺、肝经。

功效主治

破血散结，消肿软坚。用于癥瘕痞块、经闭、噎膈。

形态特征 一年生草本，高60～80厘米。茎粗壮，肉质，常带红色，节略膨大。叶互生，披针形，长6～15厘米，宽1.5～2.5厘米，先端长渐尖，基部楔形，边缘有锐锯齿；叶柄两侧有腺体。花不整齐，单一或数朵簇生于叶腋，密生短柔毛，粉红色、红色、紫红色或白色；萼片3，后面一片大，花瓣状，向后延伸成距；花瓣5，侧瓣合生，不等大；雄蕊5，花药黏合；子房上位，5室。蒴果密生茸毛。种子圆形，黄褐色。花期6～8月，果期9月。

用量用法 内服：3～4.5克，水煎服，或入丸、散。外用：研末吹喉，或调敷或熬膏贴。

单方验方 ①月经困难：急性子90克。研细蜜丸，每日3次，每次3克，当归9克，煎汤送服。②难产催生：急性子6克。研末，水服，勿近牙，外以蓖麻子随年数捣，搽足心。③跌打损伤、阴囊入腹疼痛：急性子、沉香各5分。研末冲开水送下。④食管癌：急性子、石见穿、半枝莲各30克，硇砂1克，大枣10枚。水煎服。⑤乳腺癌：急性子24克，蜂房21克，阿魏、五灵脂各15克，狼毒（炙）9克，红娘（糯米炒）4.5克，全蝎、僵蚕、木鳖子、威灵仙各30克，山慈菇50克。共研细末，水泛为软坚丸，芥子大，每服1.5克，每日2次，温开水送。

传统药膳

急性子外敷方

原料 • 急性子25克，鲜蟾皮1张，朴硝50克，白酒1盅，炒面适量。

制法 • 将前3味药共捣成泥，加白酒、炒面共拌调成干糊状，备用。

用法 • 将药糊敷患处，上盖敷料和油纸。待觉患处痒甚时可取下，隔日加酒重调，再敷。

功效 • 散瘀消肿，通络止痛。

适用 • 急性乳腺炎初起。

急性子荷蒂蜜饮

原料 • 急性子20克，荷蒂30克，蜂蜜30毫升。

制法 • 将急性子、荷蒂分别拣杂，洗净，晾干后将荷蒂切碎，与急性子同放入纱布袋，扎紧袋口，放入砂锅，用适量清水浸泡片刻，浓煎30分钟，取出药袋，滤尽药汁，离火，待其温热时兑入蜂蜜，拌匀即成。

用法 • 早、晚2次分服。

功效 • 抗癌解毒，化瘀。

适用 • 食管癌等。

温馨提示 内无瘀积者及孕妇忌用。

桃仁

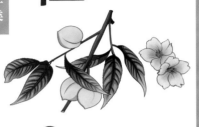

别名 毛桃仁、扁桃仁、大桃仁。

来源 本品为蔷薇科植物桃〔*Prunus persica*（L.）Batsch〕或山桃的干燥成熟种子。

生境分布 全国各地均有栽培。

采收加工

果实成熟后采收，除去果肉和核壳，取出种子，晒干。

性味归经

苦、甘，平。归心、肝、大肠经。

功效主治

活血祛瘀，润肠通便，止咳平喘。用于经闭痛经、癥瘕痞块、肺痈肠痈、跌打损伤、肠燥便秘、咳嗽气喘。

形态特征 落叶小乔木，高3～8米。叶互生，在短枝上呈簇生状，先端渐尖，基部阔楔形，边缘有锯齿。花单生，先叶开放；萼片5，外面被毛；花瓣5，淡红色或稀白色；雄蕊多数，短于花瓣；心皮1，稀2，有毛。核果肉质，多汁，心状卵形至椭圆形，一侧有纵沟，表面具短柔毛；果核坚硬，木质，扁卵圆形，顶端渐尖，表面具不规则的深槽及窝孔。种子1枚。花期4月，果期5～9月。

用量用法 内服：6～10克，煎服。

单方验方 ①血瘀闭经：桃仁与红花、川芎、当归、赤芍等药配用。煎服或制丸服。②血栓闭塞性脉管炎：桃仁配红花、当归、玄参、金银花、丹参、牛膝、黄芪、蒲公英、甘草。水煎或制成丸剂服。③肋间神经痛、肋软骨炎：桃仁配大黄（酒浸）、穿山甲、红花、柴胡、当归、瓜蒌根、甘草。如《医学发明》中复元活血汤方。④精神病：桃仁12克，大黄21克（后下），芒硝15克（冲），甘草6克，桂枝3克。水煎服。⑤血虚便秘：桃仁与杏仁、火麻仁、当归、生地黄、枳壳配用。如《沈氏尊生书》中润肠丸方。⑥小儿支气管哮喘：桃仁60克，杏仁6克，栀子18克，胡椒3克，糯米4.5克。共为末，蛋清调匀，呈软面团状，分4份，用不透水的塑料薄膜包之，双侧涌泉穴及足背相对处各敷1份，12小时去药，隔12小时再用药，一般1～3次可缓解。

桃仁当归鹅血汤

原料 • 桃仁、当归各10克，鲜鹅血200克，调料适量。

制法 • 将桃仁、当归择净，布包，加清水适量，煮沸后去掉药包，取汁，下鹅血丁及葱、姜、椒、蒜等，煮至鹅血熟后，下盐、味精、猪脂等调味，再煮一二沸即成。

用法 • 每日1剂。

功效 • 活血化瘀，养血通经。

适用 • 血瘀痛经、闭经等。

桃仁朱砂酒

原料 • 桃仁500克，朱砂60克，18°酒500毫升。

制法 • 将酒放入3个瓷瓶中，逐瓶放入桃仁、朱砂后封口摇匀即可。

用法 • 每日2次，每次10毫升。

功效 • 柔肝缓急，补血强筋，和颜悦色。

适用 • 筋脉挛急疼痛、气血亏虚。

桃仁决明茶

原料 • 决明子12克，桃仁10克，蜂蜜适量。

制法 • 将上2味药以适量水煎，加蜂蜜冲服。

用法 • 代茶频饮。

功效 • 破瘀行血，润肠通便，清肝益肾，活血降压。

适用 • 高血压、脑血栓形成有热象者。

丹参桃仁白薇粥

原料 • 白薇、桃仁（去皮尖）各10克，丹参15克，粳米50克。

制法 • 将桃仁研碎，与白薇、丹参同煎，取汁去渣，与粳米同煮为粥。

用法 • 温服适量。

功效 • 清热凉血，化瘀。

适用 • 损伤后瘀血发热、大便干结等。

益母草桃仁饮

原料 • 益母草60克，桃仁15克。

制法 • 水煎取汁。

用法 • 代茶饮。

功效 • 安胎止血。

适用 • 习惯性流产。

温馨提示 孕妇慎用。

核桃仁

别名 胡桃仁、胡桃肉。

来源 本品为胡桃科植物胡桃（*Juglans regia* L.）的干燥成熟种子。

生境分布 喜生于较温润的肥沃土壤中，多栽培于平地。各地均有栽培，分布于华北、东北、西北地区。

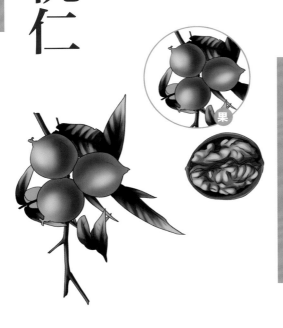

果

采收加工

9~10月果实成熟时采收。除去果皮，敲破果核（内果皮），取出种子。

性味归经

甘，温。归肾、肺、大肠经。

功效主治

补肾益精，补肺定喘，润肠通便。用于肾阳不足、腰膝酸软、阳痿遗精、虚寒喘嗽、肠燥便秘。

形态特征 落叶乔木，高30~35米。枝幼时被短腺毛，髓部片状。单数羽状复叶，小叶5~11，长圆状卵形、椭圆形或倒卵形，长5~13厘米，宽2~7厘米，先端钝或锐尖，基部圆形，或略偏斜，全缘，幼时有波状锯齿，上面无毛，下面幼时脉腋间有毛。花单性，雌雄同株；雄花集成葇荑花序，腋生，下垂，长5~12厘米，花小而密生；苞片1，矩圆形，两侧2小苞片长卵形，花被通常3，苞片及花被均被白色柔毛；雄蕊15~30；雌花序生长于幼枝顶端，排列成穗状；苞片3，长卵形；花被4裂，裂片线形；子房下位，花柱短，柱头2裂。果实近球形，直径3~5厘米，外果皮肉质，灰绿色，有棕色斑点；内果皮坚硬，有浅皱褶，黄褐色。花期4~5月，果期10月。

用量用法 内服：9～30克，入汤、丸、散、膏、粥等。

单方验方 ①腰痛：核桃仁（炒熟）150～180克。捣烂冲酒服。②虚喘：核桃肉1000克。捣烂，蜂蜜1000毫升和匀，用瓶装好，每次食1匙，每日2次，开水送下。③神经衰弱、健忘、失眠、梦多、食欲缺乏：核桃肉、黑芝麻、桑叶各30克。捣如泥状，作丸，每服10克，每日2次。④胆结石：核桃肉、冰糖、麻油各500克。同蒸熟，在7～10日内食完。⑤百日咳及慢性支气管炎：核桃肉适量。每次3个，早、晚各1次，连续半个月。⑥孕妇胎气上逆：核桃10个。打破，连壳煎汤服。⑦乳汁不通：核桃肉5个。捣烂，用黄酒冲服。

核桃仁粥

原料 • 核桃仁100克，大米、白糖各适量。

制法 • 将核桃仁捣碎，大米淘洗干净，加适量水一同煮粥。

用法 • 加糖适量服食。

功效 • 补气养血，温肺润肠，化痰定喘，补肾。

适用 • 病后体虚、老年性便秘、虚寒咳嗽、腰部重痛等。

韭菜炒核桃仁

原料 • 韭菜500克，核桃仁20克，芝麻油、盐、味精各适量。

制法 • 韭菜洗净切成段。核桃仁用开水浸泡30分钟后再洗净。先将锅用旺火加热，下植物油，烧至八成热后入核桃仁，改用中火炒至熟后，再入韭菜翻炒片刻，加盐、味精调味后食用。

用法 • 佐餐食用，每日1次。

功效 • 补肾壮阳，和中下气。

适用 • 阳痿遗精、腰膝酸痛、脘腹冷痛、胃虚寒、噎膈反胃等。

核桃桂花酒

原料 • 核桃仁200克，桂花50克，白糖100克，白酒2000毫升。

制法 • 将核桃仁、桂花、白糖共置坛内，倒入白酒，加盖密封，愈久愈佳，其味醇美香甜。

用法 • 每日2～3次，每次饮服15～20毫升。

功效 • 安神定志，宁心悦颜。

适用 • 神经衰弱、面色憔悴、失眠健忘、记忆力衰退、心悸等。

注意事项 • 糖尿病患者忌服。

温馨提示 肺热咳嗽、阴虚有热者忌服。

沙苑子

别名 潼蒺藜、夏黄草、蔓黄芪、沙苑蒺藜。

来源 本品为豆科植物扁茎黄芪（*Astragalus complanatus* R. Br.）的干燥成熟种子。

生境分布 生长于山野、路旁；多栽培。主产陕西大荔、兴平等地，四川也有出产。

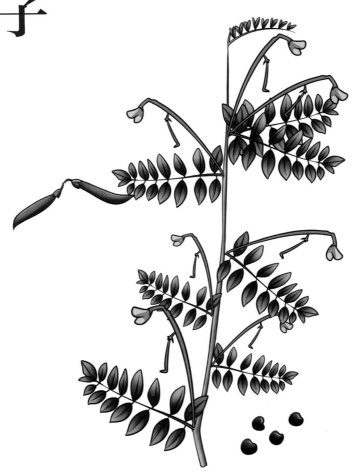

采收加工

秋末冬初，种子成熟时采收，连茎割取，晒干后，打下种子，除去杂质。

性味归经

甘，温。归肝、肾经。

功效主治

补肾助阳，固精缩尿，养肝明目。用于肾虚腰痛、遗精早泄、遗尿尿频、白浊带下、眩晕、目暗昏花。

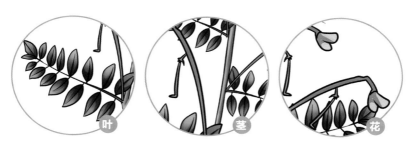

叶　茎　花

形态特征 多年生草本。茎较细弱，略扁，基部常倾卧，有白色柔毛。羽状复叶互生；小叶椭圆形，下面有白色柔毛；托叶小，披针形。总状花序腋生，有花3~7；花萼钟形，与萼筒近等长，有白色柔毛；花冠蝶形，浅黄色。荚果膨胀，纺锤形，长2~3.5厘米，先端有喙。花期8~9月，果期9~10月。

用量用法 内服：9~15克，煎服；或入丸、散。

单方验方 ①肾虚、腰背酸痛：沙苑子15克。水煎服。②白癜风：沙苑子10克。研为末，猪肝1具煮熟后切成片，蘸药末，1日服完。③遗精：沙苑子、菟丝子各25克，补骨脂、枸杞子、杜仲各15克。水煎服，每日1剂。④目昏不明：沙苑子、青葙子各15克，茺蔚子10克。共研细末，每次5克，每日2次。⑤遗尿：沙苑子、覆盆子、补骨脂各9克，生山药15克。水煎服，每日1剂；或用沙苑子15克。熟地黄10克，甲鱼1个（750克），蒸服。

温馨提示 本品为温补固涩之品，阴虚火旺及小便不利者忌服。

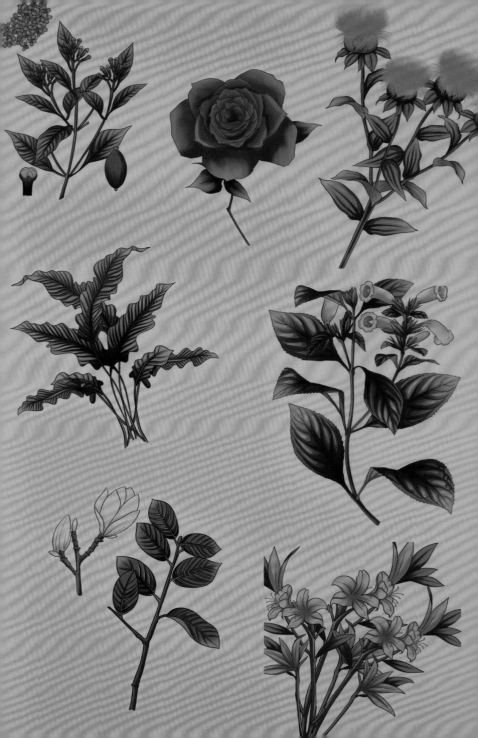

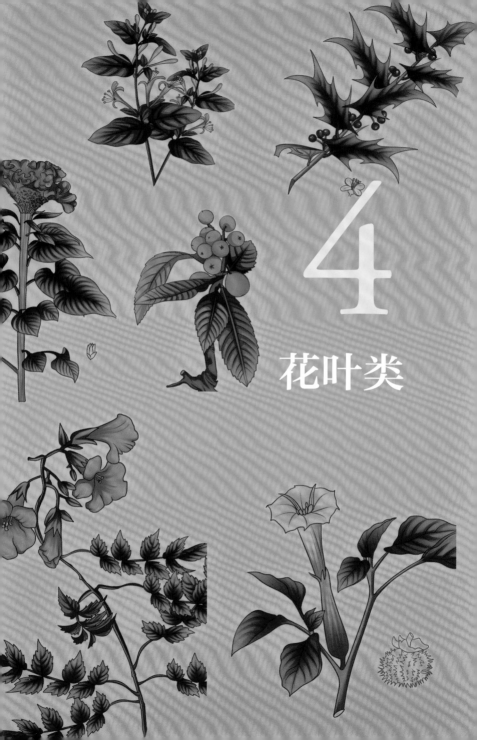

4

花叶类

天山雪莲

别名 寒雪草、天山雪莲花、新疆雪莲花。

来源 本品系维吾尔族习用药材。为菊科植物天山雪莲 [*Saussurea involucrata* (Kar et Kir) Sch-Bip] 的干燥地上部分。

生境分布 生长于高山石缝、砾石和沙质河滩中。分布于新疆、青海、甘肃。

叶

根

采收加工

夏、秋两季花开时采收，阴干。

性味归经

维吾尔医：性质，二级湿热。中医：微苦，温。

形态特征 多年生草本，高 10 ~ 30 厘米。茎粗壮，基部有许多棕褐色丝状残存叶片。叶密集，无柄，叶片倒披针形，长 10 ~ 13 厘米，宽 2.5 ~ 4.5 厘米，先端渐尖，基部抱茎，边缘有锯齿。头状花序顶生，密集；总苞片叶状，卵形，多层，近似膜质，白色或淡绿黄色；花棕紫色，全为管状花。瘦果，冠毛白色，刺毛状。花期 7 月。

功效主治 维吾尔医：补肾活血，强筋骨，营养神经，调节异常体液。用于风湿性关节炎、关节疼痛、肺寒咳嗽、肾与小腹冷痛、白带过多等。中医：温肾助阳、祛风胜湿、通经活血。用于风寒湿痹痛、类风湿关节炎、小腹冷痛、月经不调。

用量用法 内服：3～6克，水煎或酒浸服。外用：适量。

传统药膳

雪莲花酒

原料 ● 雪莲花50克，白酒500毫升。

制法 ● 将雪莲花放入白酒中密封浸泡10日后饮用。

用法 ● 每日2次，每次30～50毫升。

功效 ● 祛湿止痛。

适用 ● 类风湿关节炎、关节炎引起的关节疼痛、麻木、四肢不温等。

雪莲花茶

原料 ● 雪莲花5克。

制法 ● 将雪莲花放入茶杯中，冲入沸水适量，浸泡10～20分钟后饮用。

用法 ● 每日1剂。

功效 ● 祛湿止痛。

适用 ● 类风湿关节炎、关节炎引起的关节疼痛、麻木、四肢不温等。

二花牛筋汤

原料 ● 雪莲花、鸡冠花、香菇各10克，牛蹄筋100克，火腿15克，生姜、葱花、料酒、味精、盐等各适量。

制法 ● 将牛筋泡软，洗净，切段，放入蒸碗中，二花点缀四周，香菇、火腿摆其上面，放入生姜、葱花、料酒、味精、盐等，上笼蒸3小时左右服食。

用法 ● 每日1剂。

功效 ● 活血化瘀，通络止通。

适用 ● 气滞血瘀所致的头痛。

雪莲花羊肉汤

原料 ● 雪莲花30克，黄羊肉100克，调味品适量。

制法 ● 将雪莲花洗净，羊肉洗净，切块，用沸水煮5～10分钟后，取出，以冷水浸泡去除膻味，而后将水煮开，下羊肉及雪莲花，煮至羊肉熟后，加葱花、盐、味精、猪油、姜末、胡椒等适量，调味服食。

用法 ● 每日1剂。

功效 ● 健脾温肾。

适用 ● 肾虚阳痿。

温馨提示 孕妇忌服。

丁香

别名 丁子香、公丁香、支解香、雄丁香。

来源 本品为桃金娘科植物丁香（*Eugenia caryophyllata* Thunb）的干燥花蕾。

生境分布 生长于路边、草坪或向阳坡地或与其他花木搭配栽植在林缘。分布于坦桑尼亚、马来西亚、印度尼西亚等地。我国海南省也有栽培。

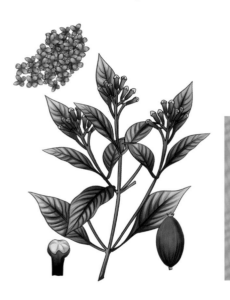

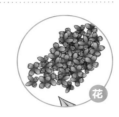
花

采收加工

当花蕾由绿色转红时采摘，晒干。

性味归经

辛，温。归脾、胃、肺、肾经。

功效主治

温中降逆，补肾助阳。用于脾胃虚寒、呃逆呕吐、食少吐泻、心腹冷痛、肾虚阳痿。

形态特征 常绿乔木，高达12米。单叶对生，革质，卵状长椭圆形至披针形，长5～12厘米，宽2.5～5厘米，先端尖，全缘，基部狭窄，侧脉平行状，具多数透明小油点。花顶生，复聚伞花序；萼筒先端4裂，齿状，肉质。花瓣紫红色，短管状，具4裂片，雄蕊多数，成4束与萼片互生，花丝丝状；雄蕊1，子房下位，2室，具多数胚珠，花柱锥状，细长。顶端有宿萼。稍似鼓槌状，长1～2厘米，上端蕾近似球形，下端萼部类圆柱形而略扁，向下渐狭。表面呈红棕色或暗棕色，有颗粒状突起，用指甲刻划时有油渗出。萼片4，三角形，肥厚，外入，花瓣4，膜质，黄棕色，覆瓦状抱合成球形，花瓣内有多数向内弯曲的雄蕊。质坚而重，入水则萼管垂直下沉。浆果椭圆形，长约2.5厘米，红棕色。

用量用法 内服：1～3克，煎服或研末冲服；或研末外敷。

单方验方 ①胃寒呕吐：丁香、陈皮各5克。水煎热服。②牙痛：丁香10粒。研末。牙痛时将药末纳入牙缝中，严重者连续用2～3次。③呕逆嗳气、反胃吐食：丁香、砂仁、胡椒、红豆各21粒。研末，姜汁糊丸，每次1丸，以大枣去核填药，面裹煨熟，去面服，每日3次。④脚臭：丁香、黄柏、木香各15克，麻黄根30克。水煎，每日用以洗脚3～4次。

丁香陈皮蜂蜜汁

原料 • 丁香2克，陈皮3克，蜂蜜、米饮各适量。

制法 • 先以温水浸泡丁香、陈皮，以浸透为度，大火煮沸，小火煮15分钟后取汁，调入蜂蜜、米饮即可。

用法 • 每次5～10毫升，每日4～5次。

功能 • 暖脾胃，补气虚。

适用 • 脾胃气虚所致的饮食减少、倦怠、无力、气短等。

丁香姜糖

原料 • 红糖200克，生姜碎末40克，丁香粉5克。

制法 • 将糖放入锅中，加水少许，以小火煎熬至较稠厚时，加入姜末及丁香粉调匀；再继续煎熬至用铲挑起即成丝状而不黏手时，停火。将糖倒在涂过食油的大搪瓷盘中，稍冷切条块。

用法 • 严冬季节常服用。

功效 • 温中散寒。

适用 • 冻疮。

姜汁丁香丸

原料 • 丁香15个，鲜姜、甘蔗各适量。

制法 • 鲜姜、甘蔗分别捣成汁，取等量，与丁香和为丸，如莲子大。

用法 • 口服，每次4～5丸。

功效 • 止呕止痛。

适用 • 呕吐，胃炎。

温馨提示 胃热引起的呃逆或兼有口渴口苦口干者不宜食用；热性病及阴虚内热者忌食。不宜与郁金同用。

大青叶

别名　蓝菜、大青、蓝叶、菘蓝叶、靛青叶、板蓝根叶。

来源　本品为十字花科植物菘蓝（*Isatis indigotica* Fort）的干燥叶。

生境分布　多为栽培。分布于河北、陕西、河南、江苏、安徽等地。

采收加工

夏、秋两季分2～3次采收，除去杂质，晒干。切碎，生用。

性味归经

苦，寒。归心、胃经。

功效主治

清热解毒，凉血消斑。用于温病高热、神昏、发斑发疹、腮腺炎、喉痹、丹毒、痈肿。

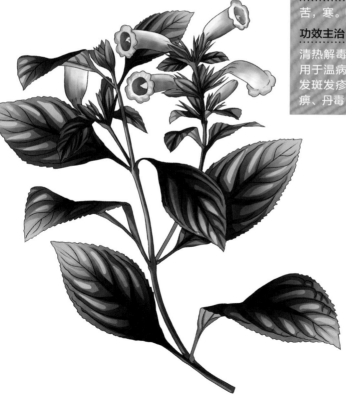

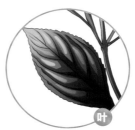

叶

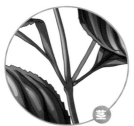

茎

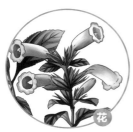

花

形态特征 二年生草本，茎高40～90厘米，稍带粉霜。基生叶较大，具柄，叶片长椭圆形；茎生叶披针形，互生，无柄，先端钝尖，基部箭形，半抱茎。花序复总状，花小。黄色短角果长圆形，扁平有翅，下垂，紫色；种子1枚，椭圆形，褐色。花期4～5月，果期5～6月。

用量用法 内服：9～15克，鲜品30～60克，煎服。外用：适量。

单方验方 ①预防流行性乙型脑炎、流行性脑脊髓膜炎：大青叶25克，黄豆50克。水煎服，每日1剂，连服7日。②感冒发热、腮腺炎：大青叶25～50克，海金沙根50克。水煎服，每日2剂。③热甚黄疸：大青叶100克，茵陈、秦艽各50克，天花粉40克。水煎服。④无黄疸型肝炎：大青叶100克，丹参50克，大枣10枚。水煎服。⑤防治暑疖、痱子：鲜大青叶50克。水煎代茶饮。

传统药膳

大青银花茶

原料 ● 大青叶（干品）20克，金银花20克，茶叶5克。

制法 ● 将上3味药加水煎茶，或以沸水冲泡10分钟，即可。

用法 ● 每日1剂，不拘时饮服。

功效 ● 清热祛暑，化浊解毒，生津止渴。

适用 ● 暑热、流行性乙型脑炎等。

温馨提示 脾胃虚寒者忌用。

石韦

别名 石皮、石兰、石剑、七星剑、飞刀剑、金星草。

来源 本品为水龙骨科植物石韦［*Pyrrosia lingua* （Thunb）Farwell］等的干燥叶。

生境分布 生长于山野的岩石上或树上。分布于长江以南各地。

采收加工

全年均可采收，除去根茎及根，晒干或阴干。

性味归经

甘、苦，微寒。归肺、膀胱经。

功效主治

利尿通淋，清肺止咳，凉血止血。用于热淋、血淋、石淋、小便不通、淋沥涩痛、吐血、鼻出血、尿血、崩漏、肺热喘咳。

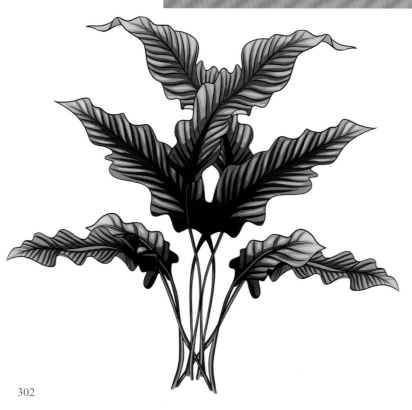

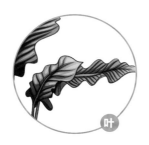

叶

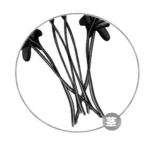

茎

形态特征 多年生草木。株高10～30厘米，根茎如粗铁丝，横走，密生鳞片。叶近两型，不育叶和能育叶同形，叶片披针形或长圆披针形，基部楔形，对称。孢子囊群在侧脉间紧密而整齐地排列，初为星状毛包被，成熟时露出，无盖。

用量用法 内服：6～12克，煎服，大剂量可用至30～60克。

单方验方 ①慢性支气管炎、支气管哮喘：石韦、鱼腥草各15克，黄芩、浙贝母各8克。水煎服。②急性膀胱炎、尿路感染：石韦30克，车前草20克，滑石18克，甘草3克。水煎服。③气热咳嗽：石韦、槟榔各等份。为末，每次10克，姜汤送下。④急性结石发作、绞痛：石韦、乌药各60克，白芍90克，甘草10克。水煎服。

传统药膳

石韦茶

原料 • 石韦20克，绿茶2克。

制法 • 石韦加水适量煮沸，取液冲泡绿茶。

用法 • 代茶频饮。

功效 • 利尿通淋，清热止血。

适用 • 湿热型尿路结石。

石韦大枣汤

原料 • 石韦30克，大枣10克。

制法 • 石韦用清水洗干净，大枣瓣开。将石韦、大枣加水浸没后，先大火后小火，煮沸20分钟左右过滤即可。

用法 • 饮汤吃枣。每日早、晚各食1碗。

功效 • 利尿除热，降压降脂。

适用 • 原发性高血压病伴肥胖、血脂偏高者。

温馨提示 阴虚及无湿热者忌服。

合欢花

别名	绒花树、夜合欢、鸟绒树、夜合树、苦情花。
来源	本品为豆科植物合欢（*Albizia julibrissin* Durazz）的干燥花序或花蕾。
生境分布	生长于路旁、林边及山坡上。分布于华东、华南、西南及辽宁、河北、河南、陕西。

采收加工

夏季花开放时择晴天采收，及时晒干。

性味归经

甘，平。归心、肝经。

功效主治

解郁安神。用于心神不安、忧郁失眠。

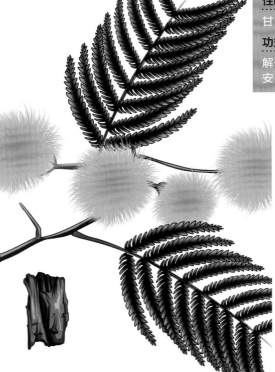

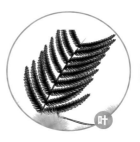
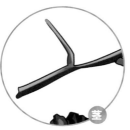
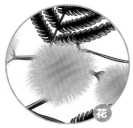

叶　茎　花

形态特征 落叶乔木，高可达16米。树皮灰褐色，小枝带棱角。2回羽状复叶互生，叶片4～12对；小叶10～30对，镰状长圆形，两侧极偏斜，长6～12毫米，宽1～4毫米，先端急尖，基部楔形。花序头状，多数，伞房状排列，腋生或顶生；花萼筒状，5齿裂；花冠漏斗状，5裂，淡红色；雄蕊多数而细长，花丝基部连合。荚果扁平，长椭圆形，长9～15厘米。花期6～7月，果期9～11月。

用量用法 内服：5～10克，煎服，或入丸、散。

单方验方 ①心肾不交失眠：合欢花、官桂、黄连、首乌藤各适量。水煎服。②风火眼疾：合欢花配鸡肝、羊肝或猪肝。蒸服。③眼雾不明：合欢花、一朵云各适量。泡酒服。④跌打疼痛：合欢花末适量。酒调服10克。⑤小儿撮口风：合欢花枝适量。煮成浓汁，揩洗口腔。

传统药膳

合欢花粥

原料 • 合欢花30克（鲜花50克），粳米50克，红糖适量。

制法 • 将合欢花、粳米、红糖同放入锅内，加清水500毫升，用小火烧至粥稠即可。

用法 • 于每晚睡前1小时温热顿服。

功效 • 安神解郁，活血，消痈肿。

适用 • 妇女更年期综合征，症见忧郁忿怒、虚烦不安、健忘失眠等。

黄花合欢大枣汤

原料 • 合欢花10克，黄花菜30克，大枣10枚，蜂蜜适量。

制法 • 将黄花菜洗净，与合欢花共入锅内，水煎去渣取汁，再与大枣共炖熟，调入蜂蜜即成。

用法 • 每日1～2次，连服7～10日。

功效 • 除烦解郁，安神。

适用 • 肝气不舒引起的惊悸、失眠。

温馨提示 阴虚津伤者慎用。

红花

别名 草红、杜红花、刺红花、金红花。

来源 本品为菊科植物红花（*Carthamus tinctorius* L.）的干燥花。

生境分布 全国各地多有栽培。

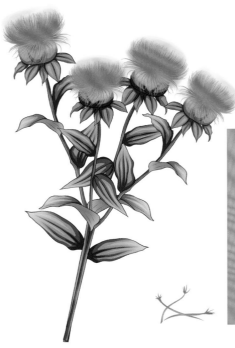

采收加工

5～6月当花瓣由黄变红时采摘管状花，晒干、阴干或烘干。

性味归经

辛，温。归心、肝经。

功效主治

活血通经，散瘀止痛。用于经闭、痛经、恶露不行、癥瘕痞块、胸痹心痛、瘀滞腹痛、胸胁刺痛、跌仆损伤、疮疡肿痛。

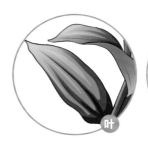
叶

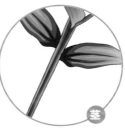
茎

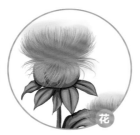
花

形态特征 一年生草本，高30～90厘米，全体光滑无毛。茎直立，基部木质化，上部多分枝。叶互生，质硬，近于无柄而抱茎；卵形或卵状披针形，长3.5～9厘米，宽1～3.5厘米，基部渐狭，先端尖锐，边缘具刺齿；上部叶逐渐变小，成苞片状，围绕头状花序。花序大，顶生，总苞片多列，外面2～3列呈叶状，披针形，边缘有针刺；内列呈卵形，边缘无刺而呈白色膜质；花托扁平；管状花多数，通常两性，橘红色，先端5裂，裂片线形；雄蕊5，花药聚合；雌蕊1，花柱细长，伸出花药管外面，柱头2裂，裂片短，舌状。瘦果椭圆形或倒卵形，长约5毫米，基部稍歪斜，白色，具4

肋。花期6～7月，果期8～9月。

用量用法 内服：3～10克，煎服，亦可入散剂或浸酒，鲜者捣汁。外用：研末敷。

单方验方 ①痛经：红花6克，鸡血藤24克。水煎，调黄酒适量服。②关节炎肿痛：红花适量。炒后研末，加入等量的地瓜粉，盐水或烧酒调敷患处。③产后腹痛：红花、川芎、炙甘草、炮姜各10克，桃仁、蒲黄（包煎）各15克，五灵脂20克（包煎）。水煎服。④喉痛、音哑：红花、枳壳、柴胡各5克，桃仁、桔梗、甘草、赤芍各10克，生地黄20克，当归、玄参各15克。水煎服。⑤冻疮：红花10克，川椒、苍术、侧柏叶各20克。泡酒，用药酒擦手足。

传统药膳

红花酒

原料 • 红花100克，75%乙醇500毫升。

制法 • 将红花浸泡入乙醇内，闭封7日以上。

用法 • 用时以棉签蘸药酒涂患处，每日数次。

功效 • 养血活血，舒筋活络。

适用 • 脉管炎。

温馨提示 孕妇慎用。

辛夷

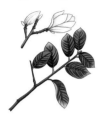

别名 房木、木笔花、毛辛夷、姜朴花、紫玉兰。

来源 本品为木兰科植物望春花（*Magnolia denudata* Desr）等的干燥花蕾。

生境分布 生长于较温暖地区。野生较少，分布于河南、安徽、湖北、四川、陕西等地。

采收加工
冬末春初花未开放时采收，除去枝梗，阴干。

性味归经
辛，温。归肺、胃经。

功效主治
散风寒，通鼻窍。用于风寒头痛、鼻塞流涕、鼻窦炎。

形态特征 望春花：落叶乔木，干直立，小枝除枝梢外均无毛；芽卵形，密被淡黄色柔毛。单叶互生，具短柄；叶片长圆状披针形或卵状披针形，长10～18厘米，宽3.5～6.5厘米，先端渐尖，基部圆形或楔形，全缘，两面均无毛，幼时下面脉上有毛。花先叶开放，单生枝顶，直径6～8厘米，花萼线形，3枚；花瓣匙形，白色，6片，每3片排成1轮；雄蕊多数；心皮多数，分离。花期2～3月，果期9月。

武当玉兰：与望春花相似，但叶倒卵形或倒卵状长圆形，长7～15厘米，宽5～9厘米，先端钝或突尖，叶背面中脉两侧和脉腋密被白色长毛。花大，直径12～22厘米，萼片与花瓣共12，两者无明显区别，外面粉红色，内面白色。花期3月，果期9月。

玉兰：叶片为倒卵形或倒卵状矩圆形，长10～18厘米，宽6～10厘米，先端宽而突尖，基部宽楔形，叶背面及脉上有细柔毛。春季开大型白色花，直径10～15厘米，萼片与花瓣共9，大小近相等，且无显著区别，矩圆状倒卵形。花期2～3月，果期8～9月。

用量用法 内服：3～10克，煎服，包煎。

单方验方 ①感冒、头痛、鼻塞：辛夷花、白芷、苍耳子各9克。水煎服。②鼻炎、鼻窦炎：辛夷15克，鸡蛋3个。同煮，吃蛋饮汤。③过敏性鼻炎：辛夷3克，藿香10克。开水冲泡，浸闷5～10分钟，频饮，每日1～2剂。④鼻炎：辛夷花6克，紫苏叶9克，姜、葱适量，上几味共制成粗末，用纱布包好，以沸水冲泡服。

辛夷粥

原料 • 辛夷10克，粳米50克，白糖少许。

制法 • 将辛夷洗净，放入砂锅中浸泡1小时后，小火煮熬20分钟，去辛夷取汁，用药汁煮粳米熬成粥，加白糖即可饮用。

用法 • 每日早餐服用。

功效 • 散风寒，通鼻窍。

适用 • 头痛、鼻窦炎、鼻塞不通、齿痛等。

辛夷苏叶茶

原料 • 辛夷花6克，紫苏叶9克，姜、葱各适量。

制法 • 将上2味共制成粗末，用纱布包好，加入葱、姜，以沸水冲泡。

用法 • 每日1剂，代茶频饮。

功效 • 疏散风寒，宣通鼻窍。

适用 • 鼻炎。

辛夷热红茶

原料 • 辛夷花3克，红茶2克，红糖15克。

制法 • 先将辛夷花拣去杂质，晒干，与红茶同放入杯中，用刚煮沸的水冲泡，加盖闷15分钟，加入适量红糖，拌匀即成。

用法 • 代茶频饮。一般可冲泡3~5次，红糖视冲泡次数分配。

功效 • 散风寒，通鼻窍。

适用 • 风寒型单纯性慢性鼻炎。

辛夷煎蛋

原料 • 辛夷花15克，鸡蛋2个。

制法 • 先将鸡蛋洗净，入沸水锅煮熟，待凉，去壳。将辛夷花拣杂，放入砂锅，加清水浸泡片刻，煎煮15分钟，过滤取汁，倒回砂锅，放入熟鸡蛋，用小火煮15分钟即成。

用法 • 早、晚2次分服，每日1剂。

功效 • 散风寒，通鼻窍。

适用 • 风热型单纯性慢性鼻炎。

辛夷菊花茶

原料 • 辛夷、菊花各15克。

制法 • 辛夷、菊花用滚开水浸15分钟。

用法 • 代茶频饮。

功效 • 通鼻窍。

适用 • 鼻炎、鼻窦炎等。

温馨提示 阴虚火旺者忌服。

鸡冠花

别名 鸡冠、鸡髻花、鸡角枪、鸡公花、鸡冠头。

来源 本品为苋科植物鸡冠花（*Celosia cristata* L.）的干燥花序。

生境分布 生长于一般土壤，喜温暖干燥气候，怕干旱，喜阳光，不耐涝。分布于天津、北京、河北、山东、江苏、上海、湖北、河南、辽宁等地。多为栽培，也有野生。

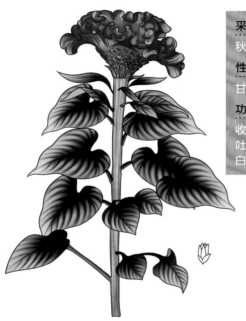

采收加工

秋季花盛开时采收，晒干。

性味归经

甘、涩，凉。归肝、大肠经。

功效主治

收敛止血，止带，止痢。用于吐血、崩漏、便血、痔血、赤白带下、久痢不止。

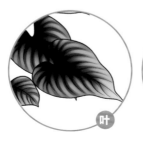

叶

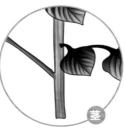

茎

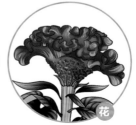

花

形态特征 一年生草本，植株有高型、中型、矮型三种，高的可达2～3米，矮型的只有30厘米高，茎红色或青白色。叶互生，有柄，长卵形或卵状披针形，有深红、翠绿、黄绿、红绿等多种颜色。花聚生于顶部，形似鸡冠，扁平而厚软，长在植株上呈倒扫帚状。花色也丰富多彩，有紫色、橙黄、白色、红黄相杂等色。种子细小，呈紫黑色，藏于花冠茸毛内。花期5～8月，果期8～11月。

用量用法 内服：6～12克，煎服。

单方验方 ①荨麻疹：鸡冠花全草适量。水煎，内服外洗。②便血、痔血、痢疾：鸡冠花9～15克。水煎服（配生槐米、生地榆效果更好）。③咳血、吐血：鲜白鸡冠花15～24克，猪肺1具（不可灌水）。冲开水炖约1小时，饭后分2～3次服。④细菌性痢疾：鸡冠花9克，马齿苋30克，白头翁15克。水煎服。⑤月经过多：鸡冠花适量。晒干研末，每次4～8克，空腹酒调下，忌鱼腥、猪肉。

传统药膳

鸡冠花粥

原料 • 鲜鸡冠花15克，糯米60克。

制法 • 先将鲜鸡冠花洗净，水煎，去渣取汁，加水与糯米同煮为粥，先用大火煮，后用小火熬，待粥稠便可食用。

用法 • 每日早、晚温热食服。3～5日为1个疗程。

功效 • 凉血止血。

适用 • 咳血、鼻出血、吐血、便血、痔疮出血、高血压、妇人赤白带下等。

白鸡冠花炖猪肺

原料 • 鲜白鸡冠花15～24克，猪肺250克。

制法 • 将鸡冠花与猪肺冲开水，共炖1小时许。

用法 • 饭后分2～3次服。

功效 • 凉血止血，补肺。

适用 • 咳血、吐血等。

温馨提示 请将鸡冠花置于室内阴凉干燥处，避免儿童自行拿取。

玫瑰花

别名 湖花、徘徊花、刺玫瑰、笔头花。

来源 本品为蔷薇科植物玫瑰（*Rosa rugosa* Thunb）的干燥花蕾。

生境分布 均为栽培。全国各地均产，分布于江苏、浙江、山东等地。

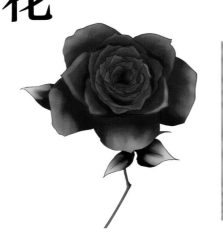

采收加工

春末夏初花将开放时分批采收，及时低温干燥。

性味归经

甘、微苦，温。归肝、脾经。

功效主治

行气解郁，和血止痛。用于肝胃气痛、食少呕恶、月经不调、跌打肿痛。

形态特征 直立灌木，茎丛生，有茎刺。单数羽状复叶互生，椭圆形或倒卵形，先端急尖或圆钝，叶柄和叶轴有茸毛，疏生小茎刺和刺毛。花单生于叶腋或数朵聚生，苞片卵形，边缘有腺毛，花冠鲜艳，紫红色，芳香。瘦果骨质。花期5~6月，果期8~9月。

用量用法 内服：3~6克，煎服。

单方验方 ①急性乳腺炎：玫瑰花7朵，母丁香7粒。加黄酒适量，水煎服。②肝胃气病：玫瑰花适量。研细，每次1.5克，开水冲服。③月经不调：玫瑰花根6~9克。水煎后冲入黄酒及红糖，早、晚各服1次。④跌打损伤、吐血：玫瑰花根15克。用黄酒或水煎，每日2次。⑤肝风头痛：玫瑰花5朵，蚕豆花12克。开水冲泡代茶饮。⑥急慢性风湿痛：玫瑰花9克，当归、红花各6克。水煎去渣，热黄酒冲服。⑦月经过多：玫瑰花根、鸡冠花各9克。水煎去渣，加红糖服。

西红柿玫瑰饮

原料 • 西红柿、黄瓜、玫瑰花、柠檬汁、蜂蜜各适量。

制法 • 西红柿去皮、子，黄瓜洗净，与鲜玫瑰花适量一起碾碎，过滤，加入柠檬汁、蜂蜜即可。

用法 • 经常饮用。

功效 • 促进皮肤代谢、色素减退，从而使肌肤细腻白嫩。

玫瑰花饮

原料 • 玫瑰花瓣10克，茉莉花、绞股蓝、绿茶各5克。

制法 • 将以上3味合置一大杯中，沸水冲泡即成。

用法 • 每日频饮。

功效 • 理气解郁，舒肝健脾，止痛抗癌。

适用 • 胃癌。

茉莉玫瑰饮

原料 • 茉莉花、玫瑰花、枳壳、草决明、荷叶各10克，何首乌、补骨脂、桑椹各15克，泽泻、泽兰各12克。

制法 • 水煎取药汁。

用法 • 每日1剂，分2次服用。

功效 • 消脂降脂。

适用 • 肥胖症。

佛手玫瑰花饮

原料 • 佛手、玫瑰花各10克，败酱草40克。

制法 • 将上3味洗净后一起放入药煲中，加水300毫升，水煎取汁。

用法 • 代茶饮，每日2次。

功效 • 行气活血。

适用 • 气滞血瘀型急性子宫颈炎，症见白带多或白或黄或夹血、腰骶部坠痛、下腹坠胀。

玫瑰茉莉饮

原料 • 干玫瑰花瓣、干茉莉花各5克，绿茶9克。

制法 • 用冷水500毫升，煮沸后把绿茶、玫瑰花、茉莉花放在大茶壶内，将开水徐徐冲入，等茶叶沉底后，先把茶汁倒出冷却，再续泡2次，待冷后一并装入玻璃瓶，放入冰箱冷冻，成为冰茶。

用法 • 经常饮用。

功效 • 理气，活血，调经。

适用 • 气滞血瘀型子宫肌瘤。

温馨提示 阴虚有火者勿服。

枇杷叶

别名 杷叶、巴叶、芦桔叶。

来源 本品为蔷薇科植物枇杷 [*Eriobotrya japonica* （Thunb）Lindl] 的干燥叶。

生境分布 常栽种于村边、平地或坡边。分布于广东、江苏、浙江、福建、湖北等南方各地，均为栽培。

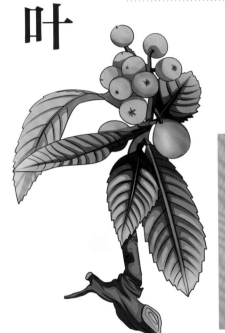

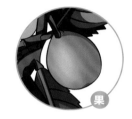

果

采收加工

幼嫩叶片全年均可采收，一般多在4～5月间采叶，将叶采摘后，晒至七八成干时，扎成小把再晒干。

性味归经

苦，微寒。归肺、胃经。

功效主治

清肺止咳，降逆止呕。用于肺热咳嗽、气逆喘急、胃热呕逆、烦热口渴。

形态特征 常绿小乔木，小枝密生锈色茸毛。叶互生，革质，具短柄或近无柄；叶片长倒卵形至长椭圆形，边缘上部有疏锯齿；表面多皱，深绿色，背面及叶柄密被锈色茸毛。圆锥花序顶生，长7～16厘米，具淡黄色茸毛；花芳香，萼片5，花瓣5，白色；雄蕊20；子房下位，柱头5，离生。梨果卵圆形、长圆形或扁圆形，黄色至橙黄色，果肉甜。种子棕褐色，有光泽，圆形或扁圆形。花期10～12月，果期翌年5～6月。

用量用法 内服：6～10克，煎服。枇杷叶背面茸毛甚多，应刷去毛用或用布包煎。化痰止咳宜炙用，和胃止呕宜生用或姜汁拌炒。

单方验方 ①急性支气管炎：枇杷叶5克，百部、桔梗、十大功劳各9克。水煎服，每日1剂。②上呼吸道感染：枇杷叶、车前子、甘草各50克，南天竹40克。加水600毫升，煎取200毫升，每次15毫升，小儿每次3～5毫升，每日3次。

传统药膳

枇杷叶粥

原料 ● 枇杷叶10～15克，粳米50克，冰糖适量。

制法 ● 先将枇杷叶布包水煎，去渣取浓汁，再加入粳米和水煮粥，粥将成时加入冰糖稍煮即可。

用法 ● 每日早、晚佐餐食用。

功效 ● 清热化痰。

适用 ● 痰热型慢性支气管炎。

杏仁枇杷叶蜜饮

原料 ● 杏仁10克，蜂蜜10毫升，枇杷叶15克。

制法 ● 将杏仁、枇杷叶同研成粗粉，同入杯中，用沸水冲泡，加盖闷10分钟，调入蜂蜜即成。

用法 ● 代茶频频饮用，一般可冲泡3～5次，当日饮完。

功效 ● 清肺化痰，润肠通便，抗癌。

适用 ● 痰热阻肺型肺癌。

桑叶枇杷茶

原料 ● 桑叶、野菊花、枇杷叶各10克。

制法 ● 将上3味研为粗末，同入杯中，用沸水冲泡。

用法 ● 代茶频饮。

功效 ● 本品桑叶、菊花清肝泻火，祛风化痰解表，适用于肝阳上亢、肝火犯胃所致的头重脚轻、口干口苦以及血压升高等症状。另外本品兼具解表功效，对风热感冒之咽喉疼痛、发热、咳嗽气喘、咯吐黄痰等亦有效。

注意事项 ● 此3味均是寒凉之品，饮茶后若出现脘腹、少腹冷痛，泄泻，即刻停用；素体阳虚怕冷之人慎用。

枇杷藕

原料 ● 鲜莲藕400克，枇杷叶10克（鲜品加倍）。

制法 ● 将莲藕洗净切片，枇杷叶洗后摆放在盘底，然后把切好的藕片摆放在上面。

用法 ● 直接食用。

功效 ● 莲藕健脾止泻而能清心火。心为五脏六腑之大主，心火清，则全身火热之势退。

温馨提示 本品清降苦泄，凡寒嗽及胃寒作呕者不宜用。

罗布麻叶

别名 红麻、野麻、吉吉麻、泽漆麻、红柳子、小花罗布麻。

来源 本品为夹竹桃科植物罗布麻（*Apocynum venetum* L.）的干燥叶。

生境分布 生长于河岸沙质地、山沟沙地、多石的山坡、盐碱地。分布于东北、华北、西北等地。

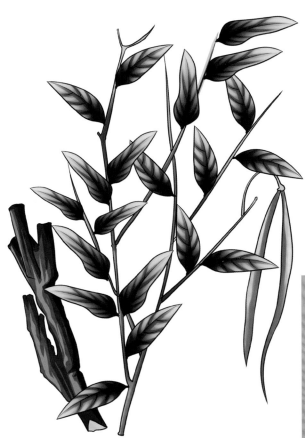

采收加工

夏季采收，除去杂质，干燥。

性味归经

甘、苦，凉。归肝经。

功效主治

平肝安神，清热利水。用于肝阳眩晕、心悸失眠、浮肿尿少、高血压、神经衰弱、肾炎水肿。

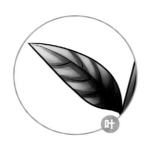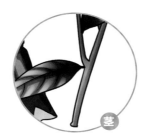

形态特征 半灌木，高1.5～4米，全株有白色乳汁，枝条常对生，无毛。紫红色或淡红色，背阴部分为绿色。叶对生，在中上部分枝处或互生。单歧聚伞花序顶生，花萼5深裂；花冠紫红色或粉红色，钟状，上部5裂，花冠内有明显的3条紫红色脉纹，基部内侧有副花冠及花盘。果长角状，叉生。种子多数，顶生一簇白色细长毛。花期6～8月，果期9～10月。

用量用法 内服：6～12克，煎服或开水泡服。

单方验方 ①高血压：罗布麻叶20克。开水泡，当茶饮用。②急性肾炎高血压：罗布麻、菊花各10克。沸水浸泡，每日1剂，分3～4次服。③肝炎腹胀：罗布麻、延胡索各10克，甜瓜蒂7.5克，公丁香5克，木香15克。共研末，每次2.5克，每日2次，开水送服。④神经衰弱、眩晕、心悸、失眠：罗布麻5～10克。开水冲泡当茶喝，不可煎煮。⑤水肿：罗布麻根20～25克。水煎服，每日2次。

传统药膳

降压茶

原料 • 罗布麻叶6克，大山楂15克，五味子5克，冰糖适量。

制法 • 将罗布麻叶、大山楂、五味子放入杯中，加冰糖，肥胖者不放糖，以开水冲泡。

用法 • 代茶饮。

功效 • 平肝息风，活血化瘀，滋肾敛肺，可治高血压、失眠、头晕、降低血脂，此茶还可防治冠心病。

适用 • 高血压、高脂血症患者。

温馨提示 脾胃虚寒者不宜长期服用。

侧柏叶

别名 柏叶、丛柏叶、扁柏叶。

来源 本品为柏科植物侧柏 [*Platycladus orientalis*（L.）*Franco*] 的嫩枝叶。

生境分布 生长于山地阳地、半阳坡，以及轻盐碱地和沙地。全国各地均产。

采收加工

多在夏、秋两季采收，阴干，切段。

性味归经

苦、涩，寒。归肺、肝、脾经。

功效主治

凉血止血，化痰止咳，生发乌发。用于吐血、鼻出血、咯血、便血、崩漏下血、肺热咳嗽、血热脱发、须发早白。

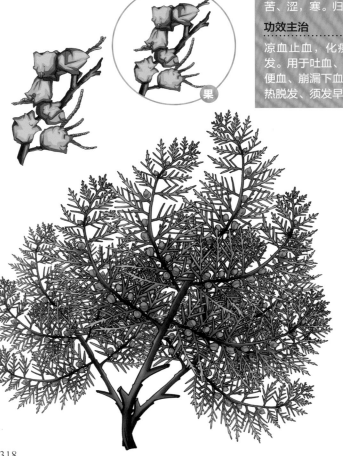

果

形态特征 常绿小乔木，树皮薄，淡红褐色，常易条状剥落。树枝向上伸展，小枝扁平，排成一平面，直展。叶鳞形，质厚，紧贴在小枝上交互对生，正面的一对通常扁平。花单性，雌雄同株；雄花球长圆形，黄色，生长于上年的枝顶上；雌花球长椭圆形，单生于短枝顶端，由6～8枚鳞片组成。球果卵状椭圆形，嫩时蓝绿色，肉质，被白粉；熟后深褐色，木质。花期4月，果期9～10月。

用量用法 内服：煎汤，6～12克；或入丸、散。外用：适量，煎水洗或捣敷。生用清热凉血为好，治血热妄行之出血；炭药止血力强，用于各种出血。

单方验方 ①脱发：鲜侧柏叶适量。浸入60%乙醇中，7日后滤液，搓擦头部，每日3次。②尿血（热性病引起的）：侧柏叶、黄连各适量。研末，每次5克，温水冲服。③呕血：侧柏叶100克，生藕节500克。捣烂取汁，加白糖或冰糖10克，凉开水冲服。④老年慢性支气管炎：鲜侧柏叶、鲜垂柳叶、鲜栗叶各60克。水煎1小时以上，取药汁，每日1剂，分2次服用，10日为1个疗程，间隔2～3日，再服1个疗程。

传统药膳

侧柏叶茶

原料 • 侧柏叶10克，大枣7枚。

制法 • 将侧柏叶制成粗末，入大枣，加适量水煮沸即可。

用法 • 代茶频饮。

功效 • 祛痰镇咳。

适用 • 慢性支气管炎。

柏子仁粥

原料 • 柏子仁10～15克，粳米30～60克，蜂蜜适量。

制法 • 先将柏子仁去净皮壳杂质，稍捣烂，同粳米煮粥，待粥成时，兑入蜂蜜适量，稍煮一二沸即可。

用法 • 每日2次。

功效 • 养心安神，润肠通便。

适用 • 心血不足，心神失养之心悸、失眠、健忘以及阴血不足、肠燥便秘等。

温馨提示 本品多服有胃部不适及食欲减退等不良反应，长期服用宜佐以健运脾胃药物。

金银花

别名 双花、银花、忍冬花、二宝花、金银藤。

来源 本品为忍冬科植物忍冬（*Lonicera japonica* Thunb）等的干燥花蕾或带初开的花。

生境分布 生长于路旁、山坡灌木丛或疏林中。全国大部分地区有分布。

采收加工
夏初花开放前采收，干燥。

性味归经
甘，寒。归肺、心、胃经。

功效主治
清热解毒，疏散风热。用于痈肿疔疮、喉痹、丹毒、热毒血痢、风热感冒、温病发热。

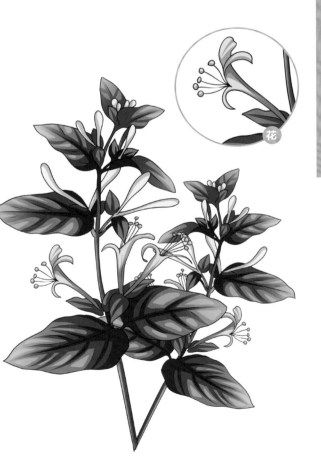

花

形态特征 半常绿缠绕性藤本，全株密被短柔毛。叶对生，卵圆形至长卵形，常绿。花成对腋生，花冠2唇形，初开时呈白色，二三日后转变为黄色，所以称为金银花，外被柔毛及腺毛。花蕾呈棒状，略弯曲，长1.5～3.5厘米，表面黄色至浅黄棕色，被短柔毛，花冠筒状，稍开裂，内有雄蕊5，雌蕊1。浆果球形，成熟时呈黑色。花期4～7月，果期6～11月。

用量用法 内服：6～12克，煎服。外用：适量。清热解毒宜生用，凉血止痢宜炒炭用。

单方验方 ①咽喉炎：金银花15克，生甘草3克。煎水含漱。②感冒发热、头痛咽痛：金银花60克，山楂20克。煎水代茶饮。③痢疾：金银花15克。焙干研末，水调服。④胆囊炎胁痛：金银花50克，花茶叶20克。沏水当茶喝。⑤慢性咽喉炎：金银花、人参叶各15克，甘草3克。开水泡，代茶饮。⑥出血性荨麻疹：金银花、赤芍、紫草、牡丹皮、生地黄各9克，生甘草4.5克。水煎服。

传统药膳

金银花酒

原料 • 金银花150克，甘草30克，酒250毫升。

制法 • 将金银花、甘草用水500毫升煎取约250毫升，入酒略煎。

用法 • 分早、中、晚3次服尽。

功效 • 解毒消痈。

适用 • 痈疽恶疮、肺痈、肠痈初起等。

银花茶

原料 • 金银花、蒲公英、茶叶各3克。

制法 • 将上3味装入茶缸内，用沸水冲泡10分钟。

用法 • 不拘时代茶频饮，每日1剂。

功效 • 清热解毒，利湿。

适用 • 小儿头疖、痱毒等。

大蒜银茶饮

原料 • 金银花6克，紫皮大蒜10克，甘草2克。

制法 • 大蒜去皮捣烂，与其余几味同用开水浸泡，加入白糖适量即可。

用法 • 代茶频饮。

功效 • 清热解毒。

适用 • 急性细菌性痢疾。

温馨提示 脾胃虚寒及气虚疮疡脓清者忌用。

闹羊花

别名 羊踯躅、黄杜鹃、黄色映山红。

来源 本品为杜鹃花科植物羊踯躅（*Rhododendron molle* G. Don）的干燥花。

生境分布 常见于山坡、石缝、灌木丛中。分布于江苏、浙江、江西、福建、湖南、湖北、河南、四川、贵州等地。

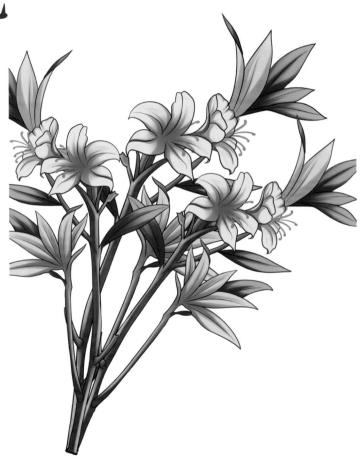

采收加工

四五月花初开时采收，阴干或晒干。

性味归经

辛，温；有大毒。归肝经。

功效主治

祛风除湿，散瘀定痛。用于风湿痹痛、偏正头痛、跌仆肿痛、顽癣。

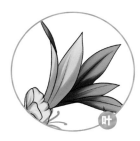

叶

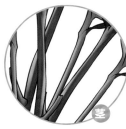

茎

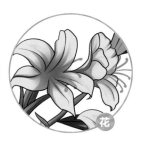

花

形态特征 落叶灌木，高1～2米。老枝光滑，带褐色，幼枝有短柔毛。单叶互生，叶柄短，被毛；叶片椭圆形至椭圆状倒披针形，先端钝而具短尖，基部楔形，边缘具向上微弯的刚毛。花多数，成顶生短总状花序，与叶同时开放，花金黄色，花冠漏斗状，外被细毛，先端5裂，裂片椭圆状至卵形，上面一片较大，有绿色斑点。花期4～5月。

用量用法 内服：0.6～1.5克，浸酒或入丸、散。外用：适量，煎水洗。

单方验方 ①疟疾：闹羊花0.3克，嫩松树梢15克。水煎服。②神经性头痛、偏头痛：鲜闹羊花适量。捣烂，外敷后脑或痛处2～3小时。③皮肤顽癣及瘙痒：鲜闹羊花15克。捣烂擦患处。④瘌痢头：鲜闹羊花适量。擦患处；或晒干研粉，调麻油搽患处。⑤跌打损伤：闹羊花0.9克，小驳骨30克，泽兰60克。共捣烂，用酒炒热，敷患处。

温馨提示 不宜多服、久服；体虚者及孕妇禁用。

枸骨叶

别名 功劳叶、猫儿刺、枸骨刺、八角茶、老虎刺。

来源 本品为冬青科植物枸骨（*Ilex cornuta* Lindl ex Paxt）的干燥叶。

生境分布 野生或栽培。分布于河南、湖北、安徽、江苏等地。

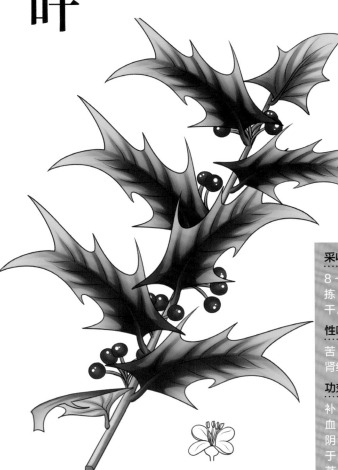

采收加工

8~10月采收，拣去细枝，晒干。

性味归经

苦，凉。归肝、肾经。

功效主治

补肝肾，养气血，祛风湿，滋阴清热生津。用于肺痨咯血、骨蒸潮热、头晕目眩。

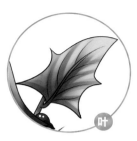

叶

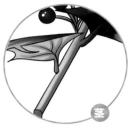

茎

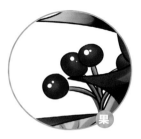

果

形态特征 常绿乔木，通常呈灌木状。树皮灰白色，平滑。单叶互生，硬革质，长椭圆状直方形，长3～7.5厘米，宽1～3厘米，先端具3个硬刺，中央的刺尖向下反曲，基部各边具有1刺，有时中间左右各生1刺，老树上叶基部呈圆形，无刺，叶上面绿色，有光泽，下面黄绿色；具叶柄。花白色，腋生，多数，排列成伞形；雄花与两性花同株；花萼杯状，4裂，裂片三角形，外面有短柔毛；花瓣4；倒卵形，基部愈合；雄蕊4，着生在花冠裂片基部，与花瓣互生，花药纵裂；雄蕊1。核果椭圆形，鲜红色。种子4。花期4～5月，果期9～10月。

用量用法 内服：9～15克，内服：煎汤，浸酒或熬膏。外用：捣汁或煎膏搽敷。

单方验方 ①头痛：枸骨叶适量。制成茶，泡饮。②风湿性关节炎：鲜枸骨叶120克。浸酒饮。③肺结核：枸骨嫩叶50克。烘干，开水泡，代茶饮。④肺结核咯血：枸骨叶、沙参、麦冬、桑白皮各9～15克。水煎服。⑤神经性头痛：枸骨叶15克。水煎代茶饮。

传统药膳

枸骨茶

原料 • 枸骨叶500克，茶叶500克。

制法 • 将枸骨叶和茶叶晒干，一起研成粗末，混合均匀，加入适量面粉糊作黏合剂，用模型压成方块或饼状，烘干即可。

用法 • 成人每日2～3次，每次1块，开水泡饮。

功效 • 补肝肾，养气血，抗菌消炎，祛风止痛。

适用 • 头痛、齿痛、中耳炎、结膜炎等。

洋金花

别名	虎茄花、胡茄花、风茄花、洋喇叭花、曼陀罗花。
来源	本品为茄科植物白花曼陀罗（*Datura metel* L.）的干燥花。
生境分布	多为栽培，也有野生。分布于全国大部分地区，主要分布于江苏、浙江、福建、广东等地。

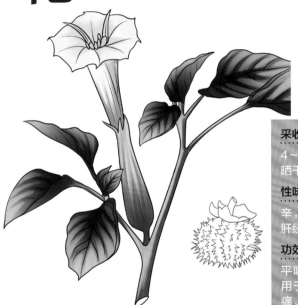

采收加工

4～11月花初开时采收，晒干或低温干燥。

性味归经

辛，温；有毒。归肺、肝经。

功效主治

平喘止咳，镇痛解痉。用于哮喘咳嗽、脘腹冷痛、风湿痹痛、小儿慢惊以及外科麻醉。

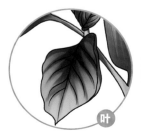

叶

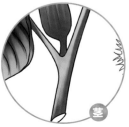

茎

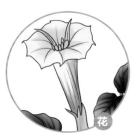

花

形态特征 一年生草本，高0.5~2米，全体近于无毛。茎上部呈二歧分枝。单叶互生，上部常近对生，叶片卵形至广卵形，先端尖，基部两侧不对称，全缘或有波状短齿。花单生于枝的分叉处或叶腋间；花萼筒状，黄绿色，先端5裂，花冠大漏斗状，白色，有5角棱，各角棱直达裂片尖端；雄蕊5，贴生于花冠管；雄蕊1，柱头棒状。花常干缩成条状，长9~15厘米，外表面黄棕或灰棕色，花萼常除去。完整的花冠浸软后展开，呈喇叭状，顶端5浅裂，裂开顶端有短尖。蒴果表面具刺，斜上着生，成熟时由顶端裂开，种子宽三角形。花期3~11月，果期4~11月。

用量用法 0.3~0.6克，宜入丸、散；亦可作卷烟分次燃吸（一日量不超过1.5克）。外用：适量。

单方验方 ①慢性气管炎：洋金花15克。研成极细末，倒入装有500毫升60°纯粮食酿造白酒的瓶中摇匀，密封存放7日，每次1~2毫升，每日3次，最大量不应超过2毫升。②小儿慢惊风：洋金花7朵，全蝎（炒）10枚、丹砂、乳香、天南星（炮）、天麻各10.5克。为末，每次2.5克，薄荷汤调下。③面上生疮：洋金花适量。晒干研末，少许贴之。④诸风痛及寒湿脚气：洋金花、大蒜梗、茄梗、花椒叶各等份。煎水洗。

传统药膳

双花酒

原料 • 洋金花30克，红花、骨碎补各15克，白酒300毫升。

制法 • 将洋金花、红花、骨碎补置于容器中，加入白酒密封，用近火煨。

用法 • 直接饮用。

功效 • 生发。

适用 • 脱发、斑秃。

温馨提示 本品有剧毒，应严格控制剂量，以免中毒。心脏病、高血压患者及孕妇慎用；表证未解、痰多黏稠者忌用。

荷叶

别名 蕸、莲叶、鲜荷叶、干荷叶、荷叶炭。

来源 本品为睡莲科草本植物莲（*Nelumbo nucifera* Gaertn）的干燥叶。

生境分布 生长于水泽、池塘、湖沼或水田内，野生或栽培。全国大部分地区均产。

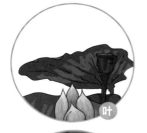

叶

花

采收加工

夏、秋两季采收，晒至七八成干时，除去叶柄，折成半圆形或折扇形，干燥。

性味归经

苦，平。归肝、脾、胃经。

功效主治

清暑化湿，升发清阳，凉血止血。用于暑热烦渴、暑湿泄泻、脾虚泄泻、血热吐衄、便血崩漏。荷叶炭收涩化瘀止血，用于出血症和产后血晕。

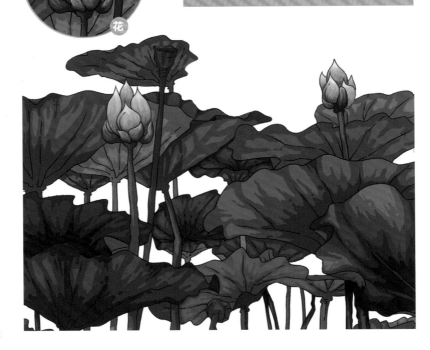

形态特征 荷叶多折成半圆形或扇形，展开后呈类圆形，直径20～50厘米，全缘或稍波状。上表面深绿色或黄绿色，较粗糙；下表面淡灰棕色，较光滑，有粗脉21～22，处中心向四周射出，中心有突起的叶基。质脆，易破碎。微有清香气，味微苦。花期6～8月。

用量用法 内服：3～9克，鲜品15～30克，荷叶炭3～6克，煎服。鲜者偏解暑热；干者偏升清阳；炒炭用于止血。

传统药膳

荷叶肉丝粥

原料 ● 鲜荷叶60克，猪瘦肉100克，大米100克。

制法 ● 荷叶切成长条，猪肉切成丝。荷叶煎煮取汁，加入大米中煮粥，待五成熟时下猪肉，煮熟成粥。

用法 ● 每日早、晚餐食用。

功效 ● 凉血止血，清暑止泻，滋补肾阴。

适用 ● 高脂血症、冠心病、动脉硬化等。

荷叶绿豆粥

原料 ● 小米250克，绿豆100克，鲜荷叶2张，面芡50克，白糖适量。

制法 ● 荷叶洗净，入沸水锅中焯一下捞出，用手撕开成六瓣。绿豆下锅加水煮至七成熟时，加进小米熬开花，然后再放荷叶、白糖略煮一下，勾面芡，捞出荷叶即成。

用法 ● 温热食用。

功效 ● 清热解毒，清暑利水。

适用 ● 丹毒、痈肿等。

薏仁荷叶茶

原料 ● 薏苡仁、生山楂各10克，陈皮5克，干荷叶60克，热开水500毫升。

制法 ● 将薏仁与山楂以水略冲，去杂质，沥干水分。然后将以上原料放入研钵中，研磨成细末，放入茶壶中。注入热开水，拌匀，静置2分钟即可装杯饮用。

用法 ● 代茶饮。

功效 ● 减肥消脂，消除水肿。

温馨提示 胃酸过多、消化性溃疡和龋齿者，服用滋补药品期间忌服用。尽量少吃生的荷叶，尤其是胃肠功能弱的人更应该谨慎，脾胃虚弱者慎服。

凌霄花

别名 紫葳、中国霄、拿不走、大花凌霄。

来源 本品为紫葳科植物凌霄 [*Campsis grandiflora* （ Thunb ） K Schum] 或美洲凌霄的干燥花。

生境分布 生长于墙根、树旁、竹篱边。全国各地均有，分布于江苏、浙江等地。

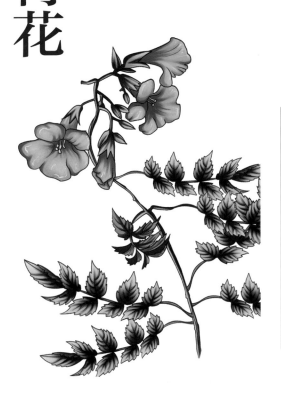

采收加工
夏、秋两季花盛开时采摘，晒干或低温干燥入药。

性味归经
甘、酸，寒。归肝、心包经。

功效主治
活血通经，凉血祛风。用于月经不调、经闭癥瘕、产后乳肿、风疹发红、皮肤瘙痒、痤疮。

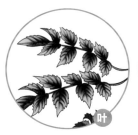

叶

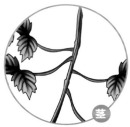

茎

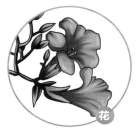

花

形态特征 薄叶木质藤本，借气根攀附于其依附物上，茎黄褐色，具棱状网裂。叶对生，奇数羽状复叶，小叶卵形至卵状披针形，先端尾状渐尖，基部阔楔形，两侧不等大，边缘有粗锯齿，两面无毛，小叶柄着生处有淡黄褐色束毛。花序顶生，圆锥状，花大，花萼钟状，花冠漏斗状钟形。蒴果长如豆荚，具子房柄。种子多数，扁平，有透明的翅。花期7～9月，果期8～10月。

用量用法 内服：5～9克，煎服。

单方验方 ①皮肤湿癣：凌霄花、白矾、雄黄各9克，黄连、天南星、羊蹄根各10克。研细末，用水调匀外擦患处，每日3次。②瘀血阻滞、月经闭止、发热腹胀：凌霄花、牡丹皮、桃仁各9克，赤芍15克，红花6克，当归10克。水煎服，每日1剂。③血热风盛的周身痒症：凌霄花9克。水煎服。④闭经：凌霄花适量。为末，每次10克，食前温酒下。⑤便血：凌霄花适量。浸酒饮服。

传统药膳

南蛇藤酒

原料 ● 凌霄花、南蛇藤（穿山龙）各120克，八角枫根60克，白酒250毫升。

制法 ● 将上3味放入白酒中浸泡7日。

用法 ● 每日临睡前服25毫升。

功效 ● 祛风湿，活血脉。

适用 ● 风湿性筋骨痛、腰痛、关节痛等。

凌霄花酒

原料 ● 凌霄花25克，粳米100克，冰糖10克。

制法 ● 先将凌霄花洗净，把花粉冲洗干净备用。再把粳米洗净，放入开水锅里煮成稀粥，待粥快好时，放入凌霄花与冰糖，改慢火至粥稠即可食用。

用法 ● 每日早、晚温热服食，3～5日为1个疗程，孕妇忌服。

功效 ● 凉血祛瘀。

适用 ● 大便下血、妇女崩漏、皮肤湿癣、风疹、荨麻疹等。

温馨提示 破血之品，孕妇及气血虚弱者忌用。

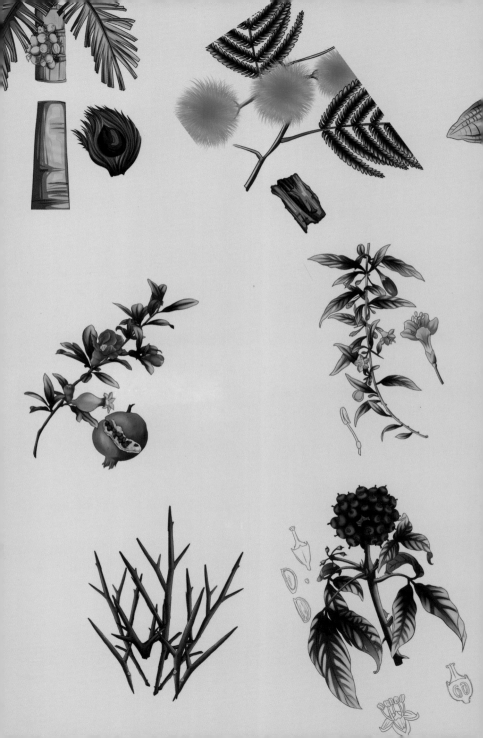

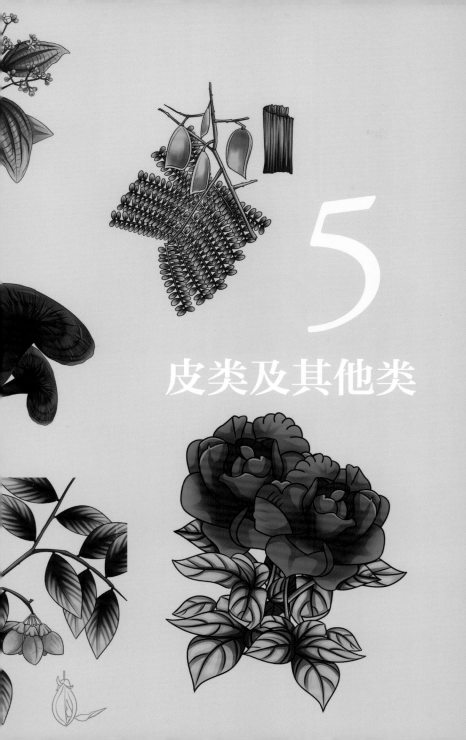

5

皮类及其他类

大腹皮

别名 槟榔皮、槟榔壳、大腹毛、大腹绒。

来源 本品为棕榈科植物槟榔（*Areca catechu* L.）的干燥果皮。

生境分布 生长于无低温地区和潮湿、疏松、肥沃的土壤及高环山梯田。分布于海南。

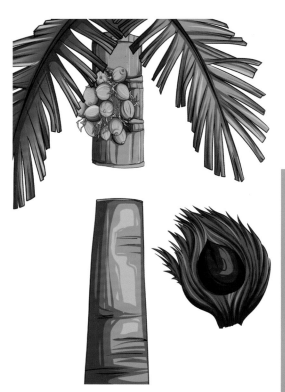

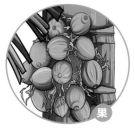

果

采收加工

冬季至次春采收未成熟的果实，煮后干燥，纵剖两瓣，剥取果皮。

性味归经

辛，微温。归脾、胃、大肠、小肠经。

功效主治

行气宽中，行水消肿。用于湿阻气滞、脘腹胀闷、大便不爽、水肿胀满、脚气水肿、小便不利。

形态特征 乔木。茎直立，乔木状，高10～30米，有明显的环状叶痕。叶簇生于茎顶，羽片多数，两面无毛，狭长披针形。雌雄同株，花序多分枝，花序轴粗壮压扁，分枝曲折，长25～30厘米，上部纤细，着生1列或2列的雄花，而雌花单生于分枝的基部。果实长圆形或卵球形，长3～5厘米，橙黄色，中果皮厚，纤维质。种子卵形。花、果期3～4月。

用量用法 内服：5～10克。煎服。

单方验方 ①漏疮恶秽：大腹皮适量。煎汤洗患处。②肿满腹胀、大小便秘涩：大腹皮（锉）、郁李仁（汤浸去皮，微炒）、槟榔各50克，木香25克，木通（锉）、牵牛子（微炒）、桑根白皮（锉）各100克。上药捣筛为散，每次20克，入生姜、葱白适量，水煎至六分，去滓，温服。

传统药膳

五皮茶

原料 • 大腹皮、陈皮、生姜皮各3～6克，茯苓皮10～12克，桑白皮6～8克。

制法 • 将上5味药清洗干净，加水煎服。

用法 • 每日1剂。

功效 • 宣肺祛寒湿，利水。

适用 • 慢性肾炎急性发作或急性肾炎出现的畏寒、发热、水肿、腰痛、体痛。

瓜蒌大腹皮猪肚汤

原料 • 瓜蒌20克，大腹皮25克，猪肚1个，姜、葱、盐各5克，大蒜10克。

制法 • 先将大腹皮、瓜蒌清洗干净；猪肚洗净，放沸水焯透，捞起待用；姜切片，葱切段，大蒜去皮切段。把猪肚放炖锅内，大腹皮、瓜蒌放在猪肚内，加水1500毫升，放入盐、姜、葱。把炖锅置大火上烧沸，再用小火炖煮1小时即成。

用法 • 每日1次，每次吃猪肚50克，随意喝汤。

功效 • 宽胸散结，利水疏肝。

适用 • 肝硬化及糖尿病。

温馨提示 本品辛散耗气，气虚者慎用。

五加皮

别名　南五加皮、细柱五加、红五加皮、短梗五加、轮伞五加。

来源　本品为五加科植物细柱五加（*Acanthopanax gracilistylus* W. W. Smith）的干燥根皮。

生境分布　生长于路边、林缘或灌丛中。分布于湖北、河南、辽宁、安徽等地。

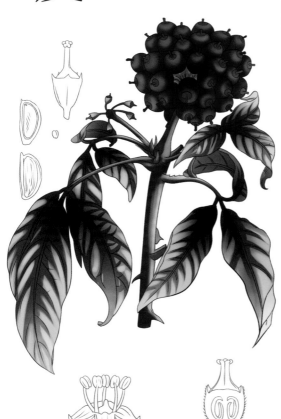

采收加工

夏、秋两季采挖根部，洗净，剥取根皮，晒干。

性味归经

辛、苦，温。归肝、肾经。

功效主治

祛风除湿，补益肝肾，强筋壮骨。用于风湿痹痛、筋骨痿软、小儿行迟、体虚乏力、水肿、脚气。

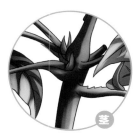
茎

叶

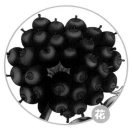
花

形态特征 落叶灌木，高2~3米，枝呈灰褐色，无刺或在叶柄部单生扁平刺。掌状复叶互生，在短枝上簇生，小叶5，稀3~4，中央一片最大，倒卵形或披针形，长3~8厘米，宽1~3.5厘米，边缘有钝细锯齿，上面无毛或沿脉被疏毛，下面叶腋附有簇毛。伞形花序单生于叶腋或短枝上，总花梗长2~6厘米，花小，黄绿色，萼齿、花瓣及雄蕊均为5。子房下位，2室，花柱2，丝状分离。浆果近球形，侧扁，熟时黑色。花期5~7月，果期7~10月。

用量用法 内服：5~10克，煎服，或入酒剂。外用：适量。

单方验方 ①腰脊、足膝筋骨弱而行迟：五加皮适量。为末，粥饮调服，每次3克，每日3次。②腰痛：五加皮、杜仲（炒）各等份。为末，酒糊丸，如梧桐子大，每次30丸，温酒下。③风寒湿引起的腰腿痛：五加皮100克，当归、川牛膝各50克，白酒1000毫升。诸药切碎浸酒中，7日后可服用，每次15毫升，每日2次。④水肿、小便不利：五加皮、大腹皮、陈皮、茯苓皮、生姜皮各9克。水煎服。⑤阴囊水肿：五加皮9克，仙人头30克。水煎服。

传统药膳

五加皮醪

原料 ● 五加皮50克，糯米500克，酒曲适量。

制法 ● 五加皮洗净，先用水浸泡透，再煎煮，每30分钟取煎液1次，共煎2次，然后用所得煎液与糯米共同烧煮，做成糯米干饭。待米饭冷却，加酒曲拌匀，发酵成酒酿，即成。

用法 ● 每日适量，佐餐食用。

功效 ● 祛风除湿，通利关节。

适用 ● 风痹型风湿性关节炎。

温馨提示 阴虚火旺者慎用。

石榴皮

别名 安石榴、石榴壳、酸榴皮、西榴皮、酸石榴皮。

来源 本品为石榴科植物石榴（*Punica granatum* L.）的干燥果皮。

生境分布 生长于高原山地、乡村的房舍前后。分布于江苏、湖南、山东、四川、重庆、湖北、云南等地。

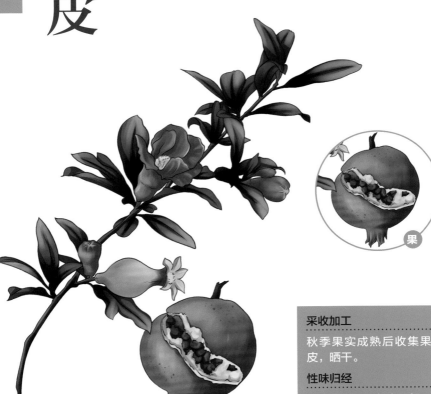

果

采收加工

秋季果实成熟后收集果皮，晒干。

性味归经

酸、涩，温。归大肠经。

功效主治

涩肠止泻，止血，驱虫。用于久泻、久痢、便血、脱肛、崩漏、白带、虫积腹痛。

形态特征 落叶灌木或乔木，高2～5米。树皮青灰色；幼枝近圆形或微呈四棱形，枝端通常呈刺状，无毛，叶对生或簇生；叶片倒卵形至长椭圆形，长2.5～6厘米，宽1～1.8厘米，先端尖或微凹；基部渐狭，全缘，上面有光泽，无毛，下面有隆起的主脉，具短柄。花1至数朵，生小枝顶端或腋生，花梗长2～3毫米；花的直径约3厘米；萼筒钟状，肉质而厚，红色，裂片6，三角状卵形；花瓣6，红色，与萼片互生，倒卵形，有皱纹；雄蕊多数，着生于萼管中部，花药球形，花丝细短；雌蕊1，子房下位或半下位，上部6室，具侧膜胎座，下部3室，具中轴胎座，花柱圆形，柱头头状。浆果近球形，果皮肥厚革质，熟时黄色，或带红色，内具薄隔膜，顶端有宿存花萼。种子多数，倒卵形，带棱角。花期5～6月，果期7～8月。

用量用法 内服：3～9克，煎服。

单方验方 ①水火烫伤：石榴皮适量。研末，麻油调搽患处。②驱绦虫、蛔虫：石榴皮、槟榔各等份。研细末，每次服10克（小儿酌减），每日2次。③腹泻：石榴皮15克。水煎后加红糖或白糖饮服，每日2次，餐前服用。④鼻出血：石榴皮30克。水煎服。⑤便血：石榴皮适量。炒干研末，每次服9克，每日3次，开水送服。⑥外伤出血：石榴皮20克，桂圆核10克，冰片0.3克。和匀，敷患处。

传统药膳

石榴皮蜜汁

配料 ● 石榴皮90克，蜂蜜适量。

制法 ● 石榴皮洗净，放入砂锅，加水煮沸30分钟，加蜂蜜，煮沸滤汁。

用法 ● 随意饮用。

功效 ● 润燥，止血，涩肠。

适用 ● 崩漏带下、虚劳咳嗽、消渴、久泻、久痢、便血、脱肛、滑精等。

温馨提示 阴虚火旺者忌服，恶小蓟。

地骨皮

别名 地骨、地辅、枸杞根、枸杞根皮。

来源 本品为茄科植物枸杞（*Lycium chinense* Mill）等的干燥根皮。

生境分布 生长于田野或山坡向阳干燥处，有栽培。分布于河北、河南、陕西、四川、江苏、浙江等地。

采收加工
春初或秋后采挖根部，洗净。剥取根皮，晒干。

性味归经
甘，寒。归肺、肝、肾经。

功效主治
凉血除蒸，清肺降火。用于阴虚潮热、骨蒸盗汗、肺热咳嗽、咯血、鼻出血、内热消渴。

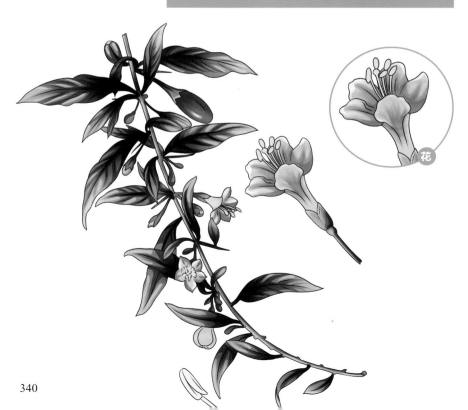

花

形态特征 枸杞：灌木，高1～2米。枝细长，常弯曲下垂，有棘刺。叶互生或簇生于短枝上，叶片长卵形或卵状披针形，长2～5厘米，宽0.5～1.7厘米，全缘，叶柄长2～10毫米。花1～4朵簇生于叶腋，花梗细；花萼钟状，3～5裂；花冠漏斗状，淡紫色，5裂，裂片与筒部几等长，裂片有缘毛；雄蕊5，子房2室。浆果卵形或椭圆状卵形，长0.5～1.5厘米，红色，内有多数种子，肾形，黄色。花期6～9月，果期7～10月。

宁夏枸杞：灌木或小乔木状，高达2.5米。根皮呈筒状、槽状，少数为卷片状。长3～10厘米，直径0.5～1.5厘米，厚1～3毫米。外表面灰黄色或土棕黄色，粗糙，具不规则裂纹，易成鳞片状剥落。叶长椭圆状披针形；花萼杯状，2～3裂，稀4～5裂；花冠粉红色或紫红色，筒部较裂片稍长，裂片无缘毛。浆果宽椭圆形，长1～2厘米。

用量用法 内服：9～15克，煎服。

单方验方 ①疟疾：鲜地骨皮50克，茶叶5克。水煎后于发作前2～3小时顿服。②鼻出血：地骨皮、侧柏叶各15克。水煎服。③肺热咳嗽、痰黄口干：地骨皮、桑叶各12克，浙贝母8克，甘草3克。水煎服。④血尿（非器质性疾病引起的）：地骨皮9克。酒煎服；或新地骨皮加水捣汁，加少量酒，空腹温服。⑤外阴肿痒：地骨皮30克，枯矾9克。煎水熏洗。⑥荨麻疹及过敏性紫癜：地骨皮30克，徐长卿15克。水煎服。⑦吐血、便血：地骨皮适量。水煎服。

传统药膳

地骨皮百鸭汤

原料 • 地骨皮30克，百合20克，鸭1只，盐适量。

制法 • 将鸭去毛洗净，剖去内脏，用清水冲洗干净，放沸水锅中余去血水，捞出，与地骨皮、百合一并入大砂锅内，加清水适量，置大火上煮沸，撇去浮沫，改用小火，炖至鸭肉烂熟为度，加盐调味即可。

用法 • 吃肉喝汤，间日食1次，每次适量。

功效 • 养阴清热，滋补精血。

适用 • 肺结核、咳嗽、低热、消瘦、舌红苔少、脉细数等。

温馨提示 外感风寒发热及脾虚便溏者不宜用。

肉桂

别名 玉桂、牡桂、菌桂、筒桂、大桂、辣桂。

来源 本品为樟科植物肉桂（*Cinnamomum cassia Presl*）的干燥树皮。

生境分布 多为栽培。分布于云南、广西、广东、福建等地。

采收加工

多于秋季剥取，阴干。

性味归经

辛、甘，大热。归肾、脾、心、肝经。

功效主治

补火助阳，引火归元，散寒止痛，温通经脉。用于阳痿宫冷、腰膝冷痛、肾虚作喘、虚阳上浮、眩晕目赤、心腹冷痛、虚寒吐泻、寒疝腹痛、经闭、痛经。

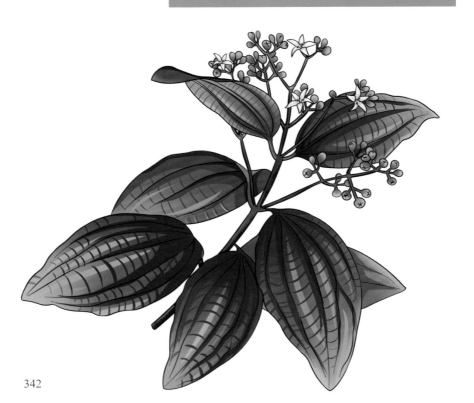

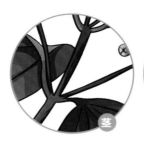
茎

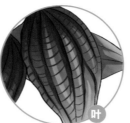
叶

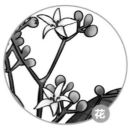
花

形态特征 常绿乔木，树皮灰褐色，幼枝多有4棱。叶互生，叶片革质，长椭圆形或近披针形，先端尖，基部钝，全缘，3出脉于背面明显隆起。圆锥花序腋生或近顶生，花小白色，花被6，能育雄蕊9，子房上位，胚珠1。浆果椭圆形，长约1厘米，黑紫色，基部有浅杯状宿存花被。花期5~7月，果期至翌年2~3月。

用量用法 内服：1~5克，煎服，宜后下；研末冲服，每次1~2克。

单方验方 ①面赤口烂、腰痛足冷：肉桂、细辛各3克，玄参、熟地黄、知母各15克。水煎服。②腹寒腹痛：肉桂、丁香、吴茱萸等量。研细末，水调饼，贴于脐部。③腰痛：肉桂5克，杜仲15克，牛膝12克。水煎服。④胸痛、跌打损伤：肉桂、三七各5克。研末酒冲服。⑤冻疮：肉桂、干姜、辣椒各适量。浸茶油外涂。

传统药膳

桂浆羹

原料 • 肉桂2~3克，粳米30~60克，红糖适量。

制法 • 将肉桂煎取浓汁去渣，再用粳米煮粥，待粥煮沸后，调入桂汁及红糖，同煮为粥；或用肉桂末1~2克调入粥内。

用法 • 每日1剂，每日2次。

功效 • 补阳气，暖脾胃，散寒止痛。

适用 • 肾阳不足、畏寒怕冷、四肢发凉、阳痿、小便频数清长或脾阳不振、脘腹冷痛、饮食减少、大便稀薄、呕吐、肠鸣腹胀、消化不良以及寒湿腰痛、风寒湿痹、妇人虚寒性痛经等。

温馨提示 有出血倾向者及孕妇慎用；不宜与赤石脂同用。

合欢皮

别名 合昏皮、马缨花、夜合皮、合欢木皮。

来源 本品为豆科植物合欢（*Albizia julibrissin* Durazz）的干燥树皮。

生境分布 生长于林边、路旁及山坡上。全国大部分地区都有分布，分布于江苏、浙江、安徽等地。

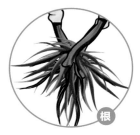

根

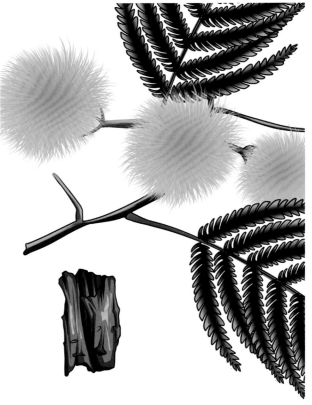

采收加工

夏、秋两季采收，剥下树皮，晒干。用清水浸泡洗净，捞出，闷润后再切块或切丝，干燥。

性味归经

甘，平。归心、肝、肺经。

功效主治

解郁安神，活血消肿。用于心神不安、忧郁失眠、肺痈、疮肿、跌打肿痛。

形态特征 落叶乔木，伞形树冠。叶互生，伞房状花序，雄蕊花丝犹如缕状，半白半红，故有"马缨花""绒花"之称。树干浅灰褐色，树皮轻度纵裂。枝粗而疏生，幼枝带棱角。叶为偶数两面羽状复叶，小叶10～30对，镰刀状圆形，昼开夜合。伞房花序头状，花萼及花瓣均为黄绿色，5裂，花丝上部为红色或粉红色丝状，簇结成球，花期6～7月。果实为荚果，成熟期为10月。

用量用法 内服：6～12克，煎服。外用：适量，研末调敷。

单方验方 ①心烦失眠：合欢皮9克，夜交藤15克。水煎服。②夜盲：合欢皮、千层塔各9克。水煎服。③小儿撮口风：合欢花枝适量。煮成浓汁，揩洗口腔。④疮痈肿痛：合欢皮、紫花地丁、蒲公英各10克。水煎服。⑤肺痈（肺脓肿）咳吐脓血：合欢皮、芦根、鱼腥草各15克，桃仁、黄芩各10克。水煎服。⑥神经衰弱、郁闷不乐、失眠健忘：合欢皮或花、夜交藤各15克，酸枣仁10克，柴胡9克。水煎服。⑦跌打损伤、瘀血肿痛：合欢皮15克，川芎、当归各10克，没药、乳香各8克。水煎服。

传统药膳

合欢皮酒

原料 ● 合欢皮500克，黄酒2500毫升。

制法 ● 将合欢皮掰碎，放入酒坛中，倒入黄酒，密封坛口，置于阴凉处，每日摇晃1～2次，15日后即成。

用法 ● 每日2次，每次15～20毫升。

功效 ● 安神健脑，止痛消肿。

适用 ● 健忘、神经衰弱、失眠、头痛、伤口疼痛等。

合欢芡实茶

原料 ● 合欢皮15克，芡实、红糖各30克。

制法 ● 合欢皮、芡实加水1000毫升，煮沸30分钟，去渣，加入红糖，再煎至300毫升，分3次温服。

用法 ● 每日1剂。

功效 ● 益气安神。

适用 ● 神经衰弱、失眠等。

温馨提示 阴虚津伤者慎用。

杜仲

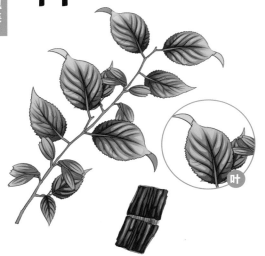

叶

采收加工

4～6月局部剥取，刮去粗皮，堆置"发汗"至内皮呈紫褐色，晒干。

性味归经

甘，温。归肝、肾经。

功效主治

补肝肾，强筋骨，安胎。用于肝肾不足、腰膝酸痛、筋骨无力、头晕目眩、妊娠漏血、胎动不安、高血压。

形态特征 落叶乔木，高达20米。树皮和叶折断后均有银白色细丝。叶椭圆形或椭圆状卵形，先端长渐尖，基部圆形或宽楔形，边缘有锯齿。花单性，雌雄异株，无花被，先叶或与叶同时开放，单生于小枝基部。翅果长椭圆形而扁，长约3.5厘米，先端凹陷，种子1枚。花期4～5月，果期9月。

用量用法 内服：6～10克，煎服；或入丸、散。

单方验方 ①腰痛：杜仲（炒去丝）、八角茴香各15克，川木香5克，水1盅，酒半盅。煎服，渣再煎。②小便淋漓、阴部湿痒：杜仲15克，丹参10克，川芎、桂枝各6克，细辛3克。水煎服，每日1剂。③肾炎：杜仲30克，盐肤木根二层皮30克。加猪肉酌量炖服。④预防流产：杜仲、当归各10克，白术8克，泽泻6克。加水煎至150毫升，每日1剂，分3次服。⑤筋脉挛急、腰膝无力：杜仲15克，川芎6克，炙附子3克。水煎服，每日1剂。⑥胎动不安：杜仲适量。焙干，研为细末，煮枣肉糊丸，每丸10克，早、晚各服1丸。

杜仲酒

原料 ● 杜仲（炙）250克，羌活120克，石楠藤60克，大附子（去皮）3枚，酒5000毫升。

制法 ● 将上几味切细，以酒浸泡3宿。

用法 ● 每日2次，每次适量。

功效 ● 滋肾，平肝潜阳。

适用 ● 腰足疼痛不遂等。

清脑羹

原料 ● 杜仲、银耳各50克，冰糖250克。

制法 ● 先将杜仲煎熬3次，取汁去渣，下银耳炖煮至熟烂，调入冰糖即成。

用法 ● 每食适量，温热食用。

功效 ● 滋阴补肾，降血压。

适用 ● 肝肾不足、肝阳上亢致头晕目眩、腰酸肢软等。

杜仲炒腰花

原料 ● 杜仲12克，猪肾1个，白糖、黄酒、葱、姜、蒜、盐、生粉、猪油、花椒、醋、酱油、味精各适量。

制法 ● 将猪肾一剖两片，割去腰臊筋膜，切成腰花。杜仲加清水熬成浓汁（约50毫升），姜切成片，再把腰花放入碗内，加白糖、黄酒、生粉和盐适量，杜仲汁拌匀，即用大火烧热锅，放猪油至八成热时，放入花椒、腰花、葱、姜、蒜，快速炒散，再加醋、酱油、白糖、味精、翻炒即成。

用法 ● 佐餐食用。

功效 ● 补肾益精。

适用 ● 肾病、蛋白尿等。

杜仲壮腰肾羹

原料 ● 杜仲30克，羊肾1对。

制法 ● 用水煎杜仲半小时，去渣。羊肾洗净，去膜细切，入药汁中煮，次以葱白（段节）7茎，盐、醋、生姜、花椒调和作羹。

用法 ● 空腹食用，连服数剂。

功效 ● 补肝肾，壮筋骨。

适用 ● 腰腿疼痛。

温馨提示 阴虚火旺者慎用。

牡丹皮

别名 丹皮、丹根、牡丹根皮。

来源 本品为毛茛科植物牡丹（*Paeonia suffruticosa Andr*）的干燥根皮。

生境分布 生长于向阳、不积水的斜坡、沙质地。全国各地多有分布。

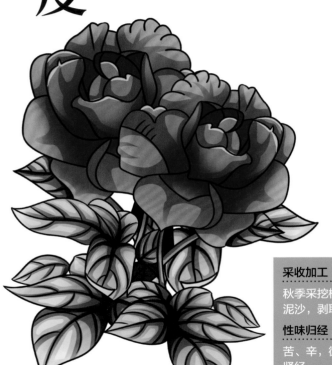

采收加工

秋季采挖根部，除去细根和泥沙，剥取根皮，晒干。

性味归经

苦、辛，微寒。归心、肝、肾经。

功效主治

清热凉血，活血化瘀。用于热入营血、温毒发斑、吐血、鼻出血、夜热早凉、无汗骨蒸、经闭痛经、痈肿疮毒、跌打伤痛。

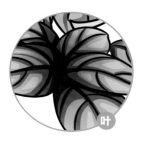

叶

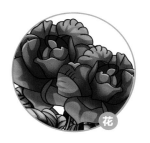

花

形态特征 落叶小灌木，高1～2米，主根粗长。根皮呈圆筒状或槽状，外表灰棕色或紫褐色，有横长皮孔及支根痕。去栓皮的外表粉红色，内表面深棕色，并有多数光亮细小结晶（牡丹酚）附着。质硬脆，易折断。叶为2回3出复叶，小叶卵形或广卵形，顶生小叶片通常3裂。花大型，单生枝顶，萼片5；花瓣5至多数，白色、红色或浅紫色；雄蕊多数；心皮3～5，离生。聚合蓇葖果，表面密被黄褐色短毛。花期5～7月，果期7～8月。

用量用法 内服：6～12克，煎服。

单方验方 ①通经：牡丹皮6～9克，仙鹤草、六月雪、槐花各9～12克。水煎，冲黄酒、红糖，经行时早、晚空腹服。②肾虚腰痛：牡丹皮、萆薢、白术、肉桂（去粗皮）各等份。捣罗为散，每次15克，温酒调下。③过敏性鼻炎：牡丹皮9克。水煎服，每日1剂，10日为1个疗程。④牙痛：牡丹皮、防风、生地黄、当归各20克，升麻15克，青皮12克，细辛5克。水煎服。⑤阑尾炎初起、腹痛便秘：牡丹皮12克，生大黄8克，大血藤、金银花各15克。水煎服。

温馨提示 孕妇慎用。

陈皮

别名　红皮、橘皮、橘子皮、广橘皮。

来源　本品为芸香科植物橘（*Citrus reticulata* Blanco）及其栽培变种的干燥成熟果皮。

生境分布　生长于丘陵、低山地带、江河湖泊沿岸或平原。全国各产橘区均产。

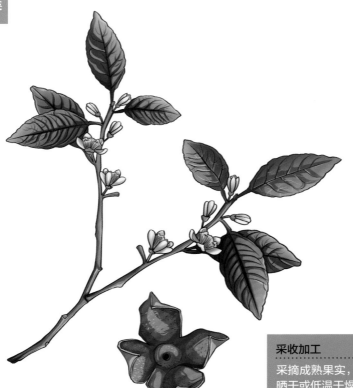

采收加工

采摘成熟果实，剥取果皮，晒干或低温干燥。

性味归经

苦、辛，温。归肺、脾经。

功效主治

理气健脾，燥湿化痰。用于脘腹胀满、食少吐泻、咳嗽痰多。

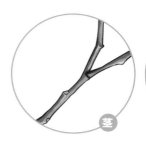

茎

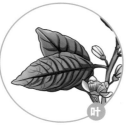

叶

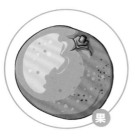

果

形态特征 常绿小乔木，高约3米。小枝柔弱，通常有刺。叶互生，叶柄细长，翅不明显，叶革质，披针形或卵状披针形，长5.5～8厘米，宽2.5～4厘米，先端渐尖，基部楔形，全缘或有钝齿，上面深绿色，下面淡绿色，中脉稍突起。春季开黄白色花，单生或簇生叶腋，芳香。萼片5，花瓣5，雄蕊18～24，花丝常3～5枚合生，子房9～15室。柑果扁圆形或圆形，直径5～7厘米，橙黄色或淡红色，果皮疏松，肉瓣极易分离。种子卵形，白黄色，先端有短嘴状突起。花期3～4月，果期10～12月。

用量用法 内服：3～10克，煎服。

单方验方 ①霍乱呕吐：陈皮15克，广藿香10克。因寒者，配干姜、砂仁各5克；因热者，配黄连、滑石、黄芩各5克，水煎服。②萎缩性胃炎：陈皮30克，炒小茴香12克，干姜3克。早、晚水煎服，每日2剂。③风寒感冒：陈皮15～20克，生姜数片，葱头适量。煎水，加少许白糖，早上空腹服用。④急性乳腺炎，肝郁证：陈皮、青皮、麦芽各12克，蒲公英60克，乳香、没药9克。水煎服。

传统药膳

铁树叶大枣饮

原料 ● 铁树叶15克，大枣6枚，青皮、陈皮各适量。

制法 ● 将铁树叶洗净，切成小段，与青皮、陈皮同入锅中，加水适量，煎煮40分钟即成。

用法 ● 吃大枣，饮煎汁，当日分2次吃完。

功效 ● 理气活血，抗癌。

适用 ● 肝郁气滞兼夹血瘀之子宫颈癌。

温馨提示 气虚体燥、阴虚燥咳、吐血及内有实热者慎服。

苦楝皮

别名 楝皮、楝木皮、楝根皮、楝根木皮。

来源 本品为楝科植物苦楝（*Melia azedarach* L.）等的干燥树皮及根皮。

生境分布 生长于土壤湿润、肥沃的杂木林和疏林内，栽培于村旁附近或公路边。分布于四川、甘肃、云南、贵州、湖北等地。

采收加工

春、秋两季剥取，晒干，或除去粗皮，晒干。

性味归经

苦，寒；有毒。归肝、脾、胃经。

功效主治

驱虫，疗癣。用于蛔虫病、蛲虫病、虫积腹痛；外治疥癣瘙痒。

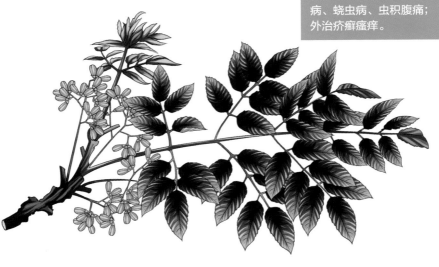

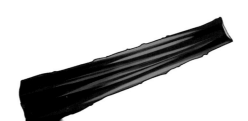

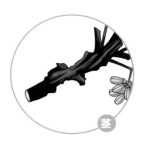

茎

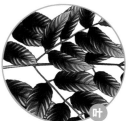

叶

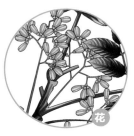

花

形态特征 落叶乔木，高15～20米。树皮暗褐色，幼枝有星状毛，旋即脱落，老枝紫色，有细点状皮孔。2回羽状复叶，互生，长20～80厘米；小叶卵形至椭圆形，长3～7厘米，宽2～3厘米，基部阔楔形或圆形，先端长尖，边缘有齿缺，上面深绿色，下面浅绿色，幼时有星状毛，稍后除叶脉上有白毛外，余均无毛。圆锥花序腋生；花淡紫色，长约1厘米；花萼5裂，裂片披针形，两面均有毛；花瓣5，平展或反曲，倒披针形；雄蕊管通常暗紫色，长约7毫米。核果圆卵形或近球形，长约3厘米，淡黄色，4～5室，每室具种子1枚。花期4～5月，果期10～11月。

用量用法 内服：3～6克，煎服，鲜品15～30克；或入丸、散，以鲜者效果为佳。外用：适量，煎水洗或研末调敷。苦楝皮外粗皮毒性甚大，应去除。

单方验方 ①龋齿牙痛：苦楝皮适量。煎汤，漱口。②小儿虫痛：苦楝皮100克。白芜荑25克，为末，每次5克，水一小盏，煎取半盏，放冷，发作时服。③疥疮风虫：苦楝皮、皂角（去皮子）各等份。为末，猪脂调涂。④钩虫：苦楝皮30克，槟榔20克，白糖适量。将苦楝皮、槟榔加入砂锅内，加水适量，浓煎取汁，加入白糖拌匀，睡前空腹服完；儿童可按年龄酌减用量，连服2日；此方不宜久服。

传统药膳

苦楝皮汤

原料 • 大乌梅10枚，或加川椒6克，苦楝皮25克。

制法 • 用水煎。

用法 • 分2次服。

功效 • 治蛔厥腹痛、呕吐蛔虫。

温馨提示 本品有一定毒性，不宜过量或持续服用；体虚及脾胃虚寒者慎用；肝、肾病患者忌用。有效成分难溶于水，需小火久煎。

厚朴

别名 川朴、烈朴、重皮、赤朴、厚皮。

来源 本品为木兰科植物厚朴（*Magnolia officinalis* Rehd et Wils）等的干燥干皮、根皮及枝皮。

生境分布 常混生于落叶阔叶林内或生长于常绿阔叶林缘。分布于陕西、甘肃、四川、重庆、贵州、湖北、湖南、广西等地。

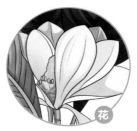

花

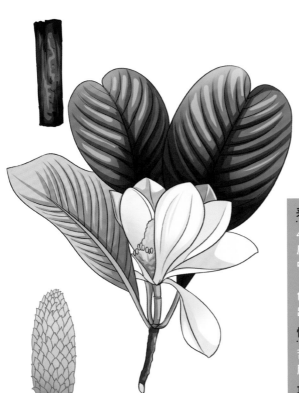

采收加工

4～6月剥取，根皮及枝皮直接阴干；干皮置沸水中微煮后，堆置阴湿处，"发汗"至内表面变紫褐色或棕褐色时，蒸软，取出，卷成筒状，干燥。

性味归经

苦、辛，温。归脾、胃、肺、大肠经。

功效主治

燥湿消痰，下气除满。用于湿滞伤中、脘痞吐泻、食积气滞、腹胀便秘、痰饮喘咳。

形态特征 落叶乔木，高7～15米；树皮紫褐色，冬芽由托叶包被，开放后托叶脱落。单叶互生，密集小枝顶端，叶片椭圆状倒卵形，革质，先端钝圆或具短尖，基部楔形或圆形，全缘或微波状，背面幼时被灰白色短茸毛，老时呈白粉状。花与叶同时开放，单生枝顶，白色，直径约15厘米，花梗粗壮，被棕色毛；雄蕊多数，雌蕊心皮多数，排列于延长的花托上。聚合果圆卵状椭圆形，木质。花期4～5月，果期9～10月。

用量用法 内服：3～10克，煎服。

单方验方 ①腹泻伴消化不良：厚朴、黄连各9克。水煎空腹服。②肠道寄生虫：厚朴、槟榔各6克，乌梅2个。水煎服。③便秘：厚朴、枳实各9克，大黄6克。水煎服。④咳喘痰多：厚朴10克，杏仁、半夏、陈皮各9克。水煎服。⑤单纯性肠梗阻：厚朴、莱菔子各10克，大黄、芒硝（冲）各6克，枳实、赤芍各12克。水煎服。

传统药膳

加味午时茶

原料 • 厚朴花、午时茶块各9克，焦三仙6克，橘红3克，炒青皮2.5克。

制法 • 将上几味加适量水，煮沸即可。

用法 • 代茶频饮。

功效 • 消食化湿，理气解表。

适用 • 感冒风寒、身热、恶寒、纳少以及食积、腹痛便泻等。

二花朴蜜浆

原料 • 厚朴花、丝瓜花、白萝卜丝各10克，蜂蜜15毫升。

制法 • 把前3种放入大茶杯中，用沸水泡15分钟，后入蜂蜜搅匀。

用法 • 去渣热饮，频频饮之，每日1剂，连服数日。

功效 • 清肺，降逆，化痰。

适用 • 气管炎胸闷、咳嗽、痰多。

温馨提示 本品辛苦温燥湿，易耗气伤津，故气虚津亏者及孕妇慎用。

香加皮

别名 臭五加、杠柳皮、山五加皮、北五加皮、香五加皮。

来源 本品为萝藦科植物杠柳（*Periploca sepium* Bge）的干燥根皮。

生境分布 生长于河边、山野、沙质地。分布于吉林、辽宁、内蒙古、河北、山西、陕西、四川等地。

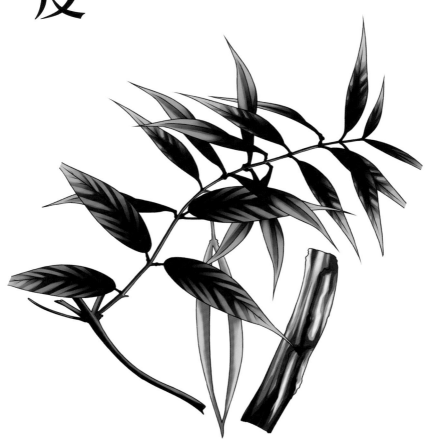

采收加工

春、秋两季采挖，剥取根皮，晒干。

性味归经

辛、苦，温；有毒。归肝、肾、心经。

功效主治

利水消肿，祛风湿，强筋骨。用于风寒湿痹、腰膝酸软、心悸气短、下肢水肿。

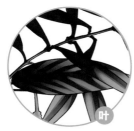

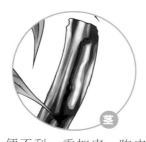

形态特征 蔓生灌木。叶对生，膜质，披针形，先端渐尖，基部楔形，全缘，侧脉多对。聚伞花序腋生，花冠紫红色。蓇葖果双生。种子顶端具白色绢毛。花期5~6月，果期7~9月。

用量用法 内服：3~6克，煎服。浸酒或入丸、散，酌量。

单方验方 ①水肿：香加皮7.5~15克。水煎服。②水肿、小便不利：香加皮、陈皮、茯苓皮、生姜皮、大腹皮各15克。水煎服。③筋骨软弱、脚痿行迟：香加皮、牛膝、木瓜各等份。为末，每次5克，每日3次。④风湿性关节炎、关节拘挛疼痛：香加皮、白鲜皮、穿山龙各25克。用白酒泡24小时，每日服10毫升。

温馨提示 本品有毒，服用不宜过量。

儿茶

别名 孩儿茶、黑儿茶、乌爹泥。

来源 本品为豆科植物儿茶 [*Acacia catechu* (L f) Willd] 的去皮枝、干的干燥煎膏。

生境分布 生长于向阳坡地。产于云南西双版纳傣族自治州，广西等地也有栽培。

采收加工

一般在12月至翌年3月采收儿茶的枝干，剥去外皮，砍成碎片，加水煎熬后，过滤，浓缩成糖浆状，冷却，倾于特制的模型中，干后即成。

性味归经

苦、涩，微寒。归肺、心经。

功效主治

活血止痛，止血生肌，收湿敛疮，清肺化痰。用于跌仆伤痛、外伤出血、疮疡不敛、吐血衄血、湿疹湿疮、肺热咳嗽。

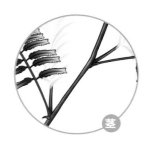

茎

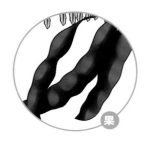

果

形态特征 落叶乔木，皮棕色或灰棕色，常呈条状薄片开裂，不脱落，小枝细，有棘刺。叶为偶数2回羽状复叶，互生。总状花序腋生，花黄色或白色。荚果扁而薄，紫褐色，有光泽，有种子7~8枚。

用量用法 内服：1~3克，包煎；多入丸、散剂。外用：适量，研末撒或调敷。

单方验方 ①扁桃体炎：儿茶、

柿霜各15克，冰片2分，枯矾10克。共研细粉，用甘油调成糊状，擦患处。②口疮糜烂：儿茶5克，硼砂2.5克。研粉，敷患处。③疮疡久不收口、湿疹：儿茶、龙骨各5克，冰片0.5克。共研细粉，敷患处。④肺结核咯血：儿茶50克，明矾40克。共研细末，水煎服，每次0.1~0.2克，每日3次。

传统药膳

白茶汤

原料 • 白头翁、黄柏、地榆、儿茶（另包）各16克。

制法 • 上药加水500毫升，煎取药汁150毫升。

用法 • 每日1剂，药温保持在 35℃，灌肠。病重者早、晚各灌1次，病轻者每晚1次，15日为1个疗程。

功效 • 清热解毒。

适用 • 溃疡性结肠炎。

温馨提示 寒湿之症患者忌用。

冬虫夏草

别名　虫草、冬虫草。

来源　本品为麦角菌科真菌冬虫夏草菌［*Cordyceps sinensis*（Berk）Sacc］寄生在蝙蝠蛾科昆虫幼虫上的子座及幼虫尸体的干燥复合体。

生境分布　生长于海拔3000～4500米的高山草甸区。分布于四川、青海、西藏等地。

采收加工

夏初子座出土、孢子未发散时挖取，晒至六七成干，除去似纤维状的附着物及杂质，晒干或低温干燥。

性味归经

甘，平。归肺、肾经。

功效主治

补肺益肾，止血化痰。用于久咳虚喘、劳嗽咯血、阳痿遗精、腰膝酸痛、肾虚精亏。

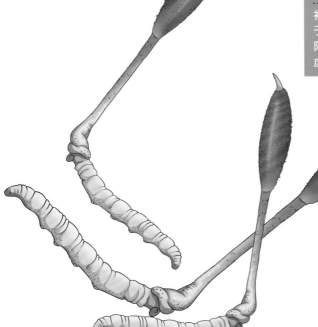

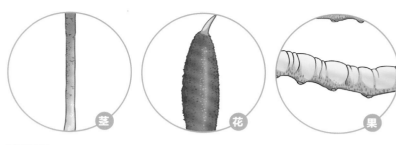

茎　花　果

形态特征　冬虫夏草菌子囊菌之子座出自寄主幼虫的头部，单生，细长如棒球棍状，长4～11厘米。上部为子座头部，稍膨大，呈圆柱形，褐色，密生多数子囊壳。子囊壳大部分陷入子座中，先端突出于子座之外，卵形或椭圆形；每一子囊壳内有多数细长的子囊，每一子囊内有8个具有隔膜的子囊孢子，一般只有2个成活，线形。寄主为鳞翅目、鞘翅目等昆虫的幼虫，冬季菌丝侵入蛰居于土中的幼虫体内，使虫体充满菌丝而死亡。夏季长出子座。

用量用法　内服：3～9克，煎汤；或入丸。

单方验方　①肺结核咳嗽、咯血、老年虚喘：冬虫夏草30克，贝母15克，百合12克。水煎服。②肾虚腰痛：冬虫夏草、枸杞子各30克，黄酒600毫升。浸泡1周，每次1小盅，每日2次。③阳痿、遗精：冬虫夏草3～9克，枸杞子、山药、山茱萸肉各10克。水煎服，每日1剂。④阳痿、遗精、自汗盗汗、胃寒怕冷：冬虫夏草10克，公鸡1只。炖熟分次食之。

传统药膳

冬虫夏草蒸胎盘

原料 ● 新鲜胎盘1个，冬虫夏草10～20克，油、盐各适量。

制法 ● 胎盘洗净血水并切块，加入冬虫夏草、油、盐、清水适量，蒸熟食用。

用法 ● 趁热食用，每日1次。

功效 ● 补元气，益肺肾，滋阴止咳。

适用 ● 肺结核盗汗、阳痿遗精、支气管哮喘、老年人或病后体虚、气血不足喘咳等。

温馨提示　有表邪者慎用。

安息香

别名 拙贝罗香、野茉莉。

来源 本品为安息香科植物白花树［*Styrax tonkinensis* （Pierre）Craib ex Hart］的干燥树脂。

生境分布 生长于山谷、山坡、疏林或林缘。进口安息香分布于印度尼西亚的苏门答腊及爪哇。我国分布于江西、福建、湖南、广东、海南、广西、贵州、云南等地。

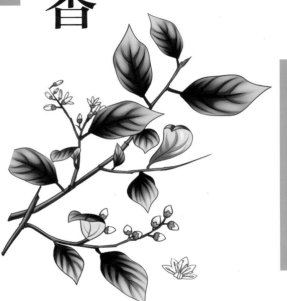

采收加工

树干经自然损伤或于夏、秋两季割裂树干，收集流出的树脂，阴干。

性味归经

辛，苦，平。归心、脾经。

功效主治

开窍醒神，行气活血，止痛。用于中风痰厥、气郁暴厥、中恶昏迷、心腹疼痛、产后血晕、小儿惊风。

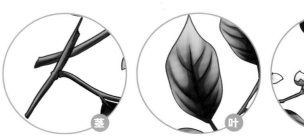

茎　叶

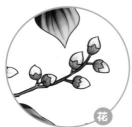

花

形态特征 乔木，高5～20米。树皮灰褐色，有不规则纵裂纹；枝稍扁，被褐色长茸毛，后变为无毛。叶互生；柄长8～15毫米，密被褐色星状毛；叶片椭圆形、椭圆状卵形至卵形，长5～18厘米，宽4～10厘米，先端短渐尖，基部圆形或楔形，上面无毛或嫩叶脉上被星状毛，下面密被灰色至粉绿色星状茸毛，边全缘，幼叶有时具2～3个齿裂，侧脉5～6对。顶生圆锥花序较大，长5～15厘米，下部的总状花序较短，花梗和花序梗密被黄褐色星状短柔毛；萼杯状，5齿裂；花白色，长1.2～2.5厘米，5裂，裂片卵状披针形；花萼及花冠均密被白色星状毛；雄蕊10，等长，花丝扁平，疏被白色星状毛，下部联合成筒；花柱长约1.5厘米。果实近球形，直径约1厘米，外面密被星状茸毛。种子卵形，栗褐色，密被小瘤状突起和星状毛。花期4～6月，果期8～10月。

用量用法 内服：0.6～1.5克，多入丸、散服。

单方验方 ①小儿肚痛：安息香适量。酒蒸成膏，沉香、丁香、木香、藿香、八角茴香各15克，缩砂仁、香附子、炙甘草各25克。为末，以膏和炼蜜丸，如芡子大，每次5克，紫苏汤送下。②产后血晕、血胀：安息香5克，五灵脂（水飞净末）25克。共和匀，每次5克，炒姜汤调下。③心绞痛：安息香适量。研为细末，温水送服。

传统药膳

补骨脂安息香饧

原料 ● 炙补骨脂、安息香（研）各30克，核桃仁60克，蜂蜜适量。

制法 ● 先将前3味捣研极细，炼蜜调为稀饧。

用法 ● 每服5毫升，空心温酒下。

功效 ● 补肾健脾，止带。

适用 ● 妇人赤白带下并脚弱。

温馨提示 阴虚火旺者慎服。

苏木

别名 苏枋、苏方、苏方木。

来源 本品为豆科植物苏木（*Caesalpinia sappan* L.）的干燥心材。

生境分布 生长于海拔200～1050米的山谷丛林中或人工栽培。主产台湾、广东、广西、云南等地。

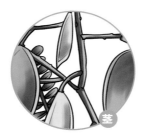
茎

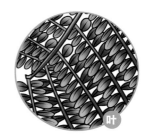
叶

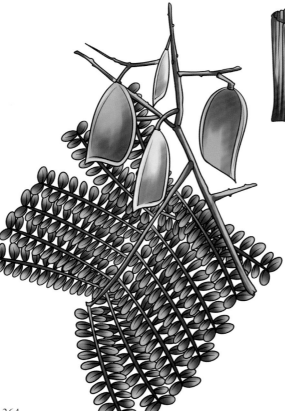

采收加工

多于秋季采伐，除去白色边材，取其中间红棕色的心材，干燥。

性味归经

甘、咸、辛，平。归心、肝、脾经。

功效主治

活血祛瘀，消肿止痛。用于跌打损伤、骨折筋伤、瘀滞肿痛、经闭痛经、产后瘀阻、胸腹刺痛、痈疽肿痛。

形态特征 常绿小乔木，高可达5～10米。树干有小刺，小枝灰绿色，具圆形凸出的皮孔，新枝被微柔毛，其后脱落。叶为2回双数羽状复叶，全长达30厘米或更长；羽片对生，9～13对，长6～15厘米，叶轴被柔毛；小叶9～16对，长圆形，长约14毫米，宽约6毫米，先端钝形微凹，全缘，上面绿色无毛，下面具细点，无柄；具锥刺状托叶。圆锥花序，顶生，宽大多花，与叶等长，被短柔毛；花黄色，直径10～15毫米；萼基部合生，上部5裂，裂片略不整齐；花瓣5，其中4片圆形，等大，最下1片较小，上部长方倒卵形，基部约1/2处窄缩成爪状；雄蕊10，花丝下部被棉状毛；子房上位，1室。荚果长圆形，偏斜，扁平，厚革质，无刺，无刚毛，顶端一侧有尖喙，长约7.5厘米，直径约3.5厘米，成熟后暗红色，具短茸毛，不开裂，含种子4～5。花期5～6月，果期9～10月。

用量用法 内服：3～9克，煎服。外用：适量。

单方验方 ①产后气滞作喘：苏木、人参、麦冬各适量。水煎服。②跌打损伤：苏木（捶烂，研）100克。用酒2000毫升，煎取1000毫升，分3服，空心午时、夜卧各1服。③偏坠肿痛：苏木100克。好酒1壶，煮熟频饮。④血晕：苏木15克。煎水，加童尿1杯，顿服。

传统药膳

黑豆仁苏木粥

原料 • 黑豆、粳米各100克，益母草30克，桃仁10克，苏木15克，红糖适量。

制法 • 将苏木、桃仁、益母草用水煎煮30分钟，取药液500毫升，再将黑豆、粳米加药液和适量水，煮至黑豆粥烂熟，加红糖即可服食。

用法 • 每日1次，早餐空腹食用。

功效 • 消痈肿，仆损瘀血。

适用 • 血瘀型痤疮。

温馨提示 孕妇慎用。

皂角刺

别名	皂刺、天丁、皂针、皂荚刺、皂角针。
来源	本品为豆科植物皂荚（*Gleditsia sinensis* Lam）的干燥棘刺。
生境分布	生长于路边、沟旁、住宅附近、山地林中。分布于江苏、湖北、河北、山西、河南、山东。此外，广东、广西、四川、安徽、浙江、贵州、陕西、江西、甘肃等地亦产。

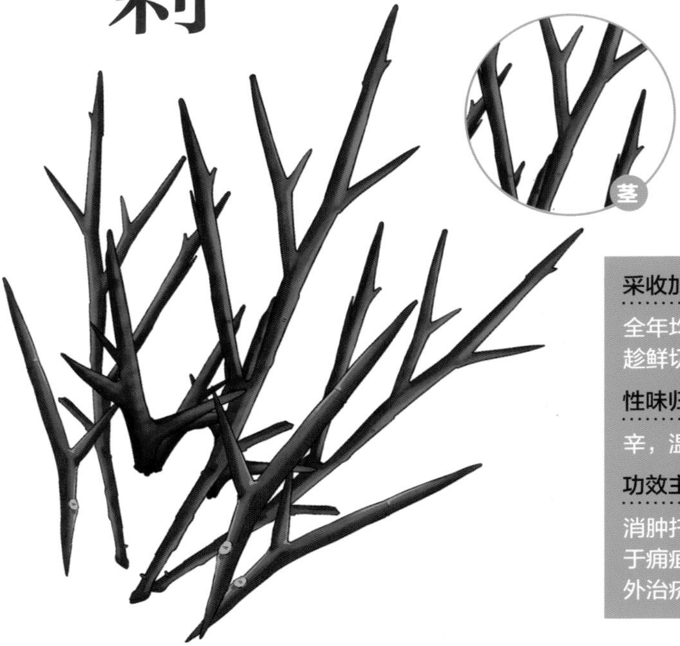

茎

采收加工

全年均可采收，干燥，或趁鲜切片，干燥。

性味归经

辛，温。归肝、胃经。

功效主治

消肿托毒，排脓杀虫。用于痈疽初起或脓成不溃；外治疥癣麻风。

形态特征 乔木。高达15厘米。刺粗壮，通常分枝，长可达16厘米，圆柱形。小枝无毛。1回偶数羽状复叶，长12～18厘米；小叶6～14，长卵形、长椭圆形至卵状披针形，长3～8厘米，宽1.5～3.5厘米，先端钝或渐尖，基部斜圆形或斜楔形，边缘有细锯齿，无毛。花杂性，排成腋生的总状花序；花萼钟状，有4枚披针形裂片；花瓣4，白色；雄蕊6～8；子房条形，沿缝线有毛。荚果条形，不扭转，长12～30厘米，宽2～4厘米，微厚，黑棕色，被白色粉霜。花期4～5月，果期9～10月。

用量用法 内服：3～10克，煎服。外用：适量。

单方验方 ①小便淋闭：皂角刺9克，金钱草、车前草各20克，草鞋根、雷公根、玉米须各15克，王不留行、桃仁各10克。水煎服，每日1剂，连服1～2周。②泌尿系统结石：皂角刺9克，金钱草30克，海金沙20克，马蹄金、石韦、玉米须、车前草、滑石各15克，桃仁10克。水煎服，每日1剂，分3次服。③肺痈：皂角刺9克，芦根、广地丁、蒲公英、白及各15克，鱼腥草30克，桔梗、薏苡仁、古山龙、金银花、连翘各12克。水煎服，每日1剂，分3次服。④输卵管阻塞性不孕：皂角刺9克，当归、路路通、鸡血藤各15克，五指毛桃根、黄花倒水莲各20克。水煎服，每日1剂，分2次服。⑤慢性盆腔炎：皂角刺9克，鱼腥草、广地丁、夏枯草、败酱草、鸭跖草、蒲公英20克，红藤、野菊花各15克，延胡索10克。水煎服，每日1剂，分3次服。⑥乳腺增生：皂角刺9克，丹参、王不留行、半边莲、半枝莲、夏枯草、千斤拔各15克，土鳖虫、地龙、橘叶各10克。水煎服，每日1剂，分3次服。

传统药膳

皂角刺橘皮蜜汁

原料 • 皂角刺30克，蜂蜜30毫升，青皮、陈皮、王不留行各20克，郁金15克。

制法 • 先将皂角刺、青皮、陈皮、郁金分别拣杂，洗净，晒干或烘干，切碎或切成片，备用。将王不留行子择洗干净，晾干后敲碎或研碎，与切碎的皂角刺、青皮、陈皮、郁金一同放入砂锅，加水浸泡片刻，煎煮30分钟，用洁净纱布过滤，去渣，取滤汁放入容器，待其温热时兑入蜂蜜，拌和均匀即成。

用法 • 早、晚2次分服。

功效 • 活血化瘀，行气止痛。

适用 • 乳腺癌、气滞血瘀疼痛。

温馨提示 皂角刺有小毒，用时要注意。

沉香

别名	土沉香、沉水香、白木香、牙香树、奇南香。
来源	本品为瑞香科植物白木香 [*Aquilaria sinensis* (Lour) Gilg] 含有树脂的木材。
生境分布	生长于中海拔山地、丘陵地。分布于广东、广西、福建、台湾等地。

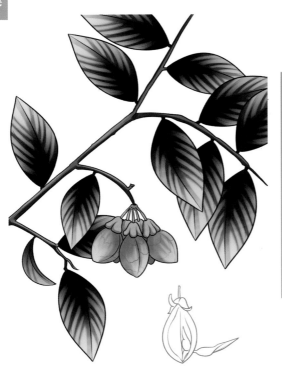

采收加工

全年均可采收，割取含树脂的木材，除去不含树脂的部分，阴干。

性味归经

辛、苦，微温。归脾、胃、肾经。

功效主治

行气止痛，温中止呕，纳气平喘。用于胸腹胀闷疼痛、胃寒呕吐呃逆、肾虚气逆喘急。

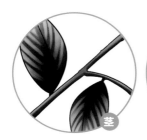

茎

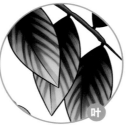

叶

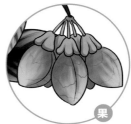

果

形态特征 常绿乔木，高达30米。幼枝被绢状毛。叶互生，稍带革质；具短柄，长约3毫米；叶片椭圆状披针形、披针形或倒披针形，长5.5～9厘米，先端渐尖，全缘，下面叶脉有时被绢状毛。伞形花序，无梗，或有短的总花梗，被绢状毛；花白色，与小花梗等长或较短；花被钟形，5裂，裂片卵形，长0.7～1厘米，喉部密被白色茸毛的鳞片10，外被绢状毛，内密被长柔毛，花冠管与花被裂片略等长；雄蕊10，着生于花被管上，其中有5枚较长；子房上位，长卵形，密被柔毛，2室，花柱极短，柱头扁球形。花期3～4月，果期5～6月。

用量用法 内服：1～5克，煎服，宜后下。

单方验方 ①腹胀气喘、坐卧不安：沉香、枳壳、木香各25克，莱菔子（炒）50克。每次25克，姜3片，水煎服。②哮喘：沉香100克，莱菔子（淘净，蒸熟，晒干）250克。研为细末，调生姜汁为细丸，每次3克，开水送下。③哮喘气逆：沉香1.5克，侧柏叶3克。共研为粉末，临睡前顿服。

传统药膳

沉香煮猪心

原料 • 沉香、半夏各3克，猪心1个。

制法 • 先将沉香研末，同半夏一起放入猪心内，煨熟即可。

用法 • 去半夏，食猪心。每食适量。

功效 • 降逆化痰。

适用 • 咳喘痰多。

熟地沉香枸杞酒

原料 • 沉香12克，熟地黄、枸杞子各120克，白酒2000毫升。

制法 • 将上药加工捣碎，放入酒坛，倒入白酒，密封坛口，置于阴凉处，经常摇动，浸泡10日后过滤去渣即成。

用法 • 每日3次，每次10～15毫升。

功效 • 补益肝肾。

适用 • 肝肾阴虚所致的脱发、白发、健忘、不孕等。

温馨提示 阴虚火旺、气虚下陷者慎用。

灵芝

别名 木灵芝、菌灵芝、灵芝草。

来源 本品为多孔菌科真菌赤芝 [*Ganoderma lucidum* （Leyss ex Fr）Karst] 或紫芝（ *Ganoderma sinense* Zhao，Xu et Zhang）的干燥子实体。

生境分布 生长于栎树及其他阔叶树的枯干、腐朽的木桩旁，喜生于植被密度大，光照短、表土肥沃、潮湿疏松之处。分布于华东、西南及河北、山西、江西、广西、广东等地。

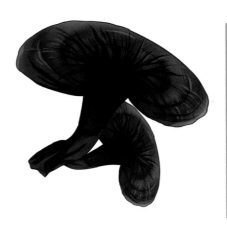

采收加工

全年采收，除去杂质，剪除附有朽木、泥沙或培养基质的下端菌柄，阴干或在40～50℃烘干。

性味归经

甘，平。归心、肺、肝、肾经。

功效主治

补气安神，止咳平喘。用于心神不宁、眩晕不眠、心悸气短、虚劳咳喘。

形态特征 大多为一年生，少数为多年生。菌盖的质地为革质、木质或木栓质，其大小差异甚大。子实体最大的是树舌，直径可达1米以上；最小的灵芝子实体直径只有2～3厘米。菌盖形状有圆形、半圆形、马蹄形、漏斗形数种，表面有或无光泽，有或无辐射状皱纹与环带。菌肉木材色、浅白色或褐色。子实体腹面有菌管，每毫米有菌管4～6。管孔内着生孢子，孢子卵形、壶形或椭圆形，孢子壁双层。菌丝在斜面培养基上呈贴生，生长后期表面菌丝纤维化，呈浅棕色或灰褐色，坚牢。

灵芝属真菌的子实体，一年生或多年生，有柄或无柄，木栓质或木质，常具坚硬皮壳。菌盖表面有或无漆样光泽。菌肉1层或具不同颜色的2～3层。菌管一层或多层，管口通常略呈圆形或其他形状。菌柄侧生、偏生、中生、背生、背侧生或平侧生。皮壳构造常呈拟子实层型、毛皮层型或其他类型。

用量用法 内服：6~12克，煎服。

单方验方 ①神经衰弱、心悸头晕、夜寐不宁：灵芝1.5~3克。水煎服，每日2次。②慢性肝炎、肾盂肾炎、支气管哮喘：灵芝适量。焙干研末，开水冲服。

③过敏性哮喘：灵芝、紫苏叶各6克，半夏4.5克，厚朴3克，茯苓9克。水煎加冰糖服。④慢性支气管炎：灵芝300克。熬煮制成干膏30克，每日3克。

传统药膳

灵芝米酒

原料 • 灵芝100克，好米酒1000毫升。

制法 • 灵芝切块，浸泡于酒内封盖，7日后饮用。

用法 • 每日早、晚各1次，每次饮服1~2小杯。

功效 • 助眠，益智。

适用 • 失眠、健忘等。

灵芝牛肉干

原料 • 灵芝150克，牛肉1000克，八角茴香、桂皮、花椒、豆蔻、砂仁、盐、酱油、葱花、姜末、红糖、味精等适量。

制法 • 选纯正灵芝洗净，晒干或烘干，研成细末待用。将鲜嫩牛肉切成条状，放入灵芝末与上述佐料，加入适量净水煨煮牛肉至九成熟，待汤汁浓稠时，将牛肉捞出，晾干片刻，上炉烤干（最好用烤箱烤），即成灵芝牛肉干。

用法 • 不拘时随意食用。

功效 • 强心降压。

适用 • 阴阳两虚型的高血压病患者，对高血压和有心脏病患者疗效更佳。

灵芝烤黄鸡

原料 • 灵芝、葱各20克，黄鸡肉500克，姜10克，料酒10毫升，酱油15毫升，白糖15克，盐、味精各5克。

制法 • 将灵芝洗净，喷水润透，切片烘干，研成细粉，备用。黄鸡宰杀后，去毛、内脏及爪，洗净，沥干水分，备用；姜切片，葱切段。灵芝粉、料酒、酱油、白糖、盐、味精、姜、葱调匀，抹在黄鸡上，腌渍1小时，沥干水分，置烤箱中烤熟即成。

用法 • 佐餐食用。

功效 • 益精气，止咳喘，安神。

适用 • 老年慢性气管炎、支气管哮喘、各种癌症等。

药物品种笔画索引